정신건강의학과 데이케어 매뉴얼

하세가와 나오미 · 카사이 리카 · 야마모토 야스오
하타야마 야요이 · 오가와 치아키 편저

박상운 역

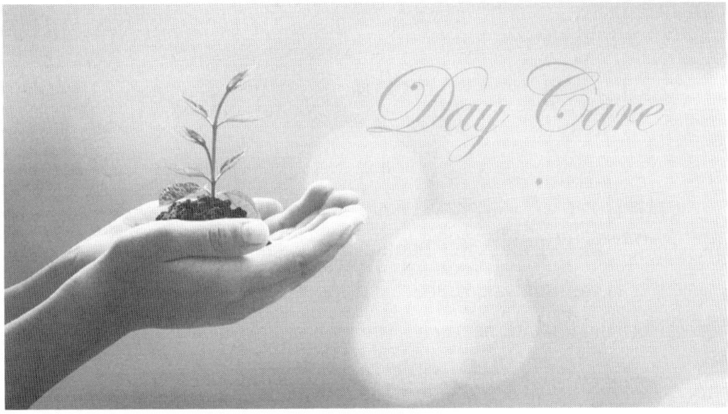

학지사

精神科デイケア必携マニュアル—地域の中で生き残れるデイケア
An Indispensable Manual for Psychiatric Day Care
- For continuing practical support out in the community
by Naomi Hasegawa, Rika Kasai, Yasuo Yamamoto, Yayoi Hatayama, and Chiaki Ogawa

역자 서문

10년 전부터 일본 정신의료계에 관심을 가지고 여러 병원과 학회에 참가하고 있다. 일본의 전국규모학회에는 관련 서적을 판매하고 있는데, 정신사회 재활 관련 학회에는 대부분 하세가와 원장의 『정신건강의학과 데이케어 매뉴얼(精神科デイケア必携マニュアル)』이 전시되어 있었다. 개원 당시 이용 회원 5명, 직원 2명으로 시작하여 10년 만에 하루 이용 회원 100명, 직원 30명으로 성장한 노하우를 배우고 싶어 하는 정신건강의학과 병·의원이 그만큼 많기 때문일 것이다.

일본은 인구 대비 정신병상 수가 세계 1위이며 평균 재원기간이 269.9일(2016년)로 국가적으로 이에 대한 문제의식을 절실히 느끼고 있다. 이에 2004년부터 일본 정부는 '입원 중심 치료에서 지역사회 중심 치료로'라는 슬로건을 내걸고 다방면의 노력을 하고 있다.

우리가 익히 알고 있듯이 일본은 구미의 선진문물을 받아들이는 데 굉장히 적극적이며 이를 자신들에게 맞게 수용해 나가고 있다. 여러 학회에 참가해 보면 역자가 부끄러울 정도로 모르는 것이 많음을 종종 느끼고 있다.

2012년부터 일본을 비롯한 정신의료 선진국을 견학하며 배운 것들을 대동병원에 접목하여 변화를 시도하였다. 그중 가장 기본 모델은 후쿠오카에 있는 노조에병원으로, 자매결연을 맺고 매년 수차례 직원들과 함께 방문하여 많은 것을 벤치마킹하였다.

노조에병원은 치료공동체 문화를 바탕으로 한 역동적인 팀의료로서 단기입원, 낮병원, 외래중심의 정신의료를 실천하고 있다. 이런 와중에 삿포로 도심 한가운데서, 그리고 병상이 없는 의원급에서 데이케어를 열심히 하는 하세가와 원장을 만나게 된 것은 행운이었다.

우리나라도 최근 '커뮤니티 케어'를 목표로 다방면의 노력을 하고 있다. 그 중에는 정신의료도 포함되어 있으며, 탈원화와 재활에 많은 관심이 쏟아지고 있다. 탈원화에서 가장 필요로 하는 것이 '데이케어'일 것이다. 데이케어는 병원과 지역사회를 이어 주는 역할을 하며 재활의 이념을 양쪽에 전파하는 기능을 가지고 있다.

일본은 병원뿐만 아니라 진료소, 즉 의원에서도 데이케어를 실시하는 곳이 많다. 병상이 없는 의원임에도 병원급과 같이 지역정신보건사업을 하는 소위 '다기능형 정신건강의학과 진료소'가 전국적으로 협회를 구성할 정도이다. 그중에서도 핵심 역할을 하는 하세가와 원장은 본문에도 나오듯이 정신의료에 대한 열정으로 가득 차 있으며, 특히 2019년 9월 제24회 일본 데이케어 학회를 삿포로에서 개최할 정도로 역량을 갖추고 있다.

더불어 우리나라에서도 데이케어에 대한 관심이 높아지고 있다. 대동병원 데이케어 '마루'(병원과 지역을 이어 주는 역할로서 방과 마당 사이의 의미로 '애칭'임)는 하루 이용 회원이 약 280명으로 큰 규모를 가지고 있으며, 전국에서 견학도 오고 있다. 그럼에도 불구하고 아직 우리나라는 데이케어가 본격적으로 실시되기 위해 제도적 정비가 필요한 상황이다. 그러나 선진국에서 보듯이 데이케어는 탈원화, 커뮤니티 케어에 필수적인 것으로 그 개념을 이해하고 여러 가지 노하우를 배워 두지 않으면 안 된다고 생각한다.

그런 의미에서 이 책은 데이케어에 관심이 있는 분들에게 많은 도움이 될 것이며 우리의 미래상을 만들어 가는 데 영향을 줄 것이다. 일본에서는 이미 데이케어의 취약점을 해결하여 보완하고자 노력하는 중이다. 우리나라에서도 많은 병 · 의원에서 데이케어가 실시되어 정신의료에 새로운 바람이 불어오기를 기대한다.

직원 학습용으로 번역해 본 것을 하세가와 원장의 권유로 책으로 출판하게 되었다. 원내 편집위원회에서 일본자료를 번역하여 직원 공부자료로 만들고 있는데, 이번 번역서 출판에 권오성 위원장을 비롯한 편집위원들이 많은 수고를 하였다. 이 자리를 빌려 감사드린다. 또 무엇보다도 우리 치료진에게 희망과 보람을 주는 낮병원 회원 여러분과 마루팀 신순희 과장을 비롯한 스태프 여러분에게 감사와 용기를 드리고 싶다.

2019년 9월

박상운

시작하며

데이케어의 기원은 제2차 세계대전이 끝나자마자, 영국과 캐나다에서 시작되었다. 일본에서 데이케어는 그것보다는 역사가 짧지만, 정신병원 난립시대를 거쳐 소위 병동 수용주의의 안티테제로 생겨나, 퇴원 후 주간 활동 공간, 마음 편한 만남의 공간으로 발전했다. 데이케어나 작업소(현재 일본의 「장애인 종합지원법」의 일환으로, 다양한 어려움을 가진 장애인이 주간에 모여 작업을 하는 이용시설)에 다니면서 지역에서 생활하는 것이 가능해진 배경에는 정신건강의학과 약물의 획기적인 발전이 있다. 1990년대 신규 항정신병약 리스페리돈을 비롯하여 SDA(serotonin dopamine antagonist)가 등장하여 약물치료는 새로운 국면으로 접어들었다. 졸음이나 파킨슨병 증상 등의 부작용이 적고, 생활의 질이 좋아져서 주간 활동이 쉬워졌다.

그러나 데이케어가 가지는 '마음 편한 만남의 공간' '친구 만들기'의 기능은 의료로서가 아니라 지역복지 서비스로서 확대되고 있다. 과거 정신건강의학과 병원의 수용주의가 비판받았듯이, '데이케어 의존' 문제가 대두되고 있다. '데이케어 불필요'라는 목소리까지 나오는 가운데, 데이케어는 앞으로 존재 의의가 있을 것인가?

2001년에 데이케어의 기능을 '유치원형' '학교형'으로 나눈 적이 있었다. 즉, 잠시 들를 수 있는 마음 편한 만남의 공간을 '유치원형', 집단에서 프로그램을 통하여 뭔가를 배우는 '학교형'이다.

현재 데이케어의 존재 의의가 인정되려면, 우울증 복직지원, 발달장애, 아동 등의 전문치료 프로그램 등을 실시하는 '기능분화 · 전문 데이케어'나, 다직종 팀이 의료직종의 전문가로서 지역과 연계하여 곤란한 사례의 생활 전체를 지원하며 위기개입도 가능한 '지역연계 · 포괄형 데이케어'가 필요하다.

'기능분화 · 전문 데이케어'에서는 평가를 확실히 하고 적응을 고려하여 도입함으로써 효과를 높일 수 있다.

'지역연계 · 포괄형 데이케어'는 그 개인의 회복을 위하여 가장 효과적인 주문식 치료환경을 사례회의 등에서 고려하는 것이 필요하다. 이를 위해서는 선택의 폭이 넓어야 하며, 시설 내 다직종의 지원, 풍부한 데이케어 프로그램만이 아니라, 늘 지역연계를 의식하고, 시설 외의 사회자원을 활용하는 것이 중요하다.

아직 홋카이도의 정신건강의학과 의료기관은 교외에 많지만, Hotto Station (이하 호토 스테이션)은 삿포로 시내에 있는 도시형 데이케어로 탄생했다.

개설 당시부터 취로지원을 의식하고, 정신건강사회복지사는 지역의 정보에 밝아야만 했다. 그 후 「장애인 자립지원법」으로 인해 취로지원 활동은 의료법인과는 별도로 만들어진 공익법인으로 이양되어, 시내에 있는 사업소와 많은 연계를 하고 있다. 프로그램은 레크리에이션이나 운동, 작업치료적인 것을 비롯하여, 의료적으로는 인지행동치료 프로그램(SST, 조현병 집단 인지행동치료, 분노조절, 우울증 집단 인지행동치료, 발달장애의 집단 인지행동치료 등)에 힘을 기울이고 있다.

이 책이 현재 상황을 유지하려 하는 앞으로의 데이케어의 방향성에 대해 검토할 수 있는 재료가 되었으면 한다.

2011년 5월

정신건강의학과 의사

하세가와 나오미

차례

제1장
호토 스테이션

호토 스테이션의 역사와 개요

데이케어 도입 경과

호토 스테이션의 역사와 개요

야마모토 야스오(정신건강사회복지사)

호토 스테이션은 1999년 홋카이도 삿포로시에 개원했다. 9층 사무용 빌딩의 2, 3층 일부를 빌려 진료실이나 Day Room을 만들었다. 개원 당시는, 평균 이용자 약 5명, 데이케어 스태프 2명으로 시작하여, 현재 평균 이용자 약 100명, 데이케어 스태프 약 30명이다.

위치는 오도리 지구, 즉 삿포로시 중심부로서 지하철역에서 걸어서 3분으로 교통이 매우 편리하다.

개원 당시는 당사자 5명, 스태프 2명이었지만, 위치가 좋고 프로그램이 많아서 규모가 커졌다. 취로지원에도 힘을 기울여, 작업소나 회사 설립에도 적극적으로 관여하여, 당사자의 일하는 공간을 확보했다. 또 취로에 필요한 자격이나 기능을 습득하기 위해 강사를 초빙하여 컴퓨터 강좌나 교육대학 실습생의 학습지원, 본원 스태프가 강사를 맡는 헬퍼 2급 강좌도 실시하고 있다. Hello work(헬로우 워크, 장애인 직업 재활 시설)나 장애인 직업센터 등과도 협력하여 외부 취업에도 힘쓰고 있으며, 장애인 고용으로 연계되는 당사자도 많다.

시내에 있는 데이케어라는 특징을 살려, 삿포로의 축제인 '눈 축제'에 시민 눈동상 만들기나 'YOSAKOI 소란축제'의 춤에도 참가하고, 축제 때는 데이케어를 일반인에게 개방하여 간식도 판매하고 있다. 시내에 있는 이점을 살려, 프로그램은 근처에 있는 젊은 층을 대상으로 하는 패션가에 가거나, 전시회 등의 이벤트에도 참가한다.

이어서 본원의 특징을 간단히 소개한다.

❒ 외부 주치의 당사자가 많다.

의원 부설 데이케어이기 때문에 처음에는 본원 주치의 당사자가 많았지만,

지금은 외부 주치의 당사자가 80%이다. 이 때문에 외부 주치의와의 연계가 필요하며, 시작할 때나 이용 중에 연락을 취하고 있다.

❐ 프로그램이 많다.

총 60종류의 프로그램이 있다. 당사자의 다양한 요구에 따라, 여러 가지 프로그램을 제공하고 있다. 데이케어 스태프가 실시하고 있는 것도 있고, 외부강사를 초청하기도 하여 비율은 반반 정도이다. 프로그램 운영지원이나 참가 당사자의 관리를 위해, 외부 강사 프로그램에도 데이케어 스태프가 참가한다.

❐ 다직종 스태프

현재 30명 정도로, 간호사, 정신건강사회복지사, 임상심리사, 작업치료사, 음악치료사, 지도원 등이 돌아가며 근무한다. 전원이 데이케어 근무를 하며, 스태프 회의이나 콘퍼런스에도 다직종이 모이기 때문에 여러 가지 관점에서 데이케어 운영을 가능케 한다.

❐ Day Room

본원은 사무용 건물에 있다. Day Room의 경우 2층과 3층에 크고 작은 6개의 방이 있어, 그날 하는 프로그램의 특징이나 참가자 수에 따라 방이 배정된다. 이로써 100명 정도가 오더라도, 프로그램 때는 소그룹으로 나누어지며, 스태프를 포함한 소그룹 활동도 가능하다.

최근의 동향은 조현병이나 발달장애, 기분장애 당사자의 질병에 관한 프로그램이나 분노조절 등의 심리교육적 프로그램에 힘을 기울이고 있다. 또 홋카이도 사례관리 프로그램이나 홋카이도 정신건강의학과 재활 연구회의 사무국을 맡는 등의 활동에도 참가하고 있다.

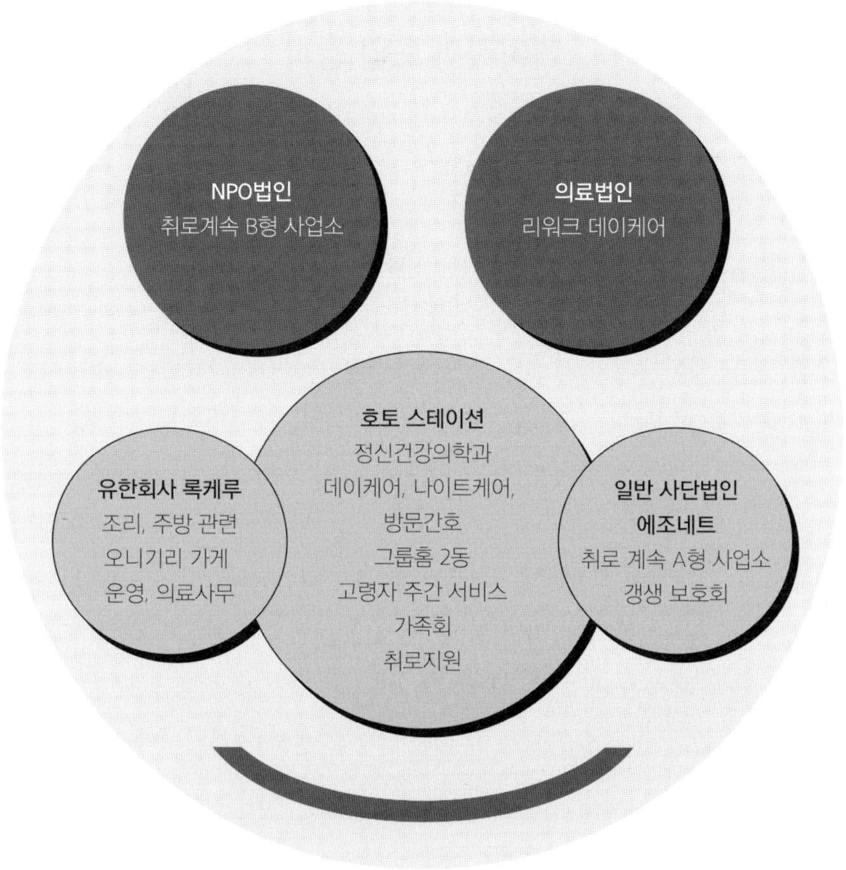

[그림 1-1] 호토 스테이션의 개요

데이케어 도입 경과

카사이 리카(정신건강사회복지사)

시작하며

우선, 본원 데이케어의 개요를 설명한다. '데이케어 클리닉 호토 스테이션'은 오도리 공원을 바라보는 사무용 건물 2, 3층에 있는 의원병설형 도시형 데이케어이다. 본원 이외의 당사자도 받기 때문에, 당사자의 80%는 외부에 주치의가 있다. 1일 평균 100명이 넘는다. 평균연령은 36, 7세이며, 10~70대까지 다양한 연령층이다. 남녀비율은 반반을 목표로 하지만, 최근 남성이 조금 많은 경향을 보이고 있다. 당사자는 주치의의 권유, 부모나 지인 · 관계자의 소개, 홈페이지에서 정보를 얻어서 오게 된다. 담당제가 아니라, 당사자가 상담 스태프를 선정한다. 특히 밀접한 관여가 필요로 할 때는 담당을 정하는 체제이다.

데이케어 도입까지의 경과

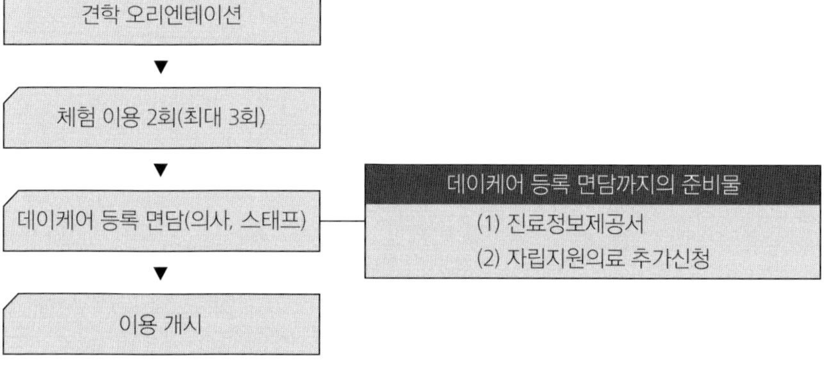

[그림 1-2] 데이케어 도입까지의 흐름

'견학 오리엔테이션'에서 데이케어의 개요 설명을 듣고, 실제 체험을 해 보고, 정식 등록여부를 본인이 결정한다. 경비가 드는 진단서 등은 등록을 결정한 후 주치의에게 받아오도록 한다.

❐ 견학 오리엔테이션

이용 희망자는 처음에 '견학 오리엔테이션'에 참가하게 한다. 과거에는 5명 정도의 소그룹으로 남녀별로 실시하여, '동기생'이라는 느낌으로 다함께 지내도록 배려했다. 그러나 데이케어가 커지고 당사자의 진단 및 목표가 다양해져서 신규 당사자가 정착할 수 있도록 좀 더 배려가 필요하여, 현재는 개별 오리엔테이션을 실시하며, 이용 후에도 적응될 때까지 팔로우 업을 실시한다.

도입기는 중요한 시기이다. 처음에는 데이케어라는 대그룹 속에 들어오는 것이 어려운 것은 당연하며, 사소한 이유로 이용을 중단하기 쉽다. 또 취로를 목표로 왔지만, 마음 편한 공간 기능에 너무 빠져, 다음 단계로 가는 것이 곤란한 경우도 있다. 이에 오리엔테이션 때 개별적 요구를 듣고, 개개인의 목표에 맞게 이용이 가능하도록 도입 때부터 배려하고 있다.

견학 오리엔테이션 접수표

첫날 이 표에 기재하도록 한다. 이때 증상이나 생활력, 이용목적 등에 관하여 간단하게 들어 본다. 도입 시에 불안한 요소가 있을 때, 콘퍼런스 등에서 논의하여 이용 자체를 중단시킬 때도 있지만, 그런 경우는 드물고, 기본적으로는 이용 의지가 있으면 받아들인다.

특히 전화나 발송물 수취를 분명히 확인한다. 가족과 관계가 복잡하거나 이용을 비밀로 하는 경우도 있어서, 본인의 이용 의지를 우선으로 생각하여 배려하고 있다. 병원 이름을 밝히지 말라는 경우에는, 개인 이름만 적어 백지봉투로 발송하며, 가족모임 안내문을 원하지 않는 경우에는 본인의 의사를 존중해 준다.

배부자료

6종류로서 보관 가능하도록 비닐 바인더에 철해서 준다.

① 데이케어 소개책자(파워포인트로 작성)
② 데이케어 프로그램 '월간 Hotto NOW'
③ 체험 프로그램표와 체험의 진행에 관하여
④ 등록까지의 순서
⑤ 진료정보제공서
⑥ 데이케어의 기본규칙과 면담에 관하여

파워포인트를 이용하여 데이케어 개요를 설명하고 있으며, ①은 그것을 인쇄한 책자이다. 가능한 사진이나 도표를 사용하여 간단하게 설명하며, 지적 능력이 떨어지는 경우나, 증상으로 이해가 어려운 경우에도 알기 쉽게 배려한다. 또 긴장과 불안으로 잘 이해하지 못할 때는 추후에 되풀이해 주기도 한다.

책자의 내용은 본원 데이케어가 가정적인 분위기 속에서 재활을 할 수 있는 의료기관이라는 것을 설명하고 있다. 이어서 이용목표에 맞는 프로그램 참가를 스태프와 상의해 가며 진행하고, 하루일과를 순서대로 실제 사진을 보여 주며 설명하여 집에서 확인할 수 있도록 해 주는 등 이용 초기의 긴장을 줄이려고 노력하고 있다.

마지막으로 취로지원이나 취학지원, 홈헬퍼 2급 자격증 양성강좌 등의 특별한 프로그램이나 데이케어에서 파생된 작업소도 소개한다. 취로에 대한 설명을 너무 많이 하면 데이케어에 다니는 것도 힘들어하는 경우도 있어서, 추후에 관심이 있으면 언제라도 상담할 수 있도록 한다.

체험 중에는 느긋하게 자극이 적은 프로그램 참가를 권하고, 체험 프로그램을 선정하게끔 한다. 처음부터 활기가 있는 곳에 참가하도록 해 주어 본인이 당황하지 않도록 배려하고, 정원이 있는 프로그램에는 기존 당사자 우선임을 알려 준다. 등록 전에는 운동 프로그램이나 외출이 사고나 부상의 문제로 이어질 수 있어 제한된다.

등록 수속을 본원 데이케어의 흐름과 수속 순서로 나누어 도식화해 준다. 진료정보제공서를 주치의에게 의뢰하거나, 자립지원의료수급자증에 본원 데이케어를 추가 신청하는 등을 도식화하여, 수속할 때 지참하도록 한다. 특히 혼자 살고 있는 당사자는 행정 수속을 어려워한다.

데이케어의 기본규칙은 문제가 생기기 쉬운 성폭력, 폭언, 폭력, 금전문제 등의 행위를 금하며, 음주 후 이용금지, 휴대전화 사용방법 등 데이케어를 치료 공간으로서 안심하고 안전하게 사용할 수 있는 최소한의 규칙이다. 그 외에는 그때그때 논의해 가며 다 함께 결정한다는 것도 언급해 준다.

❒ 체험 이용

최소 2회 있다. 이는 정식으로 등록 여부를, 실제로 체험해 보고 생각할 수 있는 기간이다.

체험자는 데이케어의 상황이나 스태프의 응대를 관찰하여 판단하기 때문에 이 시기에 스태프의 관여 방식이 매우 중요하다. 프로그램 담당 스태프는 체험자를 잘 배려해 주고, 체험자의 집단에서의 행동특성이나 유의해야만 하는 점을 관찰하여 차트에 기록한다. 이 때문에 오리엔테이션 때부터 차트를 만든다.

체험 때는 프로그램 참가비로 3천 원을 받고, 진료비는 받지 않는다. 또 체험자 명찰을 달게 한다. 이는 스태프도 기존 당사자도 체험자에게 말을 거는 등의 배려를 할 수 있도록 하기 위해서이다. 체험자로서도 질문을 쉽게 할 수 있도록 해준다. 앞면에는 '체험 중'으로 적혀 있고, 프라이버시(privacy)를 배려하여 뒷면에 이름과 프로그램 체험날짜가 기재되어 있다.

❒ 등록면담

스태프가 먼저 면담을 하고 이어서 의사가 실시한다. 본인에 대해 알고, 앞으로 데이케어에서 치료방침을 함께 생각하는 것이 목적이다.

장기목표와 단기목표를 물어보고, 구체적인 이용방법을 논의한다. 현재 상태나 알고 있는 행동패턴 등을 알아보고, 과거력 등은 진료정보제공서를 참고하고 필요 이상으로 물어보지는 않는다.

너무 깊이 물어보면, 당사자가 본인의 회복가능성을 믿지 못하게 되거나, 스태프 측에 너무 의존적으로 되어, 새로운 도전을 막을 수도 있다. 데이케어에 다니려는 본인의 의지를 존중하고 미래지향적으로 지원한다.

처음 얼마 동안은 몇 가지의 프로그램을 정하여 계속 참가하도록 권한다. 이는 기존 당사자에게 신규 당사자를 인식시키고 자연스럽게 도와줄 수 있도록 하며, 공동 작업을 통하여 소속감이나 연대감을 키우게 한다. 실제로 한 가지라도 관심을 가지는 프로그램에 정착하는 신규 당사자가 탈락하지 않고 잘 적응해 낸다.

❐ 등록 후 정착지원

이용 후 약 3개월까지는 적응에 중요한 기간이어서, 담당스태프가 정기적으로 면담을 실시한다.

3개월이 경과하면, 친해진 당사자나 스태프가 서서히 생겨나서, 본인도 이용요령을 알게 된다. 이를 감안하여 정착지원을 종결한다. 종결할 때, 데이케어의 정기 평가표를 사용하여 목표를 새롭게 책정한다. 처음에는 '데이케어 적응'을 목표로 할 때가 많지만, 3개월이 지나면 좀 더 구체적인 목표를 세울 수 있다. 또 좀처럼 적응하지 못하는 경우도 있어서 기간을 정하지 않고 필요에 따라 연장한다.

또 '신규 팔로우 업 그룹'을 개최하여, 신규 당사자끼리 데이케어에 적응하기까지의 불안이나 적응하는 요령을 논의하는 프로그램이 있다. 여기서 데이케어에 잘 적응할 수 있도록 함께 점심식사를 하거나, 원내 찻집에서 데이케어 내의 여러 가지 자원을 함께 체험하는 논의도 하고 있다. 이때쯤 되면 당사자의 과제가 어느 정도 보이게 된다. 계속 밀접한 관여가 필요한 경우에는, 담당으로서 정신건강사회복지사나 치료자, 간호사를 정해 준다.

〈칼럼〉
인터뷰

취로지원 협력기관

유한회사 록케루

야마모토 야스오(정신건강사회복지사)

본원은 식사를 록케루라는 회사에 의뢰하고 있다. 같은 빌딩 내에 있는 '록케루'의 주방에서 조리할 것을 Day Room으로 배달하여, 그것을 당사자에게 제공하고 있다. 그 주방 스태프에게, 데이케어 스태프는 종종 욕을 먹는다. 그것은 취로지원의 일환으로 고용되어 있는 당사자 때문이다. '일을 엉성하게 한다.' '매번 같은 것을 묻는다.' '자주 쉰다.' 등의 이유이다. 늘 10명 이상의 당사자가 1~3시간 정도의 짧은 시간 동안 여기서 일하고 있다. 따라서 거의 매일 잔소리를 듣게 된다. 그러나 그것은 당사자가 확실히 일을 하지 않으면 회사가 곤란하기 때문이며, 당사자가 큰 힘이 된다는 이유도 있다.

따라서 주방 스태프로부터 데이케어 스태프에게 하소연을 한다고 볼 수 있다. 물론 주방 스태프는 조리사나 영양사여서 정신장애에 대한 지식은 없다. 따라서 어떻게 대처할지 잘 몰라서 본인이 아니라 데이케어 스태프에게 투정한다. 그러나 이러면서도 계속 당사자를 받아 주는 록케루에게 매우 감사드린다. 지금은 무슨 일이 있으면 그때그때 데이케어 스태프와 주방 스태프가 논의하거나, 고용된 당사자의 행동이나 평가를 하기 위하여 매월 회의를 하고 있다. 이처럼 주방이라는 취로지원은 복지적 취로보다 더 힘든 곳이다. 일하는 도중에는 주방 스태프가 도와주지 않고 혼자서 조리를 하거나, 계속 밀려드는 냄비나 조리도구를 씻는다. 주방 스태프와 논의하는 가운데 알게 된 잘 해내지 못하는 작업에는 데이케어 스태프가 들어가서 함께 개선책을 생각한다. 그러나 대부분은 스스로 해 나가지 않으면 안 된다. 빠른 작업이나 모르는 것을 주위의 주방 스태프에게 묻는 기술 등, 실제로 하지 않으면 안 되는 것을 배우는 것은 일반 취로로 나아가는 취로지원으로 생각한다. 이렇게 록케루에 고용됨으로써, 생활리듬, 체력, 봉급을 받는 즐거움, 책임감 등을 얻어, 일반 취로로 나가는 당사자도 적지 않다. 본원은 취로지원을 큰 과제의 하나로 생각하고 있다. 이 때문에 록케루의 존재는 매우 중요하다. 록케루가 장애인 취로에 있어서 경험이나 노하우를 알려 준다. 데이케어 스태프는 시차근무제이기 때문에 주방 스태프가 찾아도 없을 때가 있다. 그래도 주방 스태프와 데이케어 스태프는 서로 친해지고 있다. 서로의 의견을 나누어 가며 당사자의 취로지원을 계속 해 나갔으면 한다.

제2장

데이케어 프로그램 · 활동 (프로그램 소개)

운동 프로그램

이완 프로그램

예술 프로그램

학습 프로그램

자원봉사 프로그램

조리실습 프로그램

연령별 · 성별 프로그램

집단 인지행동치료 프로그램

질환별 · 증상별 프로그램

기타 프로그램

운동 프로그램

사사키 타쿠미(정신건강사회복지사)

호토 스테이션에서는 당사자의 체력 향상이나 당사자 간의 교류, 커뮤니케이션 기술 향상이나, 성취감 · 만족감을 가지게 함으로써 자존심을 높이는 것을 목표로 운동 프로그램을 실시하고 있다. 소프트볼, 미니 배구, 배드민턴, 탁구, 축구, 마라톤 등이 있다.

소프트볼은 개원 때부터 시작했고, 일상 프로그램 외에 연습시합, 삿포로 정신장애인 가족연합회의 소프트볼 대회, 그 외 시합에도 출전하여 연속 우승하는 등 삿포로 시내 데이케어 팀으로서는 강자로 군림하고 있다. 활동은 4~11월의 눈이 없는 시기에 하고 있으며, 때로는 체육관에서 동계훈련을 하기도 한다. 여름에는 본원에서 가까운 강변에서, 고정 스태프 한 명과 매번 교대로 들어오는 간호사나 정신건강사회복지사 한 명이 담당한다.

미니 배구, 배드민턴, 탁구 등의 실내스포츠는 처음에는 외부의 체육관을 빌려서 했지만, 2003년부터는 각각의 종목을 나누어서 실시하고 있다.

미니 배구는 처음에는 데이케어 대항 체육대회에만 참가했지만, 간호사 중에 배구 경험자가 있어, 이것을 통상 프로그램으로 만들자는 말이 있어, 2005년부터 프로그램으로 실시하고 있다. 담당은 배구 경험이 있는 간호사 2명이 거의 고정되어 있다.

배드민턴도 체육관에서 하며, 중심이 되는 간호사 외에 다른 스태프가 교대로 담당한다.

탁구는 처음에는 Day Room에서 할 수 있도록 탁구대를 DIY상점에서 구입한 나무 패널로 만들었으나, 2003년에 탁구대를 구입하여 Day Room에 두고, 중심이 되는 정신건강사회복지사 한 명이 거의 매회 프로그램을 담당하고 있다. 탁구도 대회에서 우승을 했으며, 그 외에도 저녁식사 전에 즐겁게 시간을 보내는,

즐기면서 참가하는 프로그램 '세븐틴 탁구'(17시에 시작하기에 붙인 이름) '화합 탁구'(화합이라는 이름의 Day Room에서 하기에 붙인 이름)도 실시하고 있다.

실외 프로그램인 축구는 당사자의 요청으로 2005년부터 시작하여, 여름에만 하며 담당 정신건강사회복지사 한 명을 중심으로 하천변에서 활동하고 있다.

조깅은 2008년에 '달리고 싶다. 체력을 키우고 싶다.'는 당사자의 요청에서 시작되었다. 스태프 3명이 담당하며, 여름에만 근처 강변에서 실시한다. 당사자의 요청으로 2009년 9층 건강센터에서 러닝머신을 이용하여 겨울에 훈련을 하고 있다.

운동 프로그램, 특히 데이케어 밖에서의 활동은 사고 방지와 부상에 대비하여, 간호사가 관여할 때가 많다. 당사자의 상태 배려나, 집단지원기술로서의 관여방식, 도구, 수분공급, 땀을 흘리고 난 뒤 수건 준비 등 스태프의 부담이 크지만, 데이케어 내의 정적 활동과는 다른 면을 볼 수 있다든지, 운동을 통하여 체력 키우기나 생활리듬 만들기가 이루어지는 장점도 있다.

본원에서는 운동장이나 체육관, 교외에 넓은 부지를 가진 의료기관과는 달리, 언제라도 바로 이용할 수 있는 운동설비나 운동장을 가지고 있지는 않지만 천변부지를 홈그라운드로 시내의 시설을 이용하여 활동을 하고 있다.

이는 시내에 있으며, 공공교통기관이나 체육관 등이 가까이 있는 도시형 데이케어의 장점이다. 본원의 운동설비나 운동장이 없더라도, 기존의 사회자원을 유용하게 활용함으로써 그것을 가진 의료기관에 비해 손색없는 활동을 하고 있다.

또 여러 가지 취미나 특기를 가진 다양한 스태프가 근무하는 장점을 살리고 있다. 운동 프로그램을 할때는 만일의 사고에 대비하여 운동상해보험 가입도 필요하다.

앞으로도 더 많은 당사자가 참가할 수 있도록 프로그램을 개발하고, 프로그램을 통하여 당사자의 사회복귀를 지원하고자 한다.

이완 프로그램

타나카 마키(정신건강사회복지사)

한 달에 약 7종류의 이완 프로그램이 있다.

표 2-1 이완 프로그램 2009년 10월 현재

	월	화	수	목	금	토
1, 3주		무용치료	이완 요가	이완	심신의 불가사의한 발견	
2, 4주		요가	이완 요가	이완	심신의 불가사의한 발견	지방분해 운동

진행은 외부강사가 맡고, 스태프는 프로그램이 효과적으로 될 수 있도록 장소준비를 하며, 잘 적응하지 못하거나 불안정한 당사자를 도와준다. 또 데이케어 도입 때나 신규 당사자가 데이케어에 적응하는 계기로서 이 프로그램을 권하기도 한다. 매주 실시하고 있는 두 가지 프로그램에 관하여, 강사의 언급과 함께 소개한다.

❒ 이완

강사는 홋카이도에서 처음으로 일본 무용치료 협회가 인정한 무용동작치료로서 신체심리학을 전공했다. 그 이념을 근거로 만들어진 것이 이완이다. 프로그램 전반에는 누구라도 무리 없이 할 수 있는 간단한 스트레칭이나 호흡법을 실시한다. 호흡법도 어렵지 않으며, 강사의 말에 맞추어 함께 실시하며, 각자가 자연스럽게 하품이나 한숨을 내쉬면서 서서히 기분이 평온해지는 릴랙스 상

태로 바뀌게 된다. 프로그램 후반에는 방에 불을 끄고 완전히 릴랙스 상태로 들어간다. "누구라도 여기에 있는 것이 편하다는 안도감을 가지도록 신경 쓰세요. 환청이 있어도 프로그램을 통하여 그 소리에 따라가지 않고, 우왕좌왕하지 않고 느긋하게 안심하며, 조금씩 생활이 풍요로워지게 됩니다."라고 강사는 말한다.

❒ 이완 요가

이완보다 좀 더 신체적 부하가 높은 프로그램이다. 발가락 끝을 따뜻하게 하는 워밍업으로 시작하여, 전신을 스트레칭하고, 그 후 요가 자세를 취한다. "○○ 씨는 꽤 몸이 유연해졌어요."라며 의식적으로 피드백을 해 주는 강사의 말에 당사자의 표정이 밝아지거나, 그룹 전체가 따뜻한 분위기로 된다. "사람은 보통 바쁘거나 긴장하면 호흡이 얕아져서 심신의 균형이 깨집니다. 자세를 취해 가며 복식호흡을 함으로써 호흡을 정비하고 자율신경의 균형을 잡습니다. 자신의 몸과 마음을 해방시키고, 자신의 신체와 마주하는 시간을 갖는 것이 중요합니다."라고 강사는 말한다. 당사자의 몸과 개성에 맞추어 실시하기 때문에 이완 요가의 효과는 개인 차이가 있지만, 요통, 어깨 결림, 변비, 생리불순, 자율신경실조 개선 등의 효과가 있다.

또 정신적 효과로서 스트레스를 해소하여 혈류 · 기의 흐름이 좋아져 잠재적인 회복능력이 정상적으로 작동함으로써 마음의 건강을 되찾을 수 있게 된다. 또 계속 무리 없이 요가를 함으로써 자신의 신체에 좋은 변화가 생기는 것을 몸으로 느끼게 되기 때문에 당사자가 자신의 신체에 관심을 가지고 소중히 여기게 되어 회복으로 이어진다. "최근에는 서서히 모두가 숙달되어 집중력도 높아졌습니다. 전체적으로 수준이 향상되고 있다고 느낍니다."

예술 프로그램

치바 타카노리(간호사)

❒ 시작하며

데이케어 이용목적을 취미를 가지는 것 그리고 넓히는 것 등으로 말하는 당사자가 많다. 본원 데이케어의 예술 프로그램은 남녀를 막론하고 인기가 있으며, 당사자의 요구에 따라 늘려서 매우 다양하다. 크게 나누면 작품을 만드는 '창작'과 몸을 움직이는 '표현'으로 나누어진다(〈표 2-2〉 참조).

표 2-2 예술 프로그램

창작	꽃꽂이, 염색, 뜨개질, 퀼트, 바느질, 도예, 데코파주, 아로마 공예, 회화, 콜라주, 비즈, 철도 지오라마 만들기, 종이 공예 등
표현	음악, LEM, 초심자를 위한 기타교실, 가라오케 등

창작 프로그램은 봉제, 그림 그리기, 공작, 도예 등 다양하다. 당사자가 익숙하거나 흥미를 가지는 것을 선택한다. 만든 작품은 기본적으로 가지고 갈 수 있다. 이것은 참가자에게 동기를 상당히 부여한다. 만든 작품을 가족이나 소중한 사람에게 선물하거나, 자신이 소중하게 사용하기도 한다. 이를 본 다른 당사자가 관심을 가지고 새롭게 프로그램에 도전하기도 한다. 창작 프로그램은 재료를 준비할 필요가 있거나, 강사가 기르칠 수 있는 수도 한계가 있어 정원제로 운영한다. 등록은 당일 선착순이다. 이에 반드시 아침 일찍 나올 필요가 있어, 생활 리듬 개선에도 좋은 동기 부여가 된다.

표현 프로그램으로는 음악, LEM(Let's Enjoy Music: 뮤지컬 공연을 목표로 하는 프로그램), 초심자를 위한 기타교실, 가라오케 등이 있다. 자기표현을 잘하지 못하는 당사자도 자유 참가가 보장되기 때문에 쉽게 들어올 수 있고, 다 같이 합창을 하는 등 저항이 적다. 자원봉사 공연이나 무대 공연을 목표로, 다 같이 작품을 만듦으로써 당사자 간의 연대감이나 응집성이 높아진다. 기타교실은 데이케어에 빌려 갈 수 있는 기타를 몇 대 준비하여, 프로그램 이외에도 당사자끼리 연습하거나 교류하기도 한다. 노래방 프로그램은 '자조 모임'으로 인근 노래방에 가거나, 프로그램으로써 원내에서도 하기 때문에 지금까지 교류가 없던 당사자가 교류하거나 새로운 관계를 만들기도 한다.

❒ 강사에 관하여

외부강사가 오는 경우로는 아로마 공예와 그림 그리기가 있다. 그 외에 뜨개질에 능숙한 스태프가 '패치워크'를, 강사 자격을 가진 스태프가 '염색'이나 '꽃꽂이' '기타교실'을 담당하며, '도예' '밑그림 그리기' 등은 당사자가 강사로서 특기를 살리기도 한다. 이런 Peer 스태프에게도 강사료는 지급된다. Peer 스태프 프로그램을 진행하는 것은 강사, 당사자 쌍방에게 상호 발전적인 치료 효과를 만들어 낸다.

❒ 당사자가 힘을 발휘하는 기회

'아로마 공예'에서 만든 비누나, 도예 작품, 뜨개질 소품, 비즈 작품 등의 일부는 지역 축제 때 판매한다. 또 당사자들이 참여하는 합창이나 뮤지컬은 노인 시설 등에서 정기적으로 자원봉사 공연을 개최하며, 데이케어 내의 이벤트 때에도 공연한다.

만든 것을 상품으로 판매하거나, 연습한 것으로 다른 사람을 즐겁게 하는 것은 당사자의 성취감과 자신감을 가지게 한다. 자기 긍정감이 부족한 당사자가 이런 프로그램을 통해 활기를 찾고 다른 사람을 위해 활동하며, 자신감을 가지고 다음 활동으로 이어지는 모습을 보고 놀랄 때가 종종 있다.

학습 프로그램

세토구치 유키(정신건강사회복지사)

❐ 프로그램의 목표

배우고 지식을 넓히는 것은 물론, 배우는 가운데 다른 당사자와 교류를 넓히고, 집중력(1시간 30분~2시간을 견디는 힘)을 키운다. 다음의 프로그램 이외에 불어교실, 스님과의 대화, 영어교실 등이 있다.

❐ 즐거운 문예

시나 서정시, 이야기 등 다양한 문예 작품을 만들고 발표하는 프로그램이다. 또 매회 그날의 작품에 강사가 단평을 붙인 '문예 작품 신문'을 만들어 참가 당사자에게 배포한다. 평균 7~10명이 참가한다.

❐ PC교실

본원과 연계되어 있는 '테크테크 공방'의 당사자에게 강의를 부탁하여, 워드나 엑셀 등의 기술을 배우고 있다. 주 2회로 하루는 오픈 방식이며 다른 하루는 좀 더 체계적으로 배우도록 참가자를 제한하고 있다. 각각 평균 4~6명이 참가한다.

❐ 시게 할아버시의 역사교실

역사능력검정시험 합격을 목표로 시작한 프로그램으로 현재 일본사와 세계사 강의를 하고 있다. 시게 선생 강의는 독특하여 도중에 종종 웃음이 터진다. 일부 발달장애 당사자는 특정 분야에 있어서 매우 높은 지식을 가지고 있어서, 질 높은 질의응답이 이루어진다. 평균 5~8명이 참가한다.

계속 참가하는 당사자에 대해서는, 다른 당사자에게 가르칠 수 있도록 하고 있다. 그렇게 함으로써 당사자 간의 교류가 넓혀지고 동시에 역할의식 및 공헌감을 획득한다. 이런 당사자는 나중에 스태프에게 질문하는 등 적극적으로 공부하는 모습을 보인다. 그 결과, 자격을 취득하게 되고, 자신감을 가지고 된다. 문예 작품을 만드는 당사자 중에는 자신감을 가지게 되어 스스로 지역 신문에 응모하여 상을 받기도 하여 자신감을 더욱더 가지기도 했다. 이렇게 할 수 있도록 스태프는 '간접적인' 관여를 하고 있다.

자원봉사 프로그램

세토구치 유키(정신건강사회복지사)

❒ 프로그램 목적

자원봉사를 통해 모두와 협력관계 속에서 다른 사람을 위해 뭔가 할 수 있다는 의식을 획득한다.

❒ 수화

많은 사람이 알고 있는 음악을 교재로 하여 즐겁게 수화를 배운다. 또 프로그램을 통해 지역 시설에 자원봉사 하러 가기도 한다. 지역에서 호평을 받고 있다. 늘 웃으면서 맞아 주기에, 참가 당사자도 웃는 모습을 보이게 된다. 평균 4~6명이 참가한다.

❒ 휠체어 정비

외부 자원봉사자를 초청하여, 중고 휠체어를 분해 정비한 후 조립한다. 다른 당사자나 스태프와 대화를 나누며 하는 공동작업 가운데, 한 가지를 만드는 경험은 즐거움과 성취감을 가지게 해 준다. 또 정교한 작업을 통하여 집중력도 높인다. 정비를 마친 휠체어에는 날짜와 참가자 이름을 기입하여 개발도상국으로 보낸다. 이런 과정을 듣고 감동하는 당사자도 있다. 자신도 누군가를 위해 뭔가를 할 수 있다는 경험은 낭사자에게 자신감을 가지게 한다. 평균 2~4명이 참가한다.

❒ 오르골

당사자는 '삿포로 마음건강축제' 등의 지역 행사나 노인 시설에 가서, 작업소에서 만든 오르골로 예쁜 소리를 들려준다. 데이케어 당사자로부터 '초조할 때

들으니 마음이 치유되고 안정된다.'라는 호평을 받고 있다. 오르골은 수동이며 다루기 쉽다. 이에 여러 사람이 참가할 수도 있다. 평균 3~4명이 참가하며, 그 외 음악이나 댄스 팀도 노인 시설이나 지역 정신보건복지 행사에서 자원봉사를 하고 있다.

자원봉사 프로그램은 다른 프로그램과 달리 '누군가를 위하여'라는 역할의식이 있다. 보통은 지원받는 입장이지만, 지원하는 경험을 할 수 있다. 이는 자기 평가를 높이고 다른 사람과의 자발적인 대인관계로 이어진다. 이를 통하여 얻은 경험은 사회 참가의 첫걸음이 된다.

조리실습 프로그램

사사키 와타루(정신건강사회복지사)

❒ 테이크아웃 도시락

본원 데이케어는 주 2일, 데이케어만 하고 나이트케어를 하지 않는 날이 있다. 어떤 당사자가 나이트케어가 없는 날 저녁식사가 곤란하다는 말을 듣고 자신이 만든다는 발상으로 요리 프로그램을 만들었다. 이것이 통칭 테이크아웃 도시락이다. 이 명칭도 당사자들이 함께 만들었다. 2005년부터 나이트케어가 없는 요일에 월 1회 이루어지고 있다. 장보기에서 조리, 포장까지 이루어진다. 1회 정원은 10명으로 재료비는 1인당 2천 엔이다. 조리지도는 연계되어 있는 도시락 가게인 소규모 작업소에 다니는 당사자인 Peer 스태프에게 강의를 받고 있다. 강사에게는 1회 만 오천 엔의 강사료가 지급된다. 강사로서는 작업소에서 배운 것을 실천하여 지도하는 곳이 된다.

진행은 오전 10시 강사가 조리 순서, 재료, 준비해야 하는 조리기구 등을 설명하는 것으로 시작된다. 참가비를 모아 시내의 슈퍼에 재료를 사러 간다. 이것은 시내를 걷는 목적도 있고 슈퍼에서 파는 상품의 가격을 아는 의미도 있다. 조리에 참가할 자신은 없지만 쇼핑은 가볍게 참가하는 당사자가 많이 있다. 이런 의미에서 쇼핑은 매우 좋은 역할을 한다.

오후 조리는 강사가 조미료의 분량, 재료 절단법, 불 조절 등 작업 순서를 구체적으로 알려 주고, 질문하는 데에 20분 정도 걸린다. 그 후 절단작업을 하고, 잘게 썰고, 직사각형으로 자르는 등 칼 사용법도 강사가 가르쳐 준다.

이때 스태프의 역할은 참가자를 보살펴 주고, Peer 스태프인 강사에 대해 Job 코치로서 배려를 한다. 프로그램 운영은 강사에게 일임하며, 스태프는 진행을 원활하게 하도록 도와준다. 조리작업은 손을 베이거나 화상을 입는 등 위험성이 있어, 스태프의 위치는 옆에 붙어 선 자세를 취하는 것이 바람직하다. 숙제로서 다음 프로그램까지, 집에서 같은 메뉴를 나름대로 만들어 보도록 함으로써 생활의 질 향상을 도모하고 있다. 지금까지 만든 메뉴 종류는 50종 이상이다.

❒ 남자가 만드는 요리 한 가지

어느 남성 당사자와 Day Room에서 잡담하는 가운데, 다른 남성 당사자가 만든 요리나, 좋아하는 반찬 이야기가 나왔다. 이미 테이크아웃 도시락 프로그램이 있지만, 실제로 만들 수 없는 반찬 만드는 것을 배우는 것이 '남자가 만드는 요리 한 가지'이다.

운영은 조리사 면허를 가진 정신건강사회복지사가 담당하며 월 1회 실시한다. 참가자는 남성 5명이다. 조리지도는 정신건강사회복지사가 하며 남자라도 간단히 만드는 반찬으로 한정되어, 디저트를 포함하여 열 가지 이상의 요리를 배웠다. 데이케어에 다니는 많은 남성 당사자가 혼자 살기에, 프라이팬이나 냄비 등 조리도구가 없는 집이 많다. 식사는 근처의 편의점에서 파는 도시락이나 음식으로 하기 때문에, 요리를 하고 싶어도 어떤 재료를 사야 하는지, 조미료는 무엇을 쓰는 것이 좋은지 하는 의문이 많았다. 그래서 많은 재료가 필요한 것이 아닌, 간단하게 만드는 반찬이나 디저트를 만들고 있다. 또 일방적으로 정신건강사회복지사가 가르쳐 주는 것이 아니라, 이 프로그램에 참가한 의도나 생활 상황을 파악할 수 있게 되어, 개개인의 계획에 따라 집단 속에서 개별적으로 관여할 수 있게 된다.

연령별 · 성별 프로그램

Young Men's GO GO

무라카미 토오루(정신건강사회복지사)

본원 데이케어에는 10~70대까지 폭넓은 연령층이 다니고 있다. 이 중 20대 남성이 약 9%이다. 이들은 마음이 편한 만남의 공간이나 친구를 찾아서 다니지만, 대인관계가 서투른 당사자가 적지 않다. 이에 마음이 편치 않아 계속 다니지 못하는 경우도 있다. 데이케어 도입기에는 특히 스태프의 배려가 필요하다.

어느 날 다닌 지 얼마 되지 않은 남성 당사자가 "동년배 남성 당사자와 친구가 되고 싶지만, 말 걸기가 어려워요."라고 했다. 운동이나 학습 프로그램을 제안했지만 만족하지 못했다.

이에 스태프 간에 젊은 남성 간의 교류를 하는 프로그램을 상의하여 담당 스태프도 20대 남성으로 고정하여 이 그룹을 시작했다. 프로그램은 월 1회 개최한다. 매번 참가자를 모집하고 오픈 그룹이다. 대화내용은 밖에서 말하지 않는다는 약속을 하고, 토론 형식으로 진행하며, 방송국 견학 등 사회 견학 체험 학습도 실시한다.

지금까지 주제가 된 것은 '미용사에게 질문하기' '성욕해소법' '취미 소개' '연애' '방송국 견학 가기' 등이다. 내용은 사춘기 · 청년기 남성의 일상적인 고민이나 취미에 초점을 맞춘 주제를 신정하고 있다. 평균 5~6명이 참가한다.

참가 감상으로는 '내용이 비밀이 지켜져 말하기 쉽다.' '성욕이나 연애 등 말하기 어려운 주제를 남자끼리 이야기할 수 있어서 좋았다.' 등이 있다. 진지하게 동년배와 대화를 나누고 비밀을 지키며 정보를 공유하는 것이 최대의 장점이다.

최근 스트레스 관리를 다룰 때가 많아 '스트레스를 처리하는 방법' '자기주장에 관하여' '분노감에 관하여' 등의 주제가 진행되고 있다.

❐ 패션편

본원 데이케어는 많은 의류 상가가 있는 도심에 위치한다. 당사자 중 20~30대는 패션에 관심이 많다. 그중에는 신체 위생에 관심이 없는 당사자도 있다. 프로그램의 방향성은 패션에 대한 관심에 초점을 맞추고, 외모를 꾸미는 것에 즐거움을 느끼도록 하는 접근을 적극적으로 하며, 그 후에 서서히 신체 위생에도 관심을 가지게 한다. 다른 연령대의 남성도 참가 가능하다.

첫 회에는 남성 패션 잡지를 구입하여, 자신이 좋아하는 양복이나 헤어스타일을 스스로 코디네이터 하게 하고, 콜라주를 만들고, 외모에 대하여 관심을 가질 수 있도록 한다.

2회 이후에는 윈도우 쇼핑을 가기도 한다. 그러면서 양복이나 헤어스타일, 생활 전반에 관한 대화를 나누며 서서히 교류를 깊게 한다. 서로 양복이나 헤어스타일에 대한 충고도 하게 된다.

또 '쇼핑몰에 가 보자' '카페에서 커피를 마시자' 등의 주제로 외출할 때 특별히 이벤트로 연출을 하여, 잘 차려입고 오게 하고, 이와 함께 머리 감기나 목욕 등을 권유하는 대화를 자연스럽게 한다.

현재는 외견만이 아니라 위생상태도 관심을 가지게 되었다. 또 당사자 간에 양복이나 헤어스타일 등의 대화를 통하여 마음을 터놓고, 대인관계가 활발해지고 교우관계도 넓어지고 있다.

앞으로 당사자 간의 연결을 지원하며, 프로그램의 목적인 위생상태도 관심을 가지도록 하려고 한다.

Young Girls Go! Go!

타카기 치요(간호사)

2007년 11월부터 10대~30대 전반 여성을 대상으로 한 프로그램을 실시하고 있다. 2008년 9월 1일 현재, 데이케어 등록 382명 중 대상자는 80명으로 20.9%이다. 참가 당사자는 20명, 5.3%로 평균연령은 27.1세이다. 이들이 가진 질환은 조현병, 우울증, 인격장애, 사회공포증, 지적장애로 다양하다.

사춘기 및 청년기 여성 당사자 간의 동성 및 동 세대 간의 교류의 장을 만들어 마음이 편한 만남의 공간을 만들고, 대인관계학습이 되도록 하며, 몸차림을 청결히 하고, 멋지게 하기 위한 사회기술을 높이는 것을 목적으로, 매월 1회 6개월을 한 쿠르[kur, (치료의) 과정-역주]로 하고 있다.

참가하기 쉬운 분위기를 만들기 위해 같은 나이 또래 스태프가 관심이 있는 것 중 당사자에게 알려 주고 싶은 것, 몸에 부착하고 싶은 것, 장점을 발휘할 수 있는 것을 기획하여 제시했다.

실제 당사자가 하고 싶어 하는 것을 듣고 그것을 중요시한 프로그램을 만들고 있다. 프로그램 내용은 여성 당사자가 관심을 가지는 미용, 네일 아트, 파마, 과자 만들기 등이다.

표 2-3 프로그램 구성

	1쿠르	2쿠르
1회	오리엔테이션	돌아보기 및 오리엔테이션
2회	스킨케어, 메이크업 체험	자기 화장
3회	쇼핑 및 카페 체험	속눈썹 파마
4회	발렌타인 초콜릿 만들기 체험	과자 만들기

5회	미용, 파마	닥터피시 체험
6회	네일 아트	모델 강사로부터 하이힐 워킹 체험

몸을 청결히 하고 멋지게 하는 것은 자기 표현의 하나로서, 대부분의 당사자가 '예뻐지고 싶다.'라는 마음이 강하지만, 그 중에는 '예뻐지는 것'에 관심을 가지지 않는 당사자나, 자기 표현 자체에 자신이 없는 당사자도 있다. 그러나 함께 참가하고 있는 다른 당사자나 스태프가 모델이 되어 몸차림을 깨끗하고 멋지게 함으로써, 자기 평가를 높일 수 있게 된다. 스태프도 동 세대 여성으로서 함께 즐겁게 '여성으로서의 사회기술'을 높이고 있다.

대인관계에서 많은 긴장을 보이는 사춘기 및 청년기 여성 당사자에게 이 프로그램은 교류의 장으로서, 동성 당사자를 사귀는 계기도 된다. 알게 된 당사자와 프로그램 이외에서도 서로 대화를 나누게 된다. 앞으로 이 프로그램이 젊은 여성 당사자에게 안심하고 대화를 나누는 마음이 편한 만남의 공간이 되어, 여성 공통의 관심사나 고민을 말하는 장이 되었으면 한다.

Elegance Club

아오누마 마유미(임상심리사)

❒ 시작하며

본원 데이케어 평균 연령은 30대 전반으로 비교적 젊다. 그러나 연령 분포는 넓어서 10~70대까지의 연령층으로, 연령별로 가지는 문제가 서로 다르다. 이 프로그램은 중장년층 여성 특유의 과제로 특화한 프로그램이다.

❒ 발족 경과

중장년층 여성은 집단으로 행동하는 경향이 있고, Day Room의 한쪽에 모이는 경향이 있다. 그들은 집단이 되면 강하고 때로는 주위에 위협이 된다. 독특한 문화를 가지고, 익숙해지기까지 상당한 노력을 필요로 하는 집단으로, 신규 당사자로서는 턱이 높아 보인다. 자리를 차지하고 타인을 배척하는 등 데이케어 규칙을 교묘하게 어기는 행동 등 사소한 문제를 일으켜 Day Room에서 문제 집단으로서 위기를 느낀 적도 있다.

그러나 관점을 바꾸어 보면, 풍부한 인생 경험으로 주위를 보살펴 주거나, 배려하는 장점도 가진 집단이다. 당사자 간에 서로 지지하는 모습도 매우 매력적이다. 또 그들은 매우 비슷한 공통의 고민이나 과제가 있다. 혼자 사는 당사자가 많고, '허전함' '외로움' '자녀들에게 폐를 끼치고 싶지 않은' '노후 불안' '늙어가는 신체에 대한 불안' 등을 이야기한다.

집단을 만드는 특유의 문화도 그들에겐 방어의 하나이다. 집단의 구성 당사자로서는 데이케어 내외에서 교류가 가능한 동료의 존재와 소속감은 중요한 것이다. 그들의 불안을 좀 더 나은 형태로 해소하고 각자의 생활을 활기차게 만드는 것이 데이케어 전체를 놓고 보았을 때도 좋은 효과를 발휘할 수 있다. 그러므로 그들의 장점을 좀 더 나은 형태로 살리고자 하였다. 이러한 의도로 스태프 간서로의 의견을 나누어 이 프로그램을 만들었다.

❒ 명칭과 목적

우아하고 아름다운 여성을 목표로 이름을 지었다. 중장년층 여성에게 조금이라도 젊고 아름다운 것은 절실한 소망이다. 그들의 마음에 다가가서 적극적으로 참가하도록 유도했다. 우아하게 되기 위해서는 ① 내면이 살아 있을 것, ② 화장, 복장, 헤어스타일 등 외모에 신경 쓸 것, ③ 타인에 대한 배려를 할 것 등이 필요하다는 것을 당사자들과 공유하고, 각자 더 나아지기 위하여 대인관계를 포함한 생활 전반을 개선하려고 했다.

프로그램은 인원을 모집하는 형태로 40세 이상을 대상으로 한다. 월 2회 오전 중에 개최되며 기간은 1년이지만 언제든지 도중에 참가할 수 있다. 스태프도 동년배의 여성이 맡아, 현재 주 진행자가 임상심리사, 보조 진행자는 간호사로 고정되어 있다.

❒ 프로그램 내용과 진행

즐겁게 적극적으로 참가하도록 미용에 관한 내용을 주로 진행한다. 당사자들의 요구를 적극적으로 받아들인다. 현재의 내용은 다음과 같다.

① 화장법(자연스럽게 아름답게 보이는 화장법)
② 미용법(얼굴 마사지, 피부 손질법, 손발 마사지, 네일 아트)
③ 스마일 체조(어깨 돌리기, 팔 돌리기, 호흡법)
④ 아름다운 워킹법(모델을 초청하여 아름답게 걷는 법 외에도 자세, 코트를 스마트하게 벗는 방법 등)
⑤ 자기 어필 방법과 사랑받는 대화법

어느 날의 프로그램 진행을 소개한다.

① 스마일 체조
② 손 씻기, 손 마사지, 네일 아트
③ 티타임(담소, 상태나 근황, 계절 이야기 등)
④ 원 포인트 미용법, 화장법
⑤ 오늘의 감상

몸에 좋은 생강 홍차나 검은 깨죽, 노후 걱정, 손자 이야기 등 공통 화제를 나눈다. 스태프가 충고하는 것 외에 당사자 간에 자연스럽게 서로 지지하는 관계를 만든다.

❒ 스페셜 프로그램 '뷰티 세미나'

자생당(일본의 화장품 브랜드-역주) 미용 사원을 초청하여 미용 강좌를 개최하고 충고와 레슨을 받는다. 미용에 대한 관심이 많고 파운데이션이나 립스틱 고르는 방법, 눈썹 그리는 방법, 아이섀도 사용법 등 배우고 싶은 화장법을 목표로 적극적으로 참가한다.

그날은 모두 즐겁고 멋지게 보내며, 이에 맞는 멋진 화장을 하고 화려한 모습을 보인다. 마친 뒤 약간 고급 찻집으로 함께 간다. 특별한 기분으로 특별한 애프터눈 티를 즐기며, 앞으로의 프로그램 계획이나 프로그램에 참가한 후 생활의 변화 등을 모두가 활기차게 대화를 나누는 좋은 기회가 된다.

프로그램 이외에서도 프로그램을 실시한 찻집에서 당사자나 친구의 생일 파티를 개최하는 등 파급효과를 보인다.

❒ 프로그램을 실시해 보니

설문조사 결과, 참가하니 '기분이 바뀌었다.' '즐거웠다.' '우아하게 보이기 위해 여러 가지 노력을 했다.' '당사자 간에 끈끈해졌다.' 등의 의견이 나왔다. 대체로 호응이 좋고 대부분 계속 참가하기를 원했다. 또 데이케어 전체적으로도 서로 좌석을 양보하거나, 신규 당사자에게 상냥하게 말을 거는 등 주위에 좋은 영향을 끼치고 있다.

참가 당사자는 어디까지나 '우아하게' 되는 것을 목표로 참가한 것이지, 문제 행동을 고치거나, 타인에 대한 배려를 배우려고 참가한 것은 아니다. 그렇지만 스태프도 다른 당사자도, 스트레스를 느끼지 않고 매우 자연스럽게 좋은 변화를 보이는 것은 매우 흥미로운 점이다. 한때 '문제 집단'으로 보이던 그들이 '인생 경험이 풍부한 든든한 집단'으로 바뀌는 것을 보는 것은 매우 기쁜 일이다.

그리고 노후의 불안이나 가족 간의 문제가 대화에서 줄어들었다. 이는 개개인의 생활의 질이 향상됨으로써 간접적으로 불안이 줄어든 것으로 보인다. 또 불안이나 문제를 말하더라도 당사자가 능숙하게 받아 주고 수용해 주는 힘을 가지게 되었다.

❒ 앞으로의 과제

'문제 집단'에 대해 좀 더 나은 접근 방식을 확립한다는 당초의 목적은 대체로 달성되었다. 당사자의 동기와 요구가 잘 나타났다. 집단 자체도 응집성이 높고 연대감이 있는 집단으로 성장했다.

앞으로 각자의 생활의 질의 향상에 좀 더 힘을 기울이려고 한다. 지금까지 획득한 좋은 습관을 일상화시키고 다채롭고 생기 있는 생활을 보냈으면 한다.

연령에 맞는 회복의 한 방법으로서 이 프로그램을 앞으로 운영해 나가려고 한다.

집단 인지행동치료 프로그램

사회기술훈련

이케 쇼미(임상심리사),
카미다 마미(임상심리사)

현재 5명의 스태프(의사, 작업치료사, 정신건강사회복지사, 임상심리사 2명)이 진행을 담당하여, 5~8명 정도의 당사자와, 요일과 시간을 정하여 형식으로 진행하고 있다. 연령과 질환이 다양하여, 사회기술훈련의 목표나 과제도 매우 다양하다.

시작 당시에는 몇 명의 스태프가 교대로 진행을 맡았지만, 당사자의 목적이 애매해지기 쉬워서 분명한 틀을 정하고 계속 하는 것이 좀 더 효과적일 것으로 생각하여 현재의 방식으로 바꾸었다.

❐ 치료 그룹

• 1쿠르를 마칠 때까지의 흐름

Day Room에 포스터를 붙여 참가자를 모집

포스터를 붙이고([그림 2-1] 참조)희망자는 소정의 신청서에 '사회기술훈련에서 무엇을 연습하고 싶은가' 등을 적어 제출한다.

• 담당 스태프 회의으로 치료 그룹

당사자 자신의 희망이나 목표에 관하여, 또 연령이나 성별, 당사자 간의 상호관계 등을 고려하여 그룹을 편성한다. 신청용지가 당사자의 희망을 아는 데 참고가 된다.

구체적으로, 공통 목표를 가지고 같은 과제로 연습할 그룹을 구성하거나('현

사 회 기 술 훈 련

사회기술훈련에서 대인관계나 자신의 생각 등을 좀 더 좋게 변하게 해 보고 싶지 않습니까?

기간: 20○○년 1월~3월
모집기간: 11월 24일~12월 4일
형식: 클로즈 그룹
상세한 것은 ○○에게 부담 없이 물어보세요.

[그림 2-1] 사회기술훈련 포스터 예시

재 취로 중이거나 이를 목표로 하는 당사자' '친구 사귀기를 목표로 하는 당사자'), 나이가 비슷한 당사자로 구성하고 있다.

또 증상 등으로 인해 대인관계가 예민한 경우에는, 안정되게 편안히 대화를 할 수 있는 당사자나 타인에게 배려를 잘 하는 당사자를 의도적으로 그룹으로 만들어, 상호 간의 관계를 고려했다.

- 담당자로부터 치료 그룹 개시에 관하여 각자에게 알려 주어 드디어 시작함.

주 1회 60분으로 3개월을 한 쿠르로 한다. 주 진행자는 고정되어 있고 보조 진행자는 매주 바뀐다.

매회 마칠 때 '이번에 배운 것' '다음에 연습하고 싶은 과제' 등을 '사회기술훈련 일지'에 기입하게 한다. 또 그날 연습한 과제를 실생활에서 실행하기 쉽도록 '도전 카드'를 지급한다. 휴대하기 쉽게 명함 크기의 카드로, 이번 연습 과제를 기입한다. 다음 회에서 그 카드를 보면서 결과를 보고하는 당사자가 많다.

- 1쿠르 종료 후 합동 세션

여기서는 작게 상장 형식으로 만든 '사회기술훈련 수료증'(작업소 '테크테크 공방'에 발주하여 만든 것)과, 매 세션 때 기록한 일지를 모은 책자 형식으로 만든 것을 여러 사람 앞에서 전달해 주는 형식이다. 세션의 내용은 개별 과제를 다루는 것보다도, 워밍업에서 하는 게임이나 장면 카드에 따라 역할극을 할 때가 많다. 두 그룹이 합동으로 하기에, 평소보다 수가 많고 다소 상이한 분위기 속에서 이루어진다.

❐ 사회기술훈련 참가로 변화가 보인 사례

• A 씨

시작 당시 매우 긴장하여 교류가 거의 보이지 않았다.

스태프가 인사나 말을 걸어도 반응이 없을 때가 많았고, Day Room에서 혼자 지내는 모습이었다. 다른 프로그램에서 한 해의 목표로서 '좀 더 말을 할 수 있었으면'이라고 하여 사회기술훈련을 권유했으나 처음에는 거절했다.

1년 후 주치의의 권유로 겨우 참석했지만 긴장으로 신체 증상이 나타나 계속 참가가 곤란했다. 수개월간 중단 후에 스스로 원하여 사회기술훈련에 재도전했다. 본인의 페이스를 존중한 관여가 효과가 있었는지, 서서히 긴장이 풀어지고, 계속 참가할 수 있게 되었다. 지금도 긴장은 하지만, 말도 매우 자연스럽게 하고, 자신의 과제를 내어 연습을 하고 있다. 가족도 참가 후 밝아졌다고 한다.

• B 씨

발달장애를 가지고 있으며, 긴장하게 되면 성적 또는 폭력적 욕설을 할 때가 많았다.

본인의 희망으로 사회기술훈련에서 이 문제를 다루어 과제로 삼았다. 구체적인 대처법은 '장소에 맞지 않는 말이 튀어나올 때, 바로 다른 말로 바꾸기'로서, 다른 당사자도 아이디어를 주게 되었다.

예를 들어, '개……'라는 말이 나올 때 어떻게 말을 바꿀 것인가라는 주제에서 '개나리' '개성적' '개운하다' 등의 아이디어가 나와서, B는 그중에서 '개나리'를 선택했다. '개……나리가 벌써 피었네'라고 말을 바꾸는 연습을 유머를 섞어서 실시했다.

이런 연습을 거듭하는 가운데, 그룹 참가에 대한 저항이나 긴장도 서서히 줄어서, 실제로 욕 자체도 줄어들었다. 또 상태가 좋지 않을 때는 그곳을 피하는 대처도 하게 되었다.

그 후 다른 쿠르에서 좀 더 현실에 맞는 구체적인 연습을 할 수 있게 되었다. '첫 만남 때의 대화'를 역할극으로 했던 다음 주 숙제 보고에서, 연습 때와 같은 대화가 가능했다며 기뻐했다.

❐ 앞으로의 과제

사회기술훈련을 하는 도중 종종 곤란해질 때가 있다.

어떤 그룹에서는 많은 당사자가 일을 하고 있어, 근무 시간 때문에, 한 명만으로 계속 진행되었다. 이때 스태프가 평소보다 당사자에게 세부적으로 관여하여, 평소에 할 수 없었던 단정한 몸가짐에 관한 구체적인 과제를 다룰 수 있었다. 또 B처럼 개별 요구에 따라 임기 응변 세션을 가질 때도 있다. 스태프 연수도 과제이다. 현재 보조 진행자는 담당자가 아니어서 매회 다른 스태프가 들어온다.

사회기술훈련의 이론이나 진행 방법, 보조 진행자로서의 역할 등에 관하여 원내에서 공부 모임을 종종 가지지만, 그래도 경험이 적은 스태프는 긴장하는 것이 사실이다. 스태프의 참가에 대한 저항을 줄이고, 당사자가 원래 가지고 있는 힘을 발휘하는 것을 도와주는 힘을 가지기 위하여 앞으로 더 노력하려고 한다.

❐ 마치며

사회기술훈련에 계속 참가하여 스스로 정한 과제를 계속 연습하는 가운데, 변화를 보이는 당사자를 보면, 스태프로서 매우 기쁜 일이다.

누구도 이해하기 쉽고 진행하기 쉬운 사회기술훈련 기법을 사용하면서, 늘 당사자에게 맞게 임기응변으로 연구를 해 나가는 것이 필요하다.

분노를 어떻게 다룰 것인가

하세가와 나오미(정신건강의학과 의사)

❐ 개요

분노 조절(anger management)는 인지행동치료, 심리교육, 집단정신치료 등의 방법으로, 데이케어, 병동, 교정시설 등에 최근 급속히 보급되고 있다.

본원은 2008년 1월부터 시작했다.

❐ 경과

주 1회, 1시간~1시간 15분 정도 진행한다. 1쿠르가 9~10세션으로 이루어지며, 인원을 모집하는 형태로 10~12명 정도 참가한다.

분노 조절에는 몇 가지의 매뉴얼과 프로그램 사례를 소개해 놓은 책자, 문헌 등이 있으며, 그러한 것들을 참고하지만, 1쿠르의 예정된 순서, 어느 점을 강조하는가 등은 당사자의 상태나 각자의 요청 및 과제에 따라 정하고 있다.

당사자는 시작하기 한 달 전에 포스터나 권유로 모집한다.

본원에서는 사회기술훈련과 분노 조절의 당사자 모집, 1쿠르 게시와 종료가 같은 시기이다. 1쿠르를 수료하고, 계속하여 참가하려고 할 때는 개별 면담을 통하여 동기와 목표 등을 논의한다. 연속하여 2, 3쿠르 참가를 희망하는 당사자는 프로그램 중에 사용하는 비디오를 함께 제작하기도 한다.

최근에 진행한 1쿠르의 경과를 소개한다.

• 제1회 시작하며

확인표와 〈분노는 종횡으로 전달된다〉

오리엔테이션과 그룹 규칙을 설명한다.

자신의 분노 조절 문제를 확인시켜 주기 위해, 적개심, 공격성 체크 표를 만들게 한다. 몇 가지를 하여 시간이 걸리면 이에 대해 화를 내며 나가 버리기도 한다.

〈분노는 종횡으로 전달된다〉라는 비디오에서는 분노와 공격성이 세대 간으로 이어지고, 분노나 기분 나쁜 것이 같이 있는 타인에게도 영향을 미친다는 것을 보여 준다.

- 제2회 화가 날 때

'분노의 피해를 최소한으로 하기 위한 표현이 있다.'

분노와 공격성 표출은 타해, 자해, 기물 손괴, 행동 중단 등으로 나누어 각각 영향 및 피해를 줄이는 선택 사항을 생각한다(때린다 → 큰 소리 지르기 / 컵을 부순다 → 불필요한 종이를 찢는다).

- 제3회 분노와 신체 반응

화를 낼 때 나타나는 신체 증상을 다루고, 이럴 때 활용할 수 있는 이완법으로서, 간단한 복식호흡법, 손톱 비비기(경락 자극으로 자율신경 조정), EFT(Emotional Freedom Technique) 등을 배운다.

- 제4회 생활을 어렵게 만드는 사고방식과 가치관

'절대 ○○하지 않으면 안 된다.'

'결국은 ~ 아닌가' 등 분노의 바탕에 있는 인지를 다룬다. '분노 일기' 지도도 시작한다([그림 2-2] 참조).

- 제5회 분노는 어떤 신호

'해결 가능한 하나의 문제로 본다.'

분노의 역할에 대하여 생각한다.

분노는 해결해야 하는 과제가 있다는 것을 가르쳐 주는 하나의 신호이다.

참가자의 실제 분노 일기를 보며 그룹에서 해결책을 찾아본다.

분노 일기

년 월 일

이름

1. 오늘 화 난 것

어디서

누구에게

어떤 것에 대해

2. 그때 기분이나 신체 반응은

3. 그때 어떻게 행동 했는가

4. 지금 생각해서 고치고 싶다면?

그때 자신에게 말해 주고 싶은 것이 있다면?

[그림 2-2] 분노 일기

• 제6회 분노를 일으키지 않는 의사소통

비디오나 참가자의 분노 일기, 그룹의 과제를 다루며 사회기술훈련을 실시한다.

• 제7회 분노하기 쉬운 환경을 피한다.

자신의 분노가 폭발하는 전조를 파악하고, 분노나 공격성이 자신을 향할 때 피하는 방법, 자신의 분노와 타인의 분노에 대해 시간과 거리를 두는 중요성을 배운다.

• 제8회 분노를 누그러뜨리고, 유머로

쌓인 원한을 누그러뜨리거나, 스트레스 상황을 유머로서 바꾸어 보는 것을 생각한다.

• 제9회 1쿠르를 종합

팔로우 업 그룹 설명

❒ 자료 만들기

실제 세션에서 배포 자료나 파워포인트를 이용하여, 강의 형식으로 진행한다.

분노의 발생과 주기에 관하여 데이케어 스태프가 출연하는 비디오를 자료로 이용한다. 시판되는 비디오를 이용하는 것보다도 얼굴을 아는 스태프가 출연하는 비디오에 대해 더 흥미를 가지고 보게 된다. 당사자 자신의 분노 체험을 재현하는 비디오이며, 자료로 이용할 때도 있다. 이것은 분노 체험을 바탕으로 그 본인 자신이 연기하거나, 스태프가 대신 연기한다. 본인이 연기할 때 '내가 이런 식으로 화를 내는가' '이렇게 보이는가'라는 식으로 자신의 행동을 객관적으로 보는 좋은 기회가 된다.

❒ 분노 일기

일기에 코멘트를 써서 돌려준다.

세션 때 이 일기에 관하여 본인의 승낙을 얻어 그룹 과제로서 다루고, 그것을 바탕으로 의견을 듣거나, 특히 의사소통 문제가 있을 때 역할극을 하여 해결법을 검토한다.

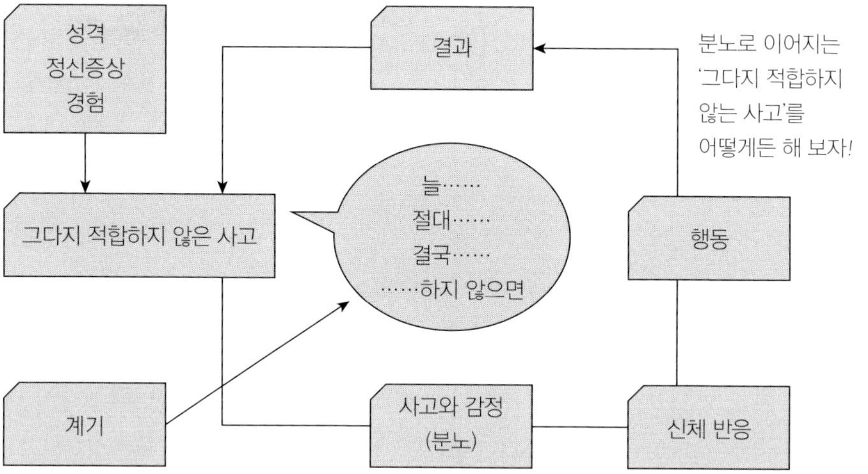

[그림 2-3] 분노 일기

❒ 세션 사례

① 전회 복습

② 오늘의 주제(예: 분노를 조장하는 주장, 의사소통)

참가자의 '분노 일기'를 바탕으로 제작한 2분 정도의 재현 비디오와 자료 공람

③ 그룹치료, 소그룹으로 나누어 대화, 역할극

④ 감상, 정리, 과제 부여

❒ 팔로우 업 그룹 등

1쿠르, 분노 조절 프로그램에 일정 횟수 이상 참가하여 수료한 경우, 월 1회 팔로우 업 그룹에 참가할 수 있다. 또한 분노 일기는 수시로 제출하여 코멘트를 받을 수 있다.

그 외, 월경 전 불쾌증후군 등 여성 특유의 초조함을 다룬 '분노 ladies', 복직 지원 리워크 프로그램 '분노 워크'도 실시하고 있다.

스트레스 관리(stress management)

사사키 와타루(정신건강사회복지사)
세토구치 유키(정신건강사회복지사)

데이케어는 마음 편한 만남의 공간이나 프로그램을 통하여, 대인기술 습득이나 생활 리듬을 정비하는 재활의 장이다. 다양한 질환이나 고민을 가진 당사자가 한 곳에 모임으로써 서로가 가진 스트레스에 의해 영향을 받는 경우가 있다. 더군다나 그 스트레스를 주치의나 스태프, 가족에게 상담하지 못하고, 자신감도 잃어버리는 경우도 많다.

본원 데이케어에는 남녀노소, 다양한 질환군의 당사자가 다니고 있다. 질환별로는 우울증과 같은 신경증이나, 의사소통에 문제를 가진 발달장애가 많고, 연령별로는 10~20대가 많다.

젊은 남성 당사자를 대상으로 하는 프로그램 중에 "다른 당사자로부터 들은 무심한 말이 상태를 나쁘게 만들어, 불안, 불면이 심해졌어요."라는 말이 나왔다. 그 후 스트레스 대처법을 배우고 싶다는 말이 나와 집단 인지행동치료 프로그램으로써 '스트레스 관리'를 만들었다.

이 프로그램은 2009년 4월부터, 월 1~2회 실시하고 있다. 정신건강사회복지사 21명이 주 진행자, 보조 진행자를 각 각 맡아 공통 교재를 이용하여, 참가자 전원이 함께 공부한다.

교재 내용은, 스트레스의 발생 원인을 배우고, 그 후 '사고' '감정' '행동'이라는 자신의 패턴(습관)을 깨닫는 것으로 시작한다. 당사자가 데이케어나 지역에서의 스트레스를 예로 들고, 대처법을 다 함께 생각한다. 사례는 데이케어 내외에서 생기는 것을 다루어, 사회기술훈련처럼 역할극을 섞어 가며, 바로 실천할 수 있도록 한다. 진행 전에 스크린 자료를 사용하지만, 집중력을 유지할 수 있도록 논의 시간을 많이 가지고 있다. 자신의 패턴은 스스로 알지 못할 때가 많아서 논의를 함으로써, 다른 당사자로부터 피드백을 얻어 자신의 습관을 알 수 있게 된다. 인지나 자동사고 등의 어려운 용어도 알기 쉽게 설명해 준다.

❒ 프로그램 진행 사례(2009년)

- 스트레스를 재확인한다.
- 스트레스 관리를 하는 기반을 만든다.
- 타임 매니지먼트
- 인지적 스트레스 대처법
- 적절하게 지지를 얻는다.
- 이완
- 도전방법 등

본 프로그램에서 중요시하는 것은, 자신의 패턴을 알고, 스트레스를 잘 다루는 것이다. 실제 참가자의 주제를 제출받아, 자신의 패턴을 생각해 본다([그림 2-4]).

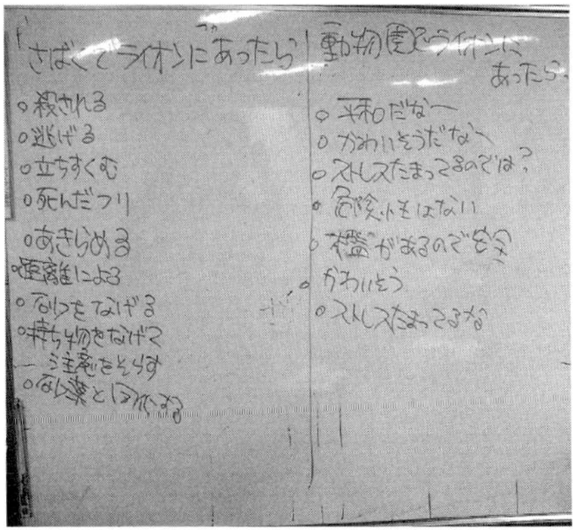

[그림 2-4] 상황인지의 차이에 관한 사례

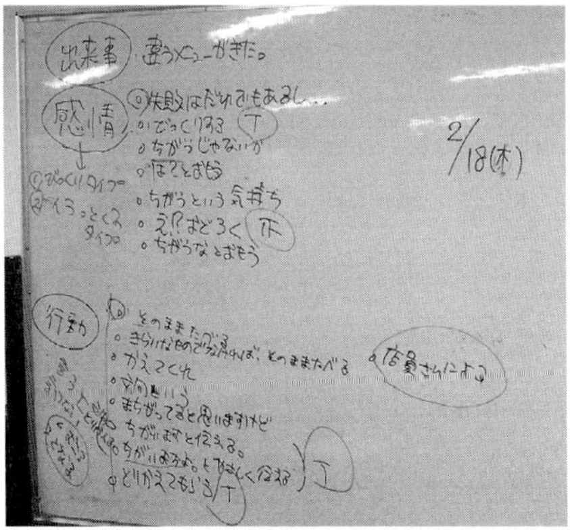

[그림 2-5] 인지와 행동의 관계에 관한 사례

스트레스에도 '양성'과 '악성'이 있어, 양성은 그대로, 악성은 암처럼 전이되어 성가신 것이 되기에 대처가 필요하다.

행동 패턴을 생각해 보면, 참고 마음속에 간직하고 있는 경우, 분노로 표출하는 경우, 자신에게도 타인에게도 상황에 맞게 적절한 표현으로 전환하는 경우 등 다양하다. 프로그램에서 자신과 상대에게 모두 악성 스트레스가 될 때, 모두가 행동 패턴 수정을 생각한다. 수정방법은 주장 훈련(assertive training)이나 문득 떠오른 사고방식으로의 수정(자동사고 수정), 그리고 긍정적 사고(positive thinking) 훈련 등, 인지적 평가(사고방식, 받아들이는 방식)와 이에 대한 대처 방법이다.

일상생활에서 스트레스에 대해 '나의 자동사고는 ○○이다.'라고 아는 사람은 적다. 이에 하루 생활을 돌아보는 것이 중요하다. 한 장의 종이에 스트레스 상황을 적고, 자신이 취한 행동을 적어 본다([그림 2-5]).

몇 가지 행동 패턴이 나오면, 자신의 습관을 알아차릴 수 있게 된다. 글을 쓰면서 돌아보는 것은, 필기 개시(開示: 열어서 보여 준다)법 등에서도 알 수 있는 문제가 되는 감정 경험과 이에 동반되는 다양한 측면이나 상황에 주의를 기울일 수 있게 된다. 또 스트레스 상황을 객관적으로 파악할 수 있어서, 부정적인 감정과의 연계를 해소할 수 있다.

다음으로 쓰는 것이 적응되면, 스트레스를 직면했을 때 순간적으로 생각을 정리하는 훈련을 해 본다. 이런 훈련을 할 때 데이케어를 활용하는 것이 합리적이다. 그러나 데이케어는 스트레스가 쌓이기 쉬운 공간이다. 통원 교통수단, 처음 만나는 당사자, 익숙하지 않은 환경변화, 견학자나 외부강사, 스태프의 대화 등 스트레스 인자가 많다. 이런 체류 공간에서 스트레스를 받기 쉬운 당사자가 데이케어를 이용하게 되면, 한층 더 주의가 필요하다. 유사한 프로그램으로 '우울 후 상쾌'(우울증 인지행동치료 프로그램)나 '분노감을 어떻게 다룰 것인가' 등도 스트레스를 해소하는 효과적인 방법이다.

어디까지나 이 프로그램의 목적은 스트레스를 해소하는 것이 아니라, 스트레스를 잘 다루는 방법을 생각하는 것이다. 프로그램을 통해 실천하고, 스태프 또는 친구들에게 상담할 수 있게 되고, 데이케어가 좀 더 재활의 장으로써 활용되었으면 한다.

질환별 · 증상별 프로그램

조현병 그룹

무라야마 히토미(간호사)

❐ 시작하며

최근 데이케어에서 재활에 대한 역할의 기대가 커지고 있고, 다양한 데이케어나 진단별 그룹의 필요성도 높아지고 있다.

정신건강의학과 의료의 흐름은 '입원 의료에서 지역생활중심으로'로 변화하며, 지역에서 생활하는 데 있어서 안심하고 지내는 곳이 확보되고, 동료나 일상생활지원이 필요하다.

본원도 2009년 6월부터 집단 인지행동치료적인 심리교육의 요소를 가미한 '조현병 그룹'을 시작했다. 조현병 당사자가, 자신의 병에 관하여 올바른 이해와, 증상 대처법을 배우는 것은 매우 중요하다. 안심할 수 있는 마음 편한 만남의 공간을 제공하고 증상의 완화나 생활 안정을 도모하여, 좀 더 나은 생활을 보내는 것을 목적으로 한다.

❐ 세션 진행

매주 수요일 오후, 60~90분간 이루어진다. 세션부터 참가해야 하는 형태이지만, 중간에도 참가가 가능한데, 소속감을 가지도록 하며 자기만의 속도로 참가할 수 있도록 배려한다. 간호사, 의사를 중심으로 담당한다. 도입은 본인의 희망 외에, 병명 고지를 받아들이는 당사자에게 참가를 권유한다.

처음에는 준비단계로서 풍선배구나 주사위 토크(talk) 등을 실시한다.

그날의 당사자에게 맞도록 내용을 유연하게 조정한다. 자신의 체험담을 말하거나, 걱정이나 의심하고 있는 것을 말하게 하여 검증과 대책을 의논한다.

❐ 시작 후의 변화

매회 약 8명이 참가하며, 세션 전에 인사를 하거나 말을 거는 경우도 있다. 세션 내용도 당사자로부터 일상적인 내용이 나오거나, 자유롭게 말할 수 있도록 한다. 그중에는 대화가 서툴러 말이 적은 당사자도 있지만, 세션 후 개별적으로 대처하여 자신의 감정을 표현할 수 있도록 한다.

또 참가 의견을 들어 본다. '모두 같은 고민이 있다.' '여러 사람의 말을 듣고 자신의 병을 알았다.' '자신과 같은 병 이야기를 들어 안심이다.' 등의 의견이 나왔다.

❐ 어떤 세션 사례

어느 당사자의 걱정, 즉 '주위 사람이 자신을 알고 있다.' '악담을 하는 것 같다.'에 대해 본인의 양해를 얻어 검증했다([그림 2-6], [그림 2-7]).

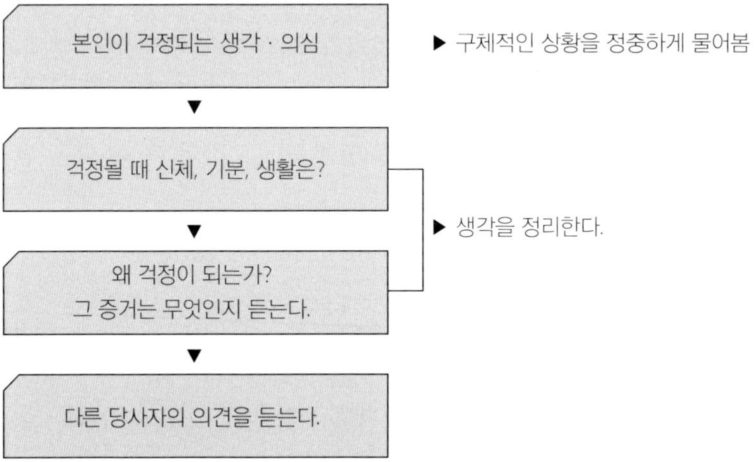

[그림 2-6] 걱정되는 것에 대한 검증 흐름

① 걱정되는 생각 · 의심
주위사람이 자신을 신경 쓰고 있다. 악담을 하는 것 같다.

② 걱정되는 것을 생각하면 신체, 기분, 생활에 어떤 영향이 있는가?
신체: 잠이 오지 않는다.
기분: 우울하고 불안해진다.
생활: 일이 손에 잡히지 않는다.

③ 그 생각 · 의심의 증거는?
나를 보고 어떤 말을 하는지, 나에 대해 대화를 나누는지 모르겠다.

④ 그것과 모순되는 반대 증거는?
잡담을 할지도 모르겠다.
가끔 이쪽을 볼 때 나와 눈이 마주쳤을지도 모르겠다.

⑤ 타인에게도 물어보라
같은 것을 느낀 적이 있다.
가끔 이쪽을 바라볼 뿐이다.
걱정되면 말을 걸어 물어보는 것은 어떤가?
주위 사람들에게 나쁜 짓을 하지 않았다면, 욕을 하지 않는다.

[그림 2-7] 걱정되는 생각과 의심에 대한 조사

이 병의 증상으로 이렇게 느낄 수가 있는 것을 설명하고, 다른 당사자에게도 의견을 들어 본다. 당사자에게 어떻게 느끼는지를 물어보자. 걱정되는 생각에 사로잡혀 있지만, 다른 당사자로부터 의견을 들으니, 분명한 증거도 없이 성급하게 결론을 내렸다든가, 무엇이든 자신과 관련짓는다는 것을 느끼고, 그렇게 신경 쓰지 않아도 좋다는 것으로 생각을 바꾸었다.

❐ 앞으로의 과제

이 프로그램은 당사자의 의견, 증상을 자유롭게 이야기하고, 증상을 공감할 수 있는 안심되는 공간이다. 또 서로 지지하는 공간이다.

대화가 넘쳐나고, 주제가 너무 확대될 때도 있지만, 당사자들로부터 '이 프로그램이 좋다.'라며 대개 호평을 받고 있다.

앞으로 다루면 좋은 것을 당사자에게 물어보자. '여기서 불안이나 고민을 해결하고 싶다.' '앞으로 병의 이해를 포함하여 적극적으로 생활했으면 한다.' '스태프로부터 구체적인 충고가 있었으면 한다.' 등의 의견이 나왔다.

이 프로그램을 통해 조현병 당사자의 건강한 부분을 이해하고, 이 부분에 스태프가 관여할 수 있게 되었다. 당사자 자신이 이 그룹을 통해 자신의 증상을 알고, 자신을 생각하고, 조금이라도 증상을 완화하여 생활이 쉽게 되도록 앞으로 그룹에서 함께 생각하려 한다.

중독 미팅

무라바야시 카오루(작업치료사)
카사이 리카(정신건강사회복지사)
카타우치 세이지(정신건강사회복지사)

❐ 시작하며

중독은 알코올이나 항정신성 약물을 지속적으로 사용하여 정신 및 신체의존이 된 상태라는 과거의 정의에서, 최근 물질 중독(알코올, 약물, 음식 등) 외에, 행위과정 중독(도박, 쇼핑, 절도, 부채 등), 인간관계 중독(공의존)까지 폭넓게 바뀌었다.

본원 데이케어의 중독 미팅도 이런 흐름에 따라, 다양한 변화를 거쳐 지금에 이르렀다.

❐ 그룹의 변천

시작 당시에는 '알코올 중독 미팅'으로 시작하여, 월 1회 중간에 언제든지 참여 가능 한 오픈 그룹으로 열렸다.

이후 이용 인원이 증가하고, 다양한 중독문제를 가진 당사자가 늘어 '중독 미팅'으로 이름을 바꾸어, 1세션부터 참여해야 계속 참여할 수 있는 형태로 바꾸었다. 개최일도 월 2회로 늘렸지만, 당사자로부터 '매주 하고 싶다.'는 요청이 있어, 매주 수요일 개최한다.

형식도 당사자의 의견을 반영하여 변화해 왔다. 이성이 있어서 곤란하다며, 성별 과제를 말하는 그룹에 대한 희망을 받아들여, 매월 마지막 주는 남녀별 그룹으로 개최하기도 한다. 자유토론 형식이지만 '공부 모임도 했으면'이라는 의견이 있어, 1, 3주는 공부 모임 형식으로 하고 있다.

그룹 방식에 관한 내용은 통상 미팅에서는 나누기 어렵다. 그렇기 때문에 첫째 수요일에 미팅을 마친 후 30분간 '진행방식 회의'를 가지고 있다. 여기서 그룹 진행방식은(물론, 레크리에이션에 관하여) 각 자조그룹에서의 정보 등 다양한 대화를 나누는 것으로 이루어진다.

미팅 시작 때부터 당사자와 함께 대화를 나누고, 그룹의 진행방식을 결정했다. 바베큐 등의 미팅 외에도 각종 이벤트를 당사자 모두와 함께 기획하여 진행하기도 하므로 비교적 응집성이 높은 그룹이다.

담당 스태프는 처음에는 정신건강의학과 의사와 임상심리사만이였지만, 작업치료사가 추가되어, 당번제로 하고 있다. 현재는 정신건강의학과 의사 1명, 작업치료사 1명, 임상심리사 1명, 정신건강사회복지사(PSW) 3명, 간호사 2명으로 총 8명이 담당하며, 매주 2명씩 당번제로 그룹 운영을 하고 있다.

❐ 그룹의 특징

중독 종류에 따라 그룹을 나누지 않고, 한 그룹에서 다양한 중독문제를 다룬다. 당사자도 알코올, 약물, 도박, 공의존 등 몇 가지 문제를 중복하여 가진 경우도 많다.

참가 때는 '서약서'에 동의와 서명이 필수조건이다.

구성 구성 당사자는 의존 대상도 치료력도 다양하고, 자신의 중독문제를 막 알게 되어 반신반의로 참가하는 경우부터 자조그룹의 대표적인 역할을 담당하는 당사자까지 함께 모여 미팅을 한다.

원외 자조그룹에 참가하는 당사자도 많다. 이런 당사자가 미참가 당사자에게 권유를 하거나, 원외 자조그룹의 오픈 미팅이나 이벤트 등에도 적극적으로 참가하여, 최근 원외 자조그룹에 가는 당사자가 늘고 있다.

반면, 여러 병원을 전전하며 자조그룹에도 정착하지 못하는 경우나, 중독문제를 가지고 있으면서도 전문치료를 받지 않는 당사자 등 비정기적으로 겨우 나오는 경우도 있다. 하지만, 본 그룹은 참가자 전원이 데이케어에 소속되어 있어 얼굴을 자주보는 안도감, 익숙한 공간에서 개최되는 점, 스태프도 기회를 봐서 참가를 권유하기 쉬운 점 등 의료기관에서 개최되는 미팅의 장점을 가지고 있다.

우리는 우선 그룹에 참가하게끔 하는 것을 첫째로 생각한다. 다른 참가자의 경험을 듣고 당사자는 내심 여러 가지를 생각할 수 있게 한다. 그리고 자신의 의존 문제를 생각하는 시간을 가짐으로써 회복으로 이어진다고 생각한다. 다양한 단계의 당사자를 받아들여, 가능한 한 유연하게 대처한다. 그룹 참가는 당사자의 주체성에 맡기지만, 그룹 참가를 권하고 있다. 또 필요에 따라서 결석 시에 안부 확인 전화를 하거나, 때에 따라 방문간호로 자택을 살펴보는 등, 위기 개입 시기를 놓치지 않도록 신경 쓰고 있다.

❒ 미팅의 내용

우선 '한 주간 돌아보기'로써 그동안 일어난 일이나 기분변화 등을 보고하게 한다. 'slip(중독 재발)' 고백은 이때 할 때가 많다. 미팅의 진행은 기본적으로 자조그룹에서도 실시하고 있는 '마음대로 말하기' 형식이지만 의료기관 미팅의 특성 상, 스태프의 개입도 때로는 적극적으로 실시한다.

그룹의 응집성이 높고, 스스로 그룹을 만들어 간다는 의식이 높다. 종종 그룹의 내용이나, 새로운 활동이나 시도를 하자는 의견을 교환하고, 이를 반영하는 형식으로, 그룹이 변천해 왔다. 현재는 매월 첫째 주에 '진행방식 회의'를 하여 각 자조그룹의 정보나 그룹 중의 검토사항 등에 대해 논의하는 장을 마련하여, 당사자의 의견으로 결정하기도 한다.

정례 미팅 외에, 당사자의 요청으로 볼링, 바베큐, 송년회, 파크 골프, 노래방 등의 이벤트를 계절별로 실시하기도 한다. 이는 중독이 아닌 건전한 정서체험을 경험함으로써 회복을 시도하는 노력이다.

❒ 당사자 간의 문제점

비교적 사이가 좋지만, 문제점이 생길 때도 있고, 스태프의 개입을 필요로 할 때도 적지 않다.

지금까지 있었던 몇 가지 문제점을 들어 본다. 알코올 의존 문제를 가진 당사자가 모여 술을 마시고, 서로 스태프에게 '밀고'하여 싸움이 일어난 사례, 필요

이상으로 '참견'하여 상대가 싫어하게 된 사례, 'match pump'(자신이 불을 지르고는 상대에게 불을 꺼 주겠다고 제의하는 식, 부당한 이익추구방식) 역할을 하는 당사자에게 휘둘려 관계가 부자연스럽게 된 사례, 당사자 간 커플이 되어 함께 약물을 재사용한 사례, 파탄이 나서 미팅에서 한 쪽이 나가게 된 사례……

그러나 문제점도 회복의 과정이다. 스태프는 때로는 견딜 수 없다는 생각을 가지면서도, 당사자와 함께 회복하는 힘듦과 즐거움을 매일 공유하고, 함께 성장해 가고 있다(카사이 리카).

❒ 의료기관에서의 미팅의 의의

자조그룹의 특징은 당사자가 개최 및 운영하고 외부의 간섭이나 개입을 받지 않는 것이다. 또 'fellowship' '커뮤니티'로서 존재 의도도 크고, 참가를 강제적으로 하지 않으며, 동료 간의 치료 공동체로서의 의의도 크다.

한편, 원내에서 미팅을 개최하는 특징의 하나로, 의료적 관점이 있다. 다직종 스태프가 각각 전문적 관점에서 당사자에게 관여하고, 팀으로서 치료를 하고 있다. 또 다직종 스태프가 개입함으로써, 당사자가 상담 내용에 따라 스태프를 선택할 수 있는 장점도 있다.

홋카이도 DARC[1]나 삿포로 MAC[2]은 재활전문 시설로서, 이용자에게 회복의 길을 제시하고, '앞서가는 동료'의 체험담을 들려주는 장소를 제공하고 있다. 자조그룹이 거기서 배운 것을 계속 확인하는 장소라면, 의료기관에서 행하는 미팅은 다직종이 관여하는 '사람과의 관계'를 배우는 곳이다.

❒ 마치며

의존증은 누구 한 사람도 좋아하게 되지 않는다. 학대 등 가혹한 성장과정을 가진 사람도 적지 않다. 부모나 가까운 사람으로부터 소중하게 대우받지 못하고, 어릴 때 소중한 존재로서 자신을 느끼지 못했기 때문에, 사람을 신뢰하는 것

1) 역주: 일본의 약물 중독 치료 시설
2) 역주: 알코올, 약물, 도박 중독자의 사회 복귀 중간 시설

이 되지 않고 '대인관계를 고통'으로 느끼고 자신의 존재조차 부정하는 당사자들이, 그 괴로움을 숨기기 위하여 자신에게 상처를 주는 행위인 약물사용을 하게 되고 의존증을 갖게된다. 그들로서는 약물이 일시적으로 자신을 지지해 주는 것이 된다. 이를 위해 치료와 지원을 하는 측이 약물의 폐해에 관하여 열심히 말해 주어도 쉽게 받아들이지 않는다.

의존증은 진행될 우려가 있는 만성질환으로, 완치되지 않는다. 그러나 스스로 약물을 중단하려는 결심을 하고, 자신 속에 남아 있는 건강한 부분을 믿고 회복하는 것은 가능하다. 의존증에 특효약이나 빠른 치료법은 없다. 우리는 그들에게 회복에 방향성을 제시할 수 있지만, 나아가려는 결심을 하는 것은 그들 자신이다. 그들은 지금까지의 중독 행동의 책임을 지고, 생활방식을 바꾸고, 동료와 함께 회복의 길을 걸어가며, 앞으로 인생의 주인공이 된다. 인간은 어떤 상황에 있더라도 회복하는 힘을 잃지는 않는다. 우리는 그 힘을 믿고, 노력을 계속하고 있다.

표 2-4 중독 미팅 (2009년 1월~12월의 자료)

개최일시	매주 수요일 10:00~11:30 1, 3주 ▶ 공부모임 형식 2, 4, 5주 ▶ 프리토크 형식 ※ 첫째 주 11:30~ [진행방식 회의]
담당 스태프	정신건강의학과 의사 1명, 작업치료사 1명, 정신건강사회복지사 3명, 임상심리사 1명, 간호사 1명
등록 수	33명(1회라도 참가한 경우)
평균 참가 수	9.2명
남녀 비	남:녀=6:1
주된 의존(중복 있음)	알코올 21명(63.6%), 약물 10명(30.3%), 도박 5명(15.2%)
집행유예 · 복역경험자	14명(42.4%)
원외 자조그룹 참가	19명(57.6%)

서약서

중독 미팅을 안심하고 안전하게 유의미한 것으로 만들기 위하여, 아래의 약속을 지켜줄 필요가 있습니다. 약속이기에 서명을 바랍니다. 지키지 않으면 참가가 거절될 수도 있습니다. 또 다른 자조그룹과 달리 호토 스테이션이 좋은 그룹으로 되었으면 하기에 규칙과 매너를 지키며 참가해 주세요.

① 매회가 1회 · 1회의 인원제한이 있는 그룹입니다.
② 나는 아래에 대하여 그룹 당사자에게 관여하지 않고, 그룹 밖에서 절대 말하지 않습니다.
(1) 그룹 당사자가 누구라는 것
(2) 미팅에서 나온 대화에 관하여
(3) 미팅에서 일어난 것
③ 미팅 중에는 휴대전화를 사용하지 않습니다. 또 미팅 중에는 약을 먹지 않습니다. 그래도 필요할 때에는 밖에서 먹습니다.

나는 중독 미팅에 참가하여, 모두에게 안심하고 안전하게 의미 있는 곳으로 만들기 위하여 위의 약속을 반드시 지킬 것을 서약합니다.

년 월 일
서명 ______________________

※ 데이케어용과 본인용 2종류가 있음.

[그림 2-8] 중독 미팅 서약서

우울증 인지행동치료 프로그램

하세가와 나오미(정신건강의학과 의사)

❐ 우울증 인지행동치료에 관하여

효과는 약물치료와 마찬가지라는 평가가 있으며, 우울증 인지행동치료(Cognitive Behavior Therapy: CBT)만으로 30%가 개선된다. 약물치료와 함께함으로써 치료 효과가 높아진다. 특히 우울증으로 특화된 복직지원 프로그램에는 CBT가 반드시 실시된다. 여기서 자신의 증상이나 재발위험성에 관하여 배우고, 가지고 있는 과제를 해결하는 방향을 생각하고, 워크시트(work sheet)를 이용하여 실천한다. 그리고 실천을 통하여 체험적으로 배운다.

❐ 프로그램 실시에 관하여

주 1회 1시간, 1쿠르에 10세션, 10명 전후의 참가자가 있다. 프로그램 전후로 SDS(Self-rating Depression Scale: 우울증자기평가척도) 등으로 평가한다.

시작하기 전에 Day Room에 포스터를 붙이거나, 참가가 필요한 당사자에게 권유한다. 프로그램 구성은 후생 노동성에서 추천하는 우울증 CBT 치료자용 매뉴얼을 비롯하여, 다른 시설의 것을 참고하고 있다. 그러나 실제 참가자에 맞게, 내용을 변경하거나 추가하고 있다. 한 kur의 세션 전체를 〈표 2-5〉에 소개한다.

표 2-5 세션의 흐름

1회	CBT 설명, 우울상태란?
2회	사고방식의 습관을 안다. 우울증에 빠지기 쉬운 사고 습관 열 가지
3회	기분과 자동사고
4회	매일매일 생활의 수정
5회	활동기록표 분석

6회	해결목록 작성, 브레인스토밍
7회	주위의 좋은 것, 자신의 장점 발견하기
8회	생활의 균형
9회	정리

1회의 세션은 대개 다음과 같이 진행한다.

① 전회의 워크시트(스태프가 코멘트를 한 것)를 반납한다.
② 전회의 주제를 돌아본다. 소그룹으로 나누어 보고와 감상을 듣는다.
③ 그날의 주제에 관하여, 배포자료나 PPT를 이용하여 제시하고 해설한다.
④ 주제에 따라 워크시트를 배포하고 기입하게 한다.
⑤ 소그룹으로 워크시트에 관하여 감상이나 의견을 나눈다.
⑥ 전체가 공유를 한다.
⑦ 숙제와 다음 예정에 관하여 설명한다.

참가자 가운데에는, 이 프로그램 외의 프로그램에 참가하지 않는 당사자도 있지만(가사, 아르바이트 등의 이유로), 이 프로그램 이외에도 데이케어를 이용하고 있는 당사자에게 데이케어의 작업치료 이외의 프로그램을 함께 하도록 권하고 있다. 작업치료를 병용함으로써 CBT에 대한 의욕을 촉진시키고, 자율신경계의 활성화, 대인관계 훈련의 효과가 기대된다.

그러나 숙제가 너무 많으면 하지 않게 되어, 오히려 이것이 우울 증상을 심해지게 할 수도 있다. 실제로, 숙제나 워크시트에 대한 코멘트는 프로그램 밖에서 CBT에서 배운 것을 실천하는 동기를 유지하고, 프로그램 참가를 계속 하게끔 하는 것이 중요하다. 프로그램은 편안한 분위기에서 실시되어야만 하고, 음료수를 준비하거나 좌석도 배려한다.

❒ 과제

복직지원 전문이 아니라 통상적인 데이케어에서 우울 증상에 대한 CBT 프로그램을 실시할 때는 취로를 의식하거나 휴직 중인 참가자, 만성 우울 상태로 장기간 휴직한 당사자 등과 그룹을 분리하여 별도로 실시하는 것이 좋다. 후자의 경우 프로그램 참가 때 단지 '우울한 기분을 좋게 하고 싶다.'라는 것만이 아니라, 뭔가 생활에 뿌리 내린 작은 목표를 세우고 참가하는 것이 좋다. 복직과 같은 눈에 보이는 목표가 없으면 숙제를 하는 동기 부여도 되지 않는다. '데이케어에 주 3일 다니기' '오전 중에 일어나기' '스스로 취사하기' '헬로우 워크에 가 보기' '작업소 정보를 모으기' 등 손쉬운 개인적인 구체적 목표가 중요하다.

또 다른 집단 정신치료와 마찬가지로 계속 프로그램에 참가함으로써 그룹의 응집성이 높아지고, 동료의식을 가지게 된다. 그리고 데이케어 전체와는 다른 소속감이 생기는 것이 기대된다. 이러한 소속감은 우울 증상의 경감, 자살 예방에 도움이 된다. CBT 프로그램만이 아니라, 스태프는 그룹 안에서 동료의식이 생길 수 있도록 배려해야 한다.

기타 프로그램

Hotto NOW 만들기

야마모토 야스오(정신건강사회복지사)

자신이 속해 있는 곳을 형체로 만들어, 그것을 다른 사람에게 건네주어 평가를 받는다. 이러한 체험을 통하여 얻는 것은 달성감, 만족감, 향상심 등 무수하다. 그것도 혼자서가 아니라 여러 명이 관여하게 되면, 소속감이나 적극성, 제안하는 힘이 더욱 늘어난다. 이 프로그램은 2006년 당사자가 "호토 스테이션에도 원내 정보지와 같은 것을 만들어 보고 싶다."라고 하여 시작되었다. 스태프는 당사자의 생각을 지원하는 역할을 철저히 하고 있다.

누구라도 참가할 수 있는 프로그램이지만, 실제로 당사자 교체가 거의 없는 그룹이다. 프로그램은 월 4~5회 이루어지며 참가 당사자는 5~8명으로, 담당 스태프는 2명이다. 현재 당사자는 전원 1년 이상 계속하고 있다. 한번 참가하면 계속 참가하는 것이 이 프로그램의 특징이다. 한편, 좀처럼 신규 당사자가 정착하기 어려운 면도 있다. 이는 매월 기일까지 완성하지 않으면 안 되기 때문에, 응집성이나 일 분담이 요구되어, 신규로서는 소위 '턱이 높은' 프로그램으로 보일지 모른다. 그러나 계속해서 참가하기 시작하면 정착이 쉬워서, 자신에게 역할이 있고, 자신을 필요로 한다는 느낌을 주기에 계속 참가하게 된다.

이 프로그램의 가장 기쁜 순간은 이것이 완성되어 당사자들에게 배포할 때, 기획 및 작성에 참가했던 당사자가 기뻐하는 표정을 볼 때이다. 이때 달성감이나 소속감을 느끼고 다음 발행을 향한 의욕이 보충된다. 참가 당사자에게 이 순간을 더욱더 느끼게 하도록 프로그램 운영도 최근 3년간 바뀌어 왔다.

처음에는 프로그램에서 대개 기사 내용을 정하여, 그 담당을 나누고 기사를 모았다. 그 후 PC를 이용하여 하는 작업은 스태프가 모두 했다. 그때는 참가 당사자도 적었고, 한 시간이라는 시간 내에서 그것만 해도 힘들었다. 그 후 당사자가 늘고 익숙해진 당사자도 늘었으며, PC 작업도 가능하여 프로그램 시간 중 당사자가 주도적으로 했다. 이때 PC 작업을 당사자들 간에 서로 가르쳐 주며 기술을 향상시켰다. 그리고 기획부터 PC 입력까지 당사자들이 주로 진행했다(〈표 2-6〉).

표 2-6 완성하기까지의 경과

1회	기사 내용과 담당 결정
2회	각 담당이 취재한 기사를 모아 논의하고, PC에 입력
3회	각 담당이 취재한 기사를 모아 논의하고, PC에 입력
4회	최종 확인

당사자의 의식도 높아지고, 프로그램 시간 내 하지 못하게 되면 '잔업'이라고 부르는 프로그램 이외의 시간에도 스스로 모여 작업할 때도 많다.

또 이 프로그램의 특징은 인터뷰나 라면 가게 등에 대한 취재나 원고를 쓰는 등 프로그램 시간 이외의 활동도 많은 점이다. 이에 프로그램 이외의 시간도 'Hotto NOW 당사자'라는 의식이 강하고, 당사자 간의 연계도 강하다. '같은 프로그램에 참가하는 당사자'가 아니라 '함께 프로그램을 운영하고 만드는 당사자, 동료'라는 의식이 강하다.

A3 용지의 양면에 데이케어 프로그램과 데이케어 내외의 기사를 균형을 생각해 가며 작성하고 있다. 이전에는 데이케어의 행사나 공지사항이 많았지만, 최근에는 설문조사를 기초로 한 라면 가게 특집이니 시내 정보(추천 장소, 삿포로 돔을 즐기는 방법 등)를 소개하는 비율이 높다(〈표 2-7〉).

표 2-7 기사의 내용

1	데이케어의 공지사항
2	추천 라면 가게 특집
3	추천 소설 특집
4	새로운 스태프 인터뷰
5	시내 작업소 소개
6	데이케어 당사자의 칼럼
7	새로운 제도에 대해 정신건강사회복지사의 설명

이로써 취재원이 '스태프'에서 '당사자'로 바뀌었고, 프로그램에는 참가하지 않지만, 자신이 대답한 것(추천 라면 가게 등)이 기사화되는 간접적인 프로그램 참여도 늘고 있다. 또 이런 지역 정보 등을 작성하게 됨으로써, 당사자의 여가를 즐기는 방법을 선택할 수 있는 것이 늘어나는 계기가 되었으면 한다.

이 프로그램에서는 기사 내용이나 완성도에 관하여 다른 당사자나 독자로부터 불만이 나올 때가 종종 있다. 그러나 하지 않으면 안 되는 작업량도 많고, 매월 마감도 하고 있다.

주위에서 보면, 작업은 매우 힘들어 보이고, 참가함으로써 얻는 장점을 느끼지 못할지도 모른다. 스태프도 당사자도 어느 정도 고정되어 있어 다른 당사자에게는 들어오기 어려운 프로그램이라는 인상을 준다.

현재는 'Hotto STAGIO'라는 새로운 프로그램이 준비 중이다. 이는 어느 정도 PC 기술이 있는 당사자가 모여, 홈페이지 작성이나, 포토샵이나 일러스트레이터, 워드, 엑셀 등을 사용하여 작품을 만들면서 PC 기술 향상도 목표로 한다. 지금은 그 Hotto STAGIO에게 기사 입력 등 협조를 의뢰하고, 이 두 가지 프로그램을 통하여 'HOT NOW'를 만들고 있다. 이로써 신규 참가자가 늘고 있다.

지금까지 3년 이상 휴간하지 않고 매월 발행하고 있다. 이는 '당사자와 스태프가 함께 생각하고, 만들어 내고, 즐거워하며, 평가하고, 돌아보고, 또다시 만들어 낸다.'라는 것을 계속 해 왔기 때문이다. 과제는 신규 당사자를 받아들이는 체제 만들기로, 앞으로 이 프로그램이 계속 되도록 현재 당사자들과 함께 연구하려고 한다.

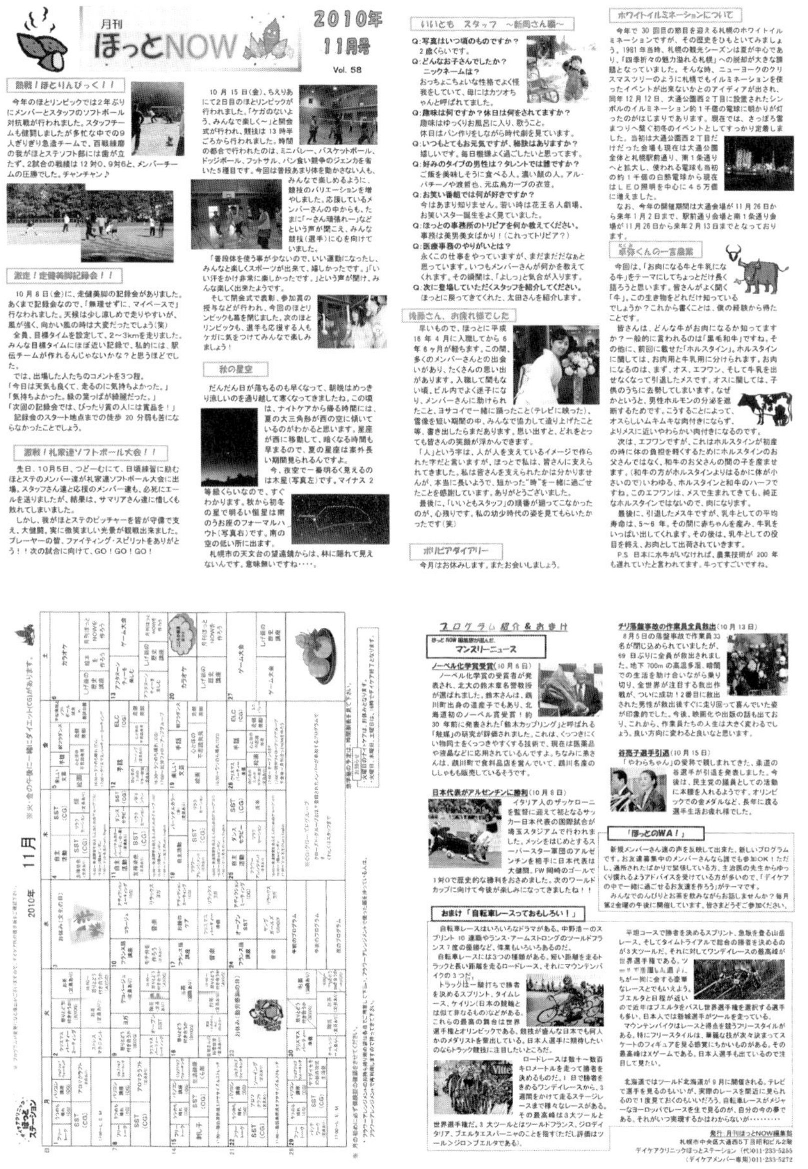

[그림 2-9] 걱정되는 것에 대한 검증흐름

요사코이 클럽

타카기 치요(간호사)

매년 6월, 삿포로에서 개최되는 'YOSAKOI 소란 축제'는 Day Room 창문으로 각 팀의 모습을 볼 수 있다. 본원은 삿포로시 중심부에 있는 오도리 공원에 접하고 있어, 사회 참가나 지역 교류를 목적으로하며 누구라도 자유롭게 참석할 수 있는 즐겁게 춤추는 행사에 팀으로 참가하고 있다.

매년 10~50대 15~30명이 참가하고 있다.

참가 당시부터 손으로 만든 복장과 시내 작업소에 제작을 의뢰한 방울을 들고 즐겁게 참가하는 큰 이벤트이다.

축제 수개월 전 축제 PR이 시작됨과 동시에, 당사자들에게서는 "올해도 춤을 추자!" "열심히 연습하자!"라는 말이 종종 들리기 시작한다. 매년 같은 곡으로 춤을 추기 때문에 신규 당사자도 비디오를 보면서 선배 당사자로부터 배우며 춤을 외운다. 수개월 동안 함께 연습하고 동료의식이 높아진다. 축제 당일 함께 참가할 수 있도록 상태를 조절하고, 생활 리듬을 개선하는 것도 스스로 목표로 할 때가 많다.

이 축제는 음악에 맞춰 즐겁게 운동을 하는 장점이 있지만, 평소 운동을 하지 않는 당사자도 있고, 연습 중에 발에 쥐가 나거나 체력이 떨어진다는 호소도 많다.

이에 2007년부터 체력 만들기를 목적으로 요사코이 클럽을 시작했다. 주 1회 스트레칭이나 근육 훈련을 주로 하며, 음악에 맞추어 기분을 좋게 만드는 프로그램이다. 참가 당사자들은 "요사코이를 위한 운동이라면 열심히 해야지" "즐거워"라는 말을 하며, 스트레칭 방법을 조사하여 참가하는 당사자도 있다.

참가 후기를 보면 '달성감을 느낀다' '다음에도 참가하고 싶다'는 말이 많다. 앞으로도 자기 표현의 장, 체력 키우기, 그룹 속에서 타인과의 교류, 기분 전환이나 스트레스 발산의 장으로, 시민 이벤트에 계속 참가함으로써 지역사회의 일원이라는 의식을 높이려고 한다.

원예요법과 취로지원의 조합

카가와 타마에(정신건강사회복지사)

❒ 시작하며

일본의 작물자급률은 40%로, 홋카이도는 200%를 자랑한다. 시 중심부에서 차로 20분 거리의 교외에서 실시하고 있는 농장 활동을 소개한다. 도시형 데이케어인 본원의 활동 가운데 이채로운 것이 '농장'이다. 교외 농장까지 차로 이동하여 프로그램을 실시한다. 농장 활동은 '기분전환'에서 '취로지원'으로 활용까지, 당사자 각자가 상황이나 목적에 맞는 형태로 농장을 이용하고 있다.

표 2-8 농장 활동

개요	
활동 시기	눈이 녹기 시작하는 4~11월까지
활동 장소	본원에서 차로 20분, 8×14제곱미터의 채소밭
활동 시간	• 오전 · 오후 프로그램(실제 활동 시간은 45분) • 작업량에 따라 월 4~8회
활동 당사자	• 차량 사정으로 한번에 데이케어 당사자 7명. 누구라도 참가 가능함 • 질환, 증상, 연령에 관계없이 연간 150명 참가 • 적극적으로 참가하는 당사자는 10명 전후 • Peer 스태프 한 명이 취로지원으로서 호미, 장화 등을 준비하고 농장 상황을 기록함
자물	고구마, 호박, 토마토 등의 가정 채소, 꽃, 과일, 허브

농장 활동은 밭에 아직 눈이 1m 이상 남아 있는 4월 중순부터 시작한다. 제설작업을 하고, 제설제를 뿌려 눈이 빨리 녹도록 한다. 그 후 5월에 경운기로 고랑을 파고 작물을 심는다.

심는 작물은 연초 미팅에서 결정하고 있다. 2008년에는 감자, 무, 시금치 등 15종의 작물을 심었다. 수확물은 본원의 식사를 만들어 주는 회사 '록케루'에 판매하고 있다.

'먹는 것'에는 당사자들이 관심을 가지기 쉽다. '산지생산과 소비'를 실감할 수 있도록 수확 축제를 조리 실습 형식으로 연 2~3회 개최하고, 당사자 전원이 단팥죽, 감자떡, 잼 등을 시식한다.

또 '농장 소식(벽신문)'을 Day Room에 걸어 두어, 좀 더 많은 당사자가 농장 활동을 알도록 하고 있다. 여름 작업은 단 시간이지만 힘들 때가 많다. 땀이 흐르고, 벌레와 싸우며, 풀을 뽑고, 물을 준다. 이런 가운데 농업의 어려움과 수확물을 먹는 기쁨으로 '음식의 귀함, 그것을 먹으며 자라는 자신의 귀중함'도 느끼게 된다.

❐ 누구든 주역

참가자는 희망자 전원(외곽으로 이동하기에 정원이 있다.)이지만, 반드시 작업에 참가해야만 하는 것은 아니다. 당사자에 따라 목적이 다양하다. 참가 시에 "드라이브 합시다." 라며 권유하여 참가하는 당사자도 있고, 근육 훈련을 위해 밭 주위를 걷는 당사자, 인적이 드문 교외에서 큰 소리로 찬송가 연습을 하는 당사자도 있다.

작업하는 당사자도 풀 뽑기, 화분 흙 담기 등 가벼운 작업에서, 깊이 30cm의 고랑을 계속 파야 하는 중노동까지(증상, 체력, 농업의 관심도 등이 다양하여) 개인에 맞는 작업을 나누어 한다.

당사자 중에는 고향이 농촌이거나, 농업고등학교 출신 혹은 농업 경험자가 있어서 스태프가 판단을 내리기 어려워 할 때는 자신들의 경험으로 충고해 준다.

❐ 농장 활동의 발전

이러한 농업 경험자 가운데에는 작업 준비(음료수 준비, 장화 준비, 화분에 물 주기), 콩 선별, 농장 상황 모니터링 등 통상의 프로그램 이외에도 적극적으로 돕는 당사자가 있다. 2009년 4월부터 당사자 1명이 정식으로 농장 활동 Peer 스태프로 활동하고 있다.

❐ 취로지원으로서의 농장 활동

통상 활동과 별개로, 시외의 호박 농가에 스태프 동반으로 하루 아르바이트를 했다. 20~30대 남성 당사자 5명이 참가했다. 작업 내용은 일반 농작업처럼 3000개의 호박을 따서 성취감과 자신감을 가지게 되었다. 그때 참가한 당사자는 현재 일반 취로, 아르바이트, 진학, A형 작업소(「장애인 자립지원법」에서 정한 서비스의 하나. 65세 미만으로 고용 계약을 바탕으로 취로 가능한 사람을 이용 대상으로 하는 작업소)에서 활약하고 있다.

❐ 앞으로의 활동

• 취로지원으로서의 농장 활동

현재 프로그램의 하나인 농장 활동은, 원래 취로지원으로 시작되었다. 채소를 판매한 돈을 연 참가 인원수로 나누어 임금으로 지급했다. 그러나 그 돈이 너무 적어 현금으로 지급하는 것보다도, 프로그램 후에 아이스크림이나 주스로 바꾸어 먹는 것이 즐겁다는 당사자의 의견이 있어 현재 그렇게 하고 있다.

앞으로 효율적으로 작물을 키우고, 이익을 남겨 다른 취로지원처럼 임금을 지급했으면 한다.

또 앞으로 좀 더 오랜 기간 농업체험(취로지원)이나 Peer 스태프의 육성에도 힘을 기울이고자 한다.

프리토크

쿠라시마 요시코(간호사)

❒ 프로그램의 목표

매주 월요일 오전에 당사자가 주체적으로 실시하고 있다. 주제는 다양하고, 데이케어 내의 문제점이 종종 여기서 논의된다.

사회와 서기는 당사자들이 결정하고, 스태프는 관여하고 싶은 기분을 참고 좌우간 지켜보지 않으면 안 된다.

지금까지 여기서 나눈 대화를 몇 가지 예로 들어본다.

아직 이용자가 적어 당사자의 요청으로 '차 담당'이 정해졌다. 처음에는 순조로웠지만, 당사자가 늘어서 찻값 부담도 조금씩 늘고, 모금과 구매 등 당사자 간의 문제점이 계속되었다. 담당자가 불만을 이야기하여, 그때그때 프로그램 내에서 대화를 계속했다. 몇 차례 개선책이 나온 결과, 당사자 자신이 '계속 하기 어렵다.'고 폐지하기로 결론을 내렸다. 분노와 불만 때문에 험악한 표정으로 대화를 나누던 당사자였지만, 마지막 대화는 매우 상쾌한 표정으로 이루어진 것이 인상적이었다.

데이케어의 규칙을 함께 작성하기도 했다. 주제는 '휴대전화 사용 매너에 관하여'였다. 논의 결과, '집단 공간이기에 어느 정도 규칙은 필요하다.'라며 규칙 만들기가 진행되었다. 함께 만든 규칙은 Day Room 벽에 붙여, 신규 오리엔테이션 때에도 나누어 주고 있다.

그 외 소음에 관하여(기타나 키보드를 칠 때, 음악을 들을 때), 이벤트 때 사진이나 비디오 촬영 매너, 흡연 매너 등 집단 공간에 대한 다양한 의견이 나왔다.

때로는 감정적으로 되어 큰 소리가 오고가기도 한다. 그럴 때 스태프가 개입하지만, 주제 수정은 하더라도 진행은 하지 않도록 신경 쓴다. 시간이 걸리더라도 납득할 때까지 계속 논의하고, 당사자의 힘으로 해결하는 것이 이 프로그램의 특징이다.

그러나 최근 침체 상태이다. 원인은 수가 너무 많고, '의견을 정리하지 못한다. = 결론 내리기가 곤란하다.'라는 점 때문이다. 지금까지처럼 자유롭게 대화를 나누는 장을 만듦과 동시에, 각각의 문제에 맞는 형식으로 소그룹 미팅이 필요하다.

현재 문제에 맞게 소그룹 미팅 '딜레마 토론'(딜레마에 대한 어떤 사례를 보고 토론하는 것-역주) 이루어지고 있다.

❐ 자주활동

매주 목요일 오후에 이루어지며, 활동 내용은 프리토킹으로 당사자가 하고 싶은 것을 말하게 하여 다수결로 한 가지를 하게 한다. 노래방 프로그램이 가장 인기가 있고, 여름에는 산책, 화랑 순회, 겨울에는 지하도 산책나 백화점 순회 등 전천후로 하는 활동이 인기가 있다. 노래방 프로그램은 걸어서 몇 분 걸리는 노래방에서 3~4명으로 방을 나누어 활동한다. 기계 조작이 서툰 사람이나 혼자서 노래하지 못하는 사람에게도 아무렇지 않게 도와주는 당사자의 상냥한 모습이 보인다.

산책 프로그램은 바로 앞의 넓은 오도리 공원에서 하는 경우가 많다. 화초, 나무, 햇볕, 반짝이는 분수 이 모든 것이 치유의 공간이 된다. 간혹 벤치에 앉아 기다리는 시간을 햇빛을 받으며 보낸다. 갤러리 순회는 근처의 화랑에서 열리는 다양한 개인전을 감상하는 것으로 이루어진다. 이처럼 자주활동은 시내 중심부에서 풍부한 활동을 하고 있다.

프로야구 응원

세토구치 유키(정신건강사회복지사)

❒ 프로그램의 목적

프로그램을 통하여 다른 당사자와 교류를 넓히고, 삿포로 돔이나 야스베스 경기장에 나가는 것 등, 집에서 호토 스테이션에 왕복하는 것만이 아니라 지역으로 나가는 하나의 계기가 된다.

❒ 특징

닛폰햄 파이터스(일본 프로야구), 콘사도레 삿포로(일본 J리그), 레반가 홋카이도(일본 프로농구리그)의 시합 응원을 위해 참가 당사자(1회 5~7명)와 스태프 2명은 함께 삿포로 돔이나 다른 시내 경기장으로 간다. 당사자 중에는 이 프로그램을 통하여, 전차 · 버스 이용 방법을 배운 사람도 있다. 이 프로그램에 참가하는 동기는 '운동이 좋아서' '참가하는 다른 프로그램이 없어서' '다른 당사자나 스태프가 권유해서'이다. 이 프로그램을 통해서 대인교류가 적었던 당사자가 함께 참가한 당사자나 스태프와 사이가 좋아지거나, Day Room에서 이야기를 나누게 될 때가 많다.

또 이 프로그램은 Day Room에서는 좀처럼 체험하기 힘든 것을 체험할 수가 있다. 관전 시에 팬이나 서포터의 응원과 야유, 혹은 비난 소리에 파묻혀, 그 열기 속에서 함께 일체감을 느낄 수 있다. 이런 체험에서 "좋은 경험이었어요."라는 말을 듣는다. 득점 시에는 단지 기뻐하는 것만이 아니라, 일어서서 즐거워하고, 때로는 옆의 옆 사람과도 하이파이브를 한다. 이때 스태프가 솔선해서 하이파이브를 하는 등 감정 표현을 하고, 당사자가 감정 표현이나 교류를 넓히도록 간접적인 지원을 한다.

에노모토 미노루(2007년)(외래클리닉에서의 데이나이트케어 치료 신요법-역주)는 데이케어는 "사회의 다양한 모임이나 장소(전람회나 음악회, 연극 등) 혹은 다른 집단에 참가하는 체험학습을 통해서 사회적 상식을 몸에 익히고, 사회성을 키울 필요성이 있다."라고 했다. 지역으로 나가는 프로그램은 당사자가 가지는 다양한 스트레스(예를 들어, 잘 모르는 장소로 인한 피로, 첫 대면하는 사람과의 커뮤니케이션 등)를 신경 써야 하지만, 그만큼 지역에서 생활하고 있다는 실감을 할 수 있는 장점도 있다. 사람과 만나는 것이 어렵고, 집단에 들어가는 것이 불안한 당사자가 이런 프로그램을 통해 조금이라도 지역으로 나아가는 계기가 되었으면 한다.

애프터눈 티를 즐기자

시즈쿠이시 치에(간호사)

이 프로그램은 토요일 데이케어의 느긋한 분위기를 살려서, 월 1~2회 개최된다. 당사자와 스태프가 함께 작업하여, 계절에 맞는 과자를 만들고, '만들어서 즐겁고, 먹어서 즐거움'을 목적으로 한다. 간호사를 중심으로 과자를 만들어 본 경험이 있는 스태프가 담당하며, 다양성이 풍부한 메뉴가 되고 있다.

❒ 경과

일주일 전에 메뉴를 정하고 포스터를 붙이고, 아침모임과 마침모임에서 권유한다.

메뉴는 계절감을 살려 스태프가 정하고 있지만, 당사자들로부터 나온 의견도 가능하면 받아들이고 있다. 이는 자신이 희망한 메뉴가 채택됨으로써, 참가 의욕을 높이는 계기가 된다.

본원 데이케어는 이용 당사자가 많아서, 50인분이 넘는 양을 준비해야 할 때도 있는데, 그럴 때는 한번에 많이 만들기 쉬운 메뉴를 선택하고, 재료나 작업공정을 단순하게 하는 등 당사자가 쉽게 작업할 수 있도록 한다.

한 그룹으로 가능한 것도, 그룹을 몇 개로 나누어 전원이 참가하기 쉽도록 한다.

❒ 당일의 진행

오전 중에 재료를 사러 간다. 오후에는 1시 30분부터 시작하고, 시식은 3시경이다. 쇼핑에만 참가할 수도 있고, 무료해 하는 당사자에게 "산책하러 갑시다." 라고 할 때도 있다.

참가자는 과자 만들기를 좋아하는 여성만이 아니라 남성도 많다. 작업은 2~

3명을 그룹으로 나누어 분담하며, 3~4그룹으로 나눌 때가 많다. 작업내용(계량, 계란 깨기, 섞기, 가루를 체로 치기 등)을 나누어 하지만, 늘 당사자의 모습을 신경 쓰면서, 임기응변으로 말을 걸며 해 나가고 있다. 또 위생측면의 배려도 빠뜨리지 않는다. 앞치마, 머리두건은 필수이며, 손을 씻고, 직접 손이 닿는 작업은 1회용 비닐장갑을 착용한다.

작업에 참가하지 않는 당사자나 다른 프로그램에 참여하는 당사자도 함께 시식한다. 완성을 즐기는 당사자도 많고, 이것이 참가동기로 이어진다.

지금까지 만든 메뉴
- 일본과자 ……
- 오븐사용제품 ……
- 냉동과자 ……

혼자 살기에 도전

무라카미 토오루(정신건강사회복지사)

❒ 혼자 살기에 도전이란?

2003년 4월부터 시작되었다. 혼자 사는 것을 지원하는 프로그램이다. 혼자 사는 생활에 밀착된 주제(예를 들어, 조리, 공공요금 내기, 「장애인 자립지원법」에 동반되는 많은 제도 등)를 다루며 월 1회 실시하고 있다.

이 프로그램은 그룹 토론 형식이다. 참가 요건은 특별히 없다. 그러나 프로그램의 특성상 생활 전반에 관한 정보를 공유할 때가 많아, 참가자에게 비밀을 지킬 것을 요구하고 있다. 이 외에도 체험학습을 하며, 시내방재센터에 견학을 가거나, 여가를 보내는 방법을 같이 논의하고, 당일치기로 가까운 온천에 다녀오기도 한다.

담당 스태프는 남녀 각 1명씩으로, 매번 2명이 그룹 운영에 참가한다. 또 담당 스태프는 남녀 공히 현재 혼자 살고 있으며 기본적으로 정신건강사회복지사가 담당하고 있다. 세션은 중간에 휴식 10분을 두고 90분간 진행된다.

❒ 참가 당사자

- 평균 9명(남 4명, 여 5명)
- 평균연령 39세(남 40세, 여 38세)
- 독거 38%, 가족과 동거 62%

※ 2008년 5월~2009년 4월까지의 통계

❒ 목표

이 프로그램은 발병으로 살아가는데 어려움이 있거나 장기입원으로 생활능력이 떨어지는 당사자의 삶의 질(quality of life: QOL) 향상을 목표로 한다. 당사자 각자가 생활하는 가운데 접하게 되는 어려움을, 집단의 힘을 빌려 정보를 공유하고, 상호 교류를 통하여 개선하고 해결해 나간다.

또 그룹토론만이 아니라, 당사자로부터 나온 구체적인 주제를 체험적으로 다루고 있다. 구체적인 예로는 '이웃과 잘 지내는 것이 힘든데 어떻게 하면 좋은가?' '분리수거를 가르쳐 달라' '정신장애인을 위한 제도는 무엇인가? 등이다. 인근 주민과 사귀는 방법이 주제가 되었을 때는, 각자가 자신의 체험을 발표하고 해결책을 모색한다.

❐ 개요

처음 시작할 당시에는 당사자와 스태프와 주제를 정하는 토론형식과, 스태프가 강의하는 형식으로 정보를 제공하는 두 가지 형식을 취했다. 당시의 주제는 조리, 세탁, 청소, 금전관리, 저축, 장애인이 이용하는 제도 등을 다루었다.

최근 2~3년 동안은 주제가 고정되어 있지 않고, 체험형으로 실습형식을 취하며, 그때마다 토론을 하고 있다. 예를 들어, 조리의 경우, 슈퍼에서 1인분 재료 분량을 확인하고, 만든 요리의 보존방법 등 조리할 때 발생하는 2차, 3차적인 문제점도 토론을 통해 확인한다. 다음에 체험적인 요소를 가미한 몇 가지 실천 사례를 소개한다.

- 세탁

세탁기 사용이나 다림질 방법 등을 실습하고, 당사자 전원이 생각하고, 가르쳐 주고, 체험적으로 배운다. 본원의 세탁 담당 Peer 스태프이 강사로 참석하여, 실제 작업에서 생기는 간단한 다림질 방법을 가르쳐준다.

보통 세탁이나 다림질을 해 본 적이 없는 당사자는 당혹스러워하면서도, 나름대로 연구하여 효율적으로 하기도 한다.

- 청소

청소 후의 쓰레기 분리 방법을 잘 모른다는 의견이 많아, 실제로 본원 주변의 쓰레기를 자원봉사를 겸해 참가자 전원이 청소방법에서 분리처리까지 실시한다.

이 프로그램의 좋은 점은 스스로 쓰레기를 줍는 자원봉사의식이 높아지는 점이다. 또 분리처리작업은 정해진 요일에 정해진 종류의 쓰레기를 버리는 규칙적인 생활에도 도움이 된다는 점이 스태프로서는 하나의 발견이었다.

• 제도 활용

삿포로시 복지 관련 담당자를 초청하여 '시의 정신장애인 시책' 강의를 듣고, 질의응답을 한다. 이 강의는 시에서 하는 '출장강좌' 서비스를 스태프가 조사하여, 당사자로부터 세션 중에 문의 받은 주제를 선택하여, 강의를 의뢰함으로써 실현되었다. 이때 주제 선택은 당사자의 자발적이고 적극적인 의사를 존중하여 이루어진다. 최종적으로는 다수결로 하지만, 전원이 논의하여 결정한다.

강의 당일, 예상 이상으로 당사자가 많아 25명 정도 되었다. "공무원에게 직접 의견을 듣고 질문할 수 있는 기회가 좀처럼 없는데 매우 좋은 기회가 되었다."라는 감상이 있었다.

• 금전관리

절약이나 저축에 당사자의 관심이 많아서, 본원에서는 금전관리 시에 활용하는 '호토 스테이션 가계부(HS가계부-역주)'를 사용하여, 우선은 당사자 전원에게 가계부를 기록하게 했다. 그 후 소그룹으로 나누어 지출을 논의하고, 마지막으로 전체 의견을 공유했다. 많이 나온 내용은 기본적인 생활비(집세, 전기 및 가스요금, 전화비 등)의 분배와 교재비를 구분하는 방법의 어려움, 각종 절약 기술 등에 관한 것들이었다.

생활비 절약을 위해 절약 요리 레시피를 소개하거나, 전기 · 가스요금 대책으로 냉난방 관련 팁을 교환했다.

HS 가계부

1. 이번 달 예산 __________ 원
2. 이번 달 지출 __________ 원
   - 집 세 __________ 원
   - 가스비 __________ 원
   - 전기비 __________ 원
   - 수도세 __________ 원
   - 전화비(자택과 휴대전화) ________ 원
   - 교통비 __________ 원
   - 저 금 __________ 원

3. 이번 달 용돈 __________ 원
   ( )주, ( )일에 __________ 원 예산!!

20○○년 1월
장기 목표 __________ 원
이번 달 목표 __________ 원
이번 달도 노력하자!

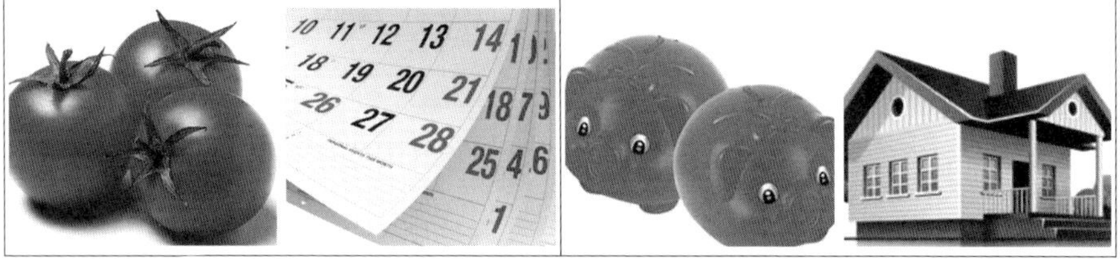

[그림 2-10] 호토 스테이션 가계부

❒ 앞으로의 전망

• 체험적 실습형식

세부적인 주제를 설정하고, 이에 따른 토론을 하는 것도 유용하지만, 체험적 요소를 취해 스스로가 프로그램을 만듦으로써 지식이나 기능 습득이 자연스럽게 이루어지는 것이 좋다. 이를 위해 앞으로 생활에 필요한 기술을 체험적으로 배우는 연구가 필요하다. 예를 들어, 사회자원 활용을 위해 행정시설로 견학하는 것이 있다. 앞으로 수도시설, 쓰레기 분리시설 등도 견학할 계획이다.

• QOL 향상(참가자의 요청을 받아)

본원의 평균연령은 35세로 취학 · 취로에 대한 의욕이 높은 것이 특징이다. 또 비교적 활동성이 높은 당사자가 많고, 자립하고 있는 당사자도 많다. 이에 생활 속에서 세부적인 기술 습득보다 혼자 사는 것에 따른 고독감이나 불안감 대처가 더욱더 필요하다. 혼자 사는 것 자체에 대한 경험이 부족하여 곤란함을 겪는 경우도 있다.

이에 여가를 보내는 방법이나 독거할 때의 마음가짐에 대하여 대화를 나누는 것이 앞으로 필요하다. 또 실제로 참가자로부터, 생활하는 가운데 느끼는 고독감이나 불안감 해소에 관하여 프로그램 내에서 논의했으면 좋겠다는 요청도 많다. 이러한 논의는 QOL 향상으로 이어질 것이다.

앞으로 QOL 향상에 특히 초점을 맞추려고 한다. 이 첫 단계로서 전원이 여가 활용 방법을 논의하고, 그중 어느 참가자의 의견을 받아들여 실제로 전원이 당일 온천을 다녀왔다. 호평을 받았고 앞으로도 '여가 보내는 방법'을 주제로 의견을 나누고, 교통수단이나 목적지 선택 등에 관하여 논의하고, 혼자서도 실행 가능하도록, 보다 더 체험적인 세션을 만들어 가려고 한다.

생활 건강 클럽

스즈키 유코(간호사)

❒ 탄생

많은 미팅 가운데, 목욕, 세수, 세탁, 방청소를 잘 하지 않아 '냄새'로 주위를 곤혹스럽게 하는 당사자를 어떻게 지도해야 하는가라는 내용이 종종 논의된다. 그룹홈 입소자를 포함하여, 독거 당사자 가운데 세탁이나 청소 등을 잘하지 못하는 경우가 많다. 월 1회의 간호사 회의 가운데 의사로부터, 데이케어 프로그램을 통하여 지도가 가능하지 않을까라는 제안이 있어, 2006년 여름부터 몇 차례의 논의를 거쳐 생활 건강 클럽이 만들어졌다.

당사자가 일상생활 전반에 걸친 내용이나 건강에 관하여 알고 싶은 것을 해결하여, 일상생활을 쉽게 받아들이도록 하는 것을 목적으로 한다.

❒ 내용

당사자의 상황에 따라 필요한 내용(청소, 세탁, 정리정돈, 요리)과 계절적 주제(꽃가루 알레르기나 감기 예방, 여름에 처지는 것을 예방하는 법 등), 프로그램 당사자의 요청(손발이 찬 것을 예방, 수면방법 등)을 주제로 다루고 있다. 연말 대청소는 데이케어 전체 행사이기도 하여 공동기획으로 개최한다.

❒ 프로그램 모습

월 1~2회, 금요일 오후에 개최된다. 진행은 간호사가 하며 강의, 실습, 그룹치료 등으로 실시한다. 평균 8명이 참가하고, 남녀성비는 3:5이며, 평균 45세로 20~60대까지 폭넓게 참가한다. 참가자 중 25%는 그 회기의 주제에 관심을 가지는 당사자 또는 스태프가 참가를 권유한 혼자 사는 당사자이고, 나머지 75%는 늘 참여하는 당사자이다.

그룹홈에 막 입소한 한 당사자는 세탁이 주제일 때 스태프가 권유하여 참여했다. 환기가 잘 되지 않는 방에서 빽빽하게 세탁물을 말려서 냄새가 나는 당사자였다. 프로그램 참가 후 그룹홈에 정기적으로 방문하는 스태프와 함께 세탁물을 적절하게 말릴 수 있어 냄새를 개선했다.

당사자들 중 다수는 생활 전반적으로 문제없이 자립하고 있지만, 당사자 간의 정보교환이나 간호사와의 치료관계를 위해 계속 참가한다.

당사자는 평소 교류가 많은 당사자만 모이는 것은 아니다. 살아가는 정보나 건강 등 공통 관심사에서, 그룹치료 가운데 자신의 생활이나 신체 상태에 관한 논의를 하고, 질문도 하며, 때로는 상대의 어려움에 공감하고, 자신의 경험에서 나온 해결책을 충고하기도 한다.

❐ 앞으로의 과제

분리수거 유료화, 분리방법, 주민자치위원회와의 교류 프로그램 가운데 당사자의 이야기를 듣다 보면, 다양한 연구를 해 가며 생활하고 있다는 것을 알 수 있다. 또 새롭게 독거를 시작한 당사자도 있다. 앞으로도 계속 당사자의 일상생활에 따른 주제를 프로그램에서 실시할 필요가 있다.

함께 다이어트

시즈쿠이시 치에(간호사)

❒ 함께 다이어트

목적은 살을 빼는 것이지만, 그것뿐만 아니라 식생활을 바꾼다든지, 적절한 운동을 하는 지식을 전달하는 데도 중점을 둔다. 일반인도 어려운 다이어트를 데이케어 프로그램으로 가능할 것인가? 불가능으로 생각했지만 성공하는 당사자가 나오면서, 계속 참가하고 있는 당사자나, 개인적으로 상담을 받으러 오거나 희망하는 당사자가 끊이질 않아, 매회 모집을 하자마자 정원이 마감되는 프로그램이다. '다함께'라는 말처럼 '클로즈 그룹(사전 모집한 당사자와 스태프가 마지막 세션까지 동일한 그룹-역주)으로 다함께 노력하자!'라는 프로그램이다.

❒ 모집과 개요

정원 10명, 클로즈 그룹형식이다. 포스터를 붙이고 권유하여 희망자가 스스로 참가의지를 표시한다. 3개월간, 주 2회 실시한다.

본 프로그램은 섭식장애를 제외한다. 각자에게 담당 간호사가 있어, 다이어트 의사를 확인하거나 BMI 계산을 위한 면담을 실시한다. 개별적으로 식사내용이나 운동량, 생활습관 등을 상담하며, 내과적인 특기사항(고혈압, 지질이상 등)에 대처한다. BMI 25이상을 대상으로 하며, BMI 22, 23도 자신의 식사와 생활방식을 고치고 싶거나, 운동으로 스타일을 향상시키고자 하는 경우 참가를 허용할 때도 있다. 단, 그때는 면담 시에 식사만이 아니라, 운동이 중요하다는 것을 말해 준다. 또 체중 변화가 작더라도 혈액 데이터가 개선될 때가 있어, 프로그램 시작 전, 한 달 뒤, 종료 후 등 세 차례 채혈을 하여, 데이터를 비교한다. 채혈 내용은 의사가 지난번 데이터로부터 필요한 최소한(혈액 일반, 혈당치, 생화학 등)의 검사를 하고 있다. 또 의사가 데이터를 살펴봄으로써 다이어트 생활을 무리 없이 하고 있는지 확인한다.

❐ 프로그램의 실제

표 2-9 교재, 식사, 운동

1월	월	화	수	목	금	토
	5	6	7	8	9	10
오전					훌라댄스	
오후		세션 1 스트레칭 담당○○	이완 요가	이완 프로그램	건강 만들기 센터로 가기 담당 ○○	애프터눈 티를 즐기자
	12	13	14	15	16	17
오전	휴식			무용치료		
오후	채혈주간 ↓ 점심시간 전에!	워킹 지하도 코스 사이즈 측정 담당 ○○	이완 요가	이완 프로그램	주말의 식사를 생각하자 (자취편) 담당 ○○	
	19	20	21	22	23	24
오전	오전 워킹				훌라댄스	
오후		세션 2 사이즈측정 담당 ○○	이완 요가	이완 프로그램	건강 만들기 센터로 가기 담당 ○○	
	26	27	28	29	30	31
오전	워킹			무용치료		
오후		워킹팩토리 코스 담당 ○○	이완 요가	이완 프로그램	세션 3 담당 ○○	
	※ 화, 금 이 외에는 추천 프로그램임		채혈은 2월에도 있음. 다이어트식은 월 · 화 · 목 · 금요일임.			

프로그램은 주로 교재를 이용하여 지도하고, 데이케어 이외의 식사를 소개하는 프로그램, 워킹 · 스트레칭 등 가벼운 운동으로 짜여 있다.

오리엔테이션에서 다이어트 성공을 위하여 지켜야 할 약속을 몇 가지 들고 있다([그림 2-10] 참조).

당사자에게

오늘부터 주 2회 화 · 금요일에 프로그램을 시작한다.
월 · 화 · 목 · 금은 데이나이트케어에서 접수하고, 점심 · 저녁식사를 한다. 호토 스테이션에 나오지 않는 날이나, 식사를 하지 않는 날을 사전에 알 때는 그날 담당자에게 연락을 하라.
(TEL ○○○-○○○○)

• 3쿠르째의 식사는……
각자의 활동량에 따라 주식을 줄인다.
가능한 호토 스테이션에서는 간식을 하지 않도록 한다.
그러나 참으니 '스트레스가 쌓인다.'라던가, 공복감이 심할 때는 주식의 양을 평소처럼 먹도록 하고, 식사를 줄이면서 간식이 늘지 않도록 주의해야 한다. 잘 씹고 천천히 식사를 한다.
먹은 것이나 사탕이 들어간 음식물을 매일 다이어리에 기록하라. 그것을 지킨다면 간식을 먹어도 좋다.
체중은 매일 측정하고, 그래프에 기록한다. 프로그램 때 측정하지만, 프로그램이 없을 때는 2층 카운터에서 측정한다. 또 호토 스테이션에 나오지 않는 날은 집에서 측정한다. 채혈(첫날, 한 달 뒤, 종료 후), 사이즈 측정(매주 화요일)도 예정되어 있다.

• 프로그램 진행방법
가볍게 운동할 수 있는 복장으로 온다.

체중, 체지방, 혈압 등의 측정 → 매일 바뀌는 프로그램(약 1시간) → 스트레칭이나 가벼운 운동(약 10분) → 살이 빠진 자신의 이미지를 그려 본다(1분간) → 스태프의 사인을 받고 종료(담당에 따라 바뀔 때가 있음)

하나는 지켰으면 하는 약속 목록

저녁식사 후 2시간은 자지 않기(자기 전에 먹어 버린 경우도 마찬가지).
스트레스를 발산 할 수 있는 연구를 하기
주간에는 활동하고, 밤에는 충분히 휴식
절대 무리하지 않기
먹은 것을 다이어트 일지에 기록하기
음료는 무설탕
간식은 양 · 횟수 함께 줄이기. 칼로리도 줄이기
운동은 1일 10분 3회를 목표로 하기
걱정되는 것은, 언제라도 담당 간호사에게 ♪

[그림 2-11] 다이어트 성공을 위하여 지켜야 할 약속

'모든 것을 실행하기'가 아니라 '가능한 것만' '지킬 수 있을 때' '지킬 수 있는 것을'이라는 느슨한 틀을 제안한다. 이는 전체 진행의 요점을 '무리하지 않고 가능한 것부터 조금씩'으로 하고 있기 때문이다. 체중 측정은 체중만이 아니라, 체지방, 기초대사량, 내장지방량, 근육량 측정도 한다. 체중이 줄지 않더라도 사이즈가 줄 때가 있기 때문에, 사이즈 측정도 하고, 팔, 배둘레, 허리둘레, 대퇴부, 장딴지도 측정한다. 이때 스스로 측정할 수 있도록 한다.

그 외에 식생활 일기를 매일 적게 하고, 프로그램 외에도 담당 간호사와 식사 내용, 간식에 관하여 돌아본다(식생활일기, 체중 측정은 매일, 사이즈 측정은 주 1회에서 월 2회 정도).

사용교재는 기본적으로 『Solution For Wellness』를 이용하고 참가 당사자들이 이해할 수 있도록 수정한다. 이때 식사와 운동에 관한 기본지식을 배운다. 그 외 주말의 식사를 생각하는 프로그램이나 편의점에서 균형 잡힌 식생활을 위한 지도를 한다.

실제로, 운동을 하는 프로그램은 걷기 중심으로 이루어지며, 그 외 비디오를 보면서 스트레칭, '○○를 하면서 걷기'를 목적으로 한 공장견학 등의 이벤트 프로그램도 함께 한다. 걷기는 장거리 걷기로 지하도 윈도우 쇼핑, 장거리로 동물원이나 쇼핑센터까지 걷는다. '○○하면서 움직이고 걷기'를 목표로, '고통스럽게'가 아니라 즐겁게 걷는 것을 목표로 한다. 몸을 움직이는 습관이 되지 않은 당사자가 많아, 스트레칭으로 몸을 풀고, '양치질을 하면서' 'TV를 보면서' 가능한 활동을 소개하고, 실천하기 쉽도록 하고 있다. 또 이벤트로서, 코카콜라 공장 견학이나 유키지루시 공장견학, 교외 시설로 도시락 지참하여 가기, 여름에는 풀장, 겨울에는 건강 만들기 센터를 활용하고 있다.

운동도, 식사제한도 결코 무리하지 않도록 하며, 상태가 좋지 않으면 참가 중단도 논의해야 한다.

❐ 간식 · 식사제한

'간식은 가능하면 하지 않아야 하지만' 기초대사량과 일어서고 앉는 등의 생활 활동에 따라 계산된 소비에너지의 10~20%는 간식으로 섭취해도 좋다는 목표를 가르치고 있다. 음식의 칼로리 표에 대하여 공부하고, 식품의 영양성분 표시를 보며 설탕이 식품에 어느 정도 들어 있는가를 실제 계산해 보게 하여 과다하게 먹는 것을 자각시킨다. 과다하게 먹는 자체를 지적하지 않고, 주식 양을 조금 줄여 보는 것을 권유하거나, 배가 고프지 않는데 뭔가 입이 심심해서 먹는 것을 의식하게 하고, 각 당사자에 따라 어떻게 식사를 조절하는 것이 좋은지를 함께 생각하고 있다. 막 시작했을 때는 모두 함께 주식의 양을 줄이고, 저녁에 공복 때문에 간식을 제공하였지만, 체격의 개인차가 있어 필요한 섭취 칼로리도 크게 차이가 나서, 현재는 각자의 공복감에 맞추어, 스스로 자신의 양을 조절하게 하고 있다.

❐ 당사자의 모습 효과

20~70대까지로, 처음에는 여성이 80%였지만, 현재는 반반 정도이다. 진단은 조현병, 약물의존증 등 다양하다.

종료 시에 상장과 참가상을 겸한 경품을 준다. 내용은 다이어트 보조 식품인 과자나 음료(차, 스포츠음료 등), 양말 등이다.

각자의 목표에는 도달하지 못했더라도 0.5kg 이상 체중 감소나, 혈압이 내려가고, 혈액 데이터가 개선된 경우가 60%이다. 체중 감소는 개인차가 크지만, 무리하지 않더라도 3~5kg까지 줄인 당사자도 있다. 프로그램을 시작했을 때보다 체중은 2~3kg 늘었지만, 올바른 식생활을 배우고, 지금까지 무리한 것을 알게 된 당사자도 있다. 프로그램 전반은 당사자가 많지만, 좀처럼 생각대로 체중이 줄지 않자 동기가 줄어들어 당사자가 줄어드는 것이 과제가 되고 있다. 체중 감소는 쉬운 것이 아니며, 체중 감소만이 아니라 프로그램에 참가하여 건강한 생활로 이어지는 것을 중요시한다.

간식을 엄하게 제한하는 것보다도, 식사나 간식은 개인의 공복감 때문이기에 "무리하지 마세요"라고 해 주는 것이 지속적으로 다이어트를 할 수 있게 한다. 좀 더 나은 식생활과 적절한 운동을 하는 생활의 중요성을 가르쳐 주고, 앞으로도 즐겁게 프로그램을 진행하려고 한다.

연간행사

사사키 타쿠미(정신건강사회복지사)

본원 데이케어는 매일매일의 프로그램 이외에, 계절별로 다양한 이벤트를 개최하고 있다. 또 원내 행사 이외에, 도시형 데이케어의 장점을 살려 지역 이벤트를 이용하는 지역교류형 행사도 기획하고 있다. 그 내용을 소개한다.

❐ 지역교류형 이벤트

삿포로에서 전국적으로 유명한 이벤트로는 '눈 축제'와 'YOSAKOI 소란 축제' 두 가지가 있다.

두 행사 모두 오도리 공원에서 열리며, 본원 데이케어의 위치상 여기에 참가한다. 당사자가 지역 이벤트에 참가하고, 공헌하고, 교류하는 좋은 기회로서 축제자체에 참가하고, 바자회를 개최하는 식으로 행사를 진행한다.

• 눈 축제, 눈 동상 만들기, 바자회

눈 축제는 오도리 공원, 스스키노 지구를 비롯한 여러 군데에서 매년 2월 개최되며, 일본이나 해외에서 200만 명의 관광객이 방문하는 대규모 지역 이벤트이다. 유명한 큰 눈 조각도 있지만, 시민의 손으로 만든 작은 동상도 있어 본원은 여기에 참가한다.

여기는 시민이 집단으로 응모하여 다양한 동상을 만들어, 관람은 물론, 제작에 관여하는 것도 인기가 높아 추첨제로 하고 있다. 추첨 단계부터 당사자와 함께 참가하고, 당첨의 기쁨이나 낙선의 원통함도 함께 나눈다.

제작은 오도리 공원에서 이루어진다. '제작조'와 '지원조'로 나누어 활동한다. 본원과 가까운 곳이지만 추운 계절이여서, 방한 대책에 신경을 쓰고 있다. 스키웨어나 장화, 장갑 등을 준비하여 대여하고 있다.

기간은 개최 직전까지 5일간으로, 제작조건이 의외로 엄하다. 제작은 우선 점토 모형을 만들어, 그것을 바탕으로 눈 덩이에 모형을 그려 깎는다. 눈덩이는 2×2m의 좌대가 있고, 사다리나 받침대가 필수적이며 힘이 드는 작업이다.

'지원조'는 따뜻한 음료나 과자를 지원한다. 수분 보급 및 방한의 의미가 있지만, 따뜻한 응원 메시지가 큰 격려가 된다. 힘든 일이여서 완성한 설상을 많은 관광객에게 보여 주는 기쁨은 매우 크다.

또 축제 당일은 데이케어에 바자회를 열어, 일반 관광객을 대상으로 따뜻한 음료나 가벼운 식사를 제공하는 외에, 지역 작업소에게 상품 판매를 위한 부스를 제공하고 있다.

'눈 축제 바자회 준비'라는 계절 한정 프로그램에서는, 우동이나 라면, 소시지, 등 가벼운 식사 메뉴나 음료수 선정, 식재료 구입, 시식, 안내 간판이나 포스터, 메뉴표 작성 등을 당사자와 함께 하고 있다. 당일은 역할 분담을 하여 당사자와 스태프가 혼연일체가 되어 '바자회 점원'으로 활동하고 있다.

• **YOSAKOI 소란 축제, 춤 · 바자회**

6월의 이 축제에도 참가하며, 춤은 시민팀으로 참가한다. '요사코이 클럽'이라는 계절 한정 프로그램으로서 춤추는 법에 대한 강의 비디오를 보면서 연습한다. 이때부터 스태프도 함께 한다.

당일은 오도리나 번화가의 무대에 이틀에 걸쳐, 수차례 실시하는 힘든 일정이다. 운동량이 많고 부상 위험성이 있으며 축제 때 흥분하여 상태가 불안정해지는 당사자도 있어, 당일 스태프는 사전에 면밀한 준비를 하여 충분한 인원을 배치하며, 반드시 간호사가 동행한다.

바자회도 안내나 가벼운 식사 메뉴 등 판매 전략이 요구된다. 이때는 초여름이고 본원에서 관람이 어려운 위치에서 열린다. 이에 당사자가 하나가 되어 아이디어를 내어 준비하고 있다.

❒ 데이케어 내의 이벤트

스태프 기획형과 당사자 · 스태프 협동형 두 종류로 나뉜다.

• 스태프 기획형 이벤트

데이케어 내의 이벤트 외에, 밖에서 이루어지는 외출 이벤트도 많다. 예를 들어, 봄의 꽃구경, 여름의 캠프나 등산, 겨울은 스키나 빙어낚시, 신춘휘호(새 해에 쓰는 첫 글-역주), 떡 치기, 신사참배 등 계절감을 살린 것도 있고, 선거에 관하여 공부하는 '선거하러 가자' 등 사회적 의미가 강한 것도 있으며, '온천에 가자'처럼 계절과 무관하게 인기가 있는 것까지 다양하다. 또 프로그램은 아니지만 칠월칠석, 히나마츠리(병아리 축제: 일본에서 매년 3월 3일에 여자아이의 행복을 기원하며 히나단에 병아리를 장식하는 민속 축제-역주) 등에는 대나무 조리를 준비하거나, 함께 종이에 글을 쓰거나, 병아리 장식을 하고 있다.

스태프 기획형 이벤트는 혼자 사는 당사자나 지금까지 접할 기회가 별로 없었던 당사자에게 전통 행사나 계절 행사를 체험하는 기회를 주는 의도도 있지만, 좀 더 나은 치료 효과를 노리는 의미도 크다. 예를 들어, 온천 프로그램의 개최 의도는 신체를 청결히 하려는 목적도 있다.

'호토링 피크'라는 이벤트도 봄, 가을로 개최하고 있다. 인근 운동시설을 빌려 개최하며, 소프트볼, 배드민턴, 배구 등의 경기 이외에, 빵 먹기 대회 등 누구라도 가볍게 참가할 수 있는 경기도 개최한다. 응원만 해도 환영이며, 다양한 당사자가 참가하기 쉽도록 되어 있다.

외출 프로그램은 정원을 정해 사전 등록제로 실시하며, 이벤트 당일은 통상의 원내 프로그램도 같이 열린다. 본원은 하루 평균 100명 전후의 당사자가 참가하기에, 전원 참가하는 외출 이벤트는 어렵고, 본원의 승용차나 대중교통을 이용한다.

• 당사자 · 스태프 협동형 이벤트

'썸머 파티' '예술축제' '크리스마스 파티' '호토링 피크' 등이 있다. 이때는 기본적으로 다른 프로그램은 열리지 않고 전원이 참가하고 있다.

단, '호토링 피크'만은 외출 운동 이벤트여서 , 원내 프로그램도 병행하고 있다. 각 이벤트 내용을 소개한다.

• 썸머 파티

통상 본원이 개원한 8월에 개최되며, 게임, 노래, 장기자랑을 하는 무대가 있으며, 차를 마시거나 특별한 프로그램 등 다채로운 내용으로 이루어진다.

• 예술축제

가을에 개최되며 'art festival'이다. 내용은 주로 작품 전시와 무대 설치로 이루어진다.

• 크리스마스 파티

12월에 개최하며, 게임대회, 간식 만들기, 전시, 무대, 찻집 등 다양하다.

• 호토링 피크

가을에 열리며 운동 프로그램을 모은 이벤트이다. 가까운 운동시설을 빌려 소프트볼, 배드민턴, 배구 등을 하며, 빵 먹기 경기 등 누구라도 참가 가능한 운동회이며 응원을 하러 오기도 한다.

❒ 이벤트를 할 때

• 참가방법을 선택한다.

모든 사람이 이벤트를 좋아하는 것은 아니며, 상태에 따라 참가가 어려울 때도 있다. 적극적으로 참가하는 것 외에도, 다양한 참가방법을 선택하게끔 하는 것이 중요하다.

프로그램으로 이루어지기에, 기획, 구매, 장식, 관객, 응원, 전시작품 제공 등에도 참가 가능하며, 당사자가 능력이나 상태, 관심에 따라 참가방법을 스스로 선택하게 한다.

또 당일에는 조용하게 지낼 수 있는 휴식 공간을 반드시 확보한다. 이는 당사자의 상태를 배려하는 것 이외에, 참가하지 않는 당사자도 그곳에 있을 수 있도록 해줌으로써 소속감을 느낄 수 있는 효과가 있다. 만일 무의식적이라도 강제로 참가하게 만드는 분위기라면, 소외감이나 상처받는 경험이 될 수 있기에 주의해야만 한다.

• 동기 부여

이벤트는 평소의 동기를 높이는 좋은 기회도 된다.

전시 때는 평소의 프로그램 때 만든 작품만이 아니라, 당사자가 스스로 집에서 만든 것도 전시한다. 프로 못지않은 비즈나 그림, 수예 작품을 내는 당사자도 있고, 신문에 게재된 시나 작품을 내는 경우, 작품으로 만든 CD를 내는 경우 등 다양한 재능으로 매년 놀라움을 주고 있다. 또 팸플릿 그림이나 포스터는 그림에 소질이 있는 당사자가 만들고 있다.

무대 공연도 다양하며, 피아노를 치며 노래하거나, 스태프와 밴드 공연을 하거나, 노래를 부르기도 한다. 또 핸드벨이나 수화노래, 뮤지컬 공연, 훌라댄스 등 프로그램 때 연습한 것을 발표하는 좋은 기회도 되어, 무대 공연을 목표로 열심히 하고 있다.

• 경험하고 성장한다.

이벤트를 통해 당사자는 다양한 체험을 하고 성장한다. 당사자 중에는 병이나 장애로 인해 집단에서 대화를 나누고, 경험을 공유하는 기회를 잃어버린 경우가 많다. 함께 생각하고, 때로는 실패를 돌아보는 가운데 만족감을 느끼고, 자기 효능감을 높였으면 한다.

특히 취학기에 발병한 당사자는 학생 시절을 경험하지 못했다. 데이케어가 이 당사자들에게 후체험 · 재학습의 좋은 기회가 되었으면 한다. 한편, 스태프를 구세주처럼 생각하고, 많은 예산이 필요한 기획이나 전문기술이 필요한 황당

무계한 계획도 실현 가능한 것으로 생각하는 등 과도한 요구를 할 때도 있다.

스태프와 당사자가 함께 기획하고, 프로그램 시간이라는 틀이나 참가 당사자의 힘, 데이케어라는 틀 속에서 가능한 것을 생각함으로써, 이상과 현실을 서로 맞추는 현실검증능력을 함양하는 좋은 기회가 되었으면 한다.

- **당사자에게 환원한다.**

당사자와 함께 만든 이벤트를 마친 뒤, '리뷰미팅'을 프로그램으로서 실시하여 수고를 위로하고 돌아본다. 또 바자회 매상은 논의하여 사용처를 정하고, 모두 당사자에게 돌려준다. 호텔 뷔페 등 다양한 사용 방안을 논의한다.

- **스태프의 개성을 살린다.**

이벤트는 모두 당사자와 협동하는 것이 본원의 스타일이다. 스태프에게는 때로는 실패하거나, 함께 감동하거나, 감정이 풍부하게 밀접하게 관여하는 '인간다움'이 요구된다.

또 개성적이고 연령층도 다양한 본원 스태프 구성도 이벤트 만들기에 도움이 되고 있다. 아이가 있는 스태프는 바자회 때 조리나 기획에 큰 활약을 하며, 운동을 잘하는 스태프, 손재주가 좋은 스태프, 음악을 잘하는 스태프, 분위기를 잘 띄우는 스태프 등의 존재가 이벤트에 도움이 되고 있다. 잘하지 못하는 분야도 활용법은 있다. 스태프가 스스로 잘하지 못하는 분야를 오픈함으로써, 당사자와 공감하거나 잘하지 못하는 당사자도 참가하기 쉬운 형태를 모색해 보는 것도 매우 중요하다.

데이케어의 성장과 함께 이벤트의 내용도 변화한다. 돌아보면 당사자의 얼굴이나 그 당시의 분위기가 되살아나서 감개무량하다. 앞으로도 당사자와 함께 좋은 추억을 많이 쌓아가고 싶다.

호토 스테이션 프로그램 목록

개최되고 있는 프로그램 일부를 소개한다.

표 2-10 호토 스테이션 프로그램 목록 CG: 클로즈 그룹

운동 프로그램	
워킹	월요일 오전부터 몸을 움직여 일하는 체력을 만든다. 오도리 주변 가게의 일하는 사람들을 보면서 걷는다.
아침 훌라댄스	당신도 훌라걸이나 훌라보이가 되어 보지 않겠습니까? 훌라를 돌리며 함께 춤을 춘다.
탁구	유일하게 데이케어 내에서 가능한 구기 종목으로, 삿포로 가족연합회에서 우수한 성적을 거두었다.
배드민턴	외부 공공체육관. 왕복 걷기는 좋은 준비운동이 된다.
미니배구	공공 체육관. 팀워크를 소중히 하며 함께 땀을 흘린다.
소프트볼	인근 강변 부지가 우리 운동장! 최근 수년간 좋은 성적을 거두고 있다.
축구	땀을 흘리며, 체력에 맞으면 참가 가능하다.
건강하게 달리는 아름다운 다리	여름에는 강변, 겨울에는 체육관에서 조깅한다. 짧은 거리라도 달린 뒤에는 상쾌하다.
이완 프로그램	
이완 요가	기분 좋게 스트레칭! 몸이 뻣뻣한 분도 가능한 범위에서 해 보세요.
요가	화요일 오전 격주. 오전부터 몸을 움직이면 기분이 좋아진다.
마음과 신체의 이상 발견	심신은 일심동체이다. 몸이 결릴 때는 스트레칭, 후반에는 명상으로 릴랙스한다.
이완	전반에는 몸을 천천히 움직이고, 후반에는 방을 어둡게 하여 옆으로 누워 명상한다.
무용치료	몸을 자유롭게 움직이고 마음도 자유롭게! 운동에 자신이 없어도 무관하고 규칙이 없다.
지방을 줄이는 운동과 스트레칭	간단한 동작을 연습하여 땀을 흘린다. 수건이나 갈아입을 옷을 준비한다. 마치면 기분이 상쾌!

예술 프로그램	
음악	음악치료사가 담당한다. 감상, 합창, 신체 두드리기, 핸드벨 등
노래방 프로그램	Day Room이 노래방으로? 자신의 18번을!
LEM (Let's Enjoy Music)	함께 뮤지컬 작품을 만들어 공연하는 것이 꿈
개인 색감 찾기	자신에게 맞는 색은? 자신에게 맞는 색감을 알고 멋지게 즐기자
차	다도교습, 다과나 사계절 꽃도 감상
초급자를 위한 기타교실	기타에 관한 여러 가지를 지도한다. 데이케어의 기타도 사용 가능하다.
안면 케어	얼굴을 마사지하여 이완한다. 남녀대환영
학습 프로그램	
PC강좌(정원 있음)	기본적으로 자주학습이다. 모르는 부분은 강사에게 질문한다.
PC강좌(CG)	1개월 단위 등록제. 워드 등 기본적인 기술을 배운다.
불어강좌	NHK 불어강좌 교재를 이용한다. 초보적인 불어를 배우며 강사는 일본인이다.
매트 선생의 Let's English	뉴질랜드 출신 선생이 네이티브 영어 회화를 강의한다.
시게 할아버지의 세계사 강좌	역사를 좋아하는 당사자 모임. 매회 다른 시대를 정해 세계사를 공부한다.
시게 할아버지의 일본사 강좌	일본역사를 좋아하는 당사자 모임. 알고 있는 것 같지만 몰랐던 일본역사 공부!
강연: 스님과 대화	스님이 여러 가지 불교의 설화를 재미있게 소개한다. 일상생활에도 도움이 되는 내용이 많다. 함께 대화! (자신의 종교와는 무관함)
즐거운 문예	작품을 발표하거나, 함께 작품을 즐긴다. 선생님의 코멘트도 즐거움의 하나이다.
독서실	PC나 자격증 공부, 학교 리포트 작성, 조용한 독서 등 데이케어 내의 학원
자원봉사 프로그램	
수화	초보 수화강좌. 자기소개나 일상회화, 음악에 맞춘 수화 등을 즐겁게 배운다.

조리실습 프로그램	
○○의 요리교실	그룹홈의 관리인 및 조리사 ○○ 씨를 강사로 초청한 실천적 요리교실
테이크아웃 도시락 만들기	요리공부도 되고 저녁식사를 만드는 좋은 기회
연령별 · 성별 프로그램	
Young Girls Go! Go!	34세 이하. 젊은 여성의 관심이나 고민을 다룬다.
ELC(Elegantce Club)	40세 이상 여성
Go Go Men's 패션편	나이를 막론하고 '멋진 남성'을 목표로 한다. 그룹 패션이나 차림새를 공부하며, 실제로 외출하여 시내로 나가는 등 활동력도 중요하다.
집단 인지행동치료 프로그램	
조현병 그룹(CG)	조현병 진단을 받은 당사자를 위한 그룹
발달장애 그룹(CG)	함께 장애 특성이나 대처방법을 공부
분노를 어떻게 다룰 것인가(CG)	부정적인 결과를 가져오는 '분노'를 올바르게 대처함으로써 좀 더 나은 생활을 보내는 방법을 배운다. 3개월을 1크루로 하는 등록제
중독 미팅(CG)	의존증 대상. 여러 의존 대상을 가진 당사자가 참가한다.
우울 후 맑음(CG)	우울 증상으로 고민하는 당사자를 위한 치료적 그룹. 3개월을 1크루로 하는 등록제
사회기술훈련(CG)	의사소통 연습. 3개월을 1크루로 하는 등록제. 이 기간 중 같은 당사자와 함께 배운다.
오픈 사회기술훈련	사회기술훈련이란 무엇인가? 시험적으로 참가해보는 당사자를 위한 오픈 그룹.
스트레스 관리	스트레스를 살 나누는 방법이나 대처법을 함께 공부
야마다 · 이세키의 신 모리다식 생활 방식 · 기법	모리다 요법을 바탕으로, 증상이나 어려움을 가지고 있으면서도 활기차고 즐겁게 생활하기 위한 요령을 즐겁게 공부
취로 팔로우 업	취로 중인 당사자가 평소의 업무를 논의하는 그룹. 피로를 푸는 것 외에, 취로에 대한 여러 가지 지식이나 지속하는 요령을 알 수 있어 일석이조

기타 프로그램	
'월간 Hotto NOW!'를 만들자	호토 스테이션의 정보지 '월간 Hotto NOW!'의 편집부. 신입 대환영! 취재를 하러 가거나, 원고를 쓰는 보람이 있는 프로그램
혼자 살기에 도전	혼자 사는 것은 도전의 연속이다. 혼자 사는 기술이나 고민을 함께 공부
생활 건강 클럽	생활하는 가운데 어려운 점을 함께 공부. 세탁방법이나 분리수거 등 생활 전반을 다룬다.
프리토크	데이케어 가운데 대화가 필요한 것 등 여러 가지 주제로 대화
자주모임	당사자 모두가 논의하여 좋아하는 활동을 하는 프로그램
애프터눈 티를 즐기자	함께 과자를 만들자! 케이크나 쿠키 등 오전 중에 여러 가지 과자를 만들어 우아한 애프터눈 티를 즐기자.
함께 다이어트(CG)	BMI나 혈액검사 결과에서 다이어트가 과제인 당사자를 위한 그룹
창작계 프로그램	
콜라주(Collage)	잡지 등에서 좋아하는 그림을 그리고 오려 붙여 새로운 화면을 작성한다. 그림에 자신이 없는 사람에게도 인기 있다.
회화	모티브를 그리거나, 좋아하는 주제를 그린다. 여름에는 사생을 하러 밖으로 나가기도 한다.
그림책 만들기	스스로 이야기를 생각하여 그림을 그리고 달력을 오려 붙여, 오리지널 단편 그림책을 만드는 프로그램
염색	달력, 손수건 등 기모노의 염색과 같은 염료, 펜을 사용하여 작품을 만들자!
꽃꽂이	계절의 꽃으로 만든다. 방을 장식하는 즐거움과 풍요로운 기분이 된다.
아로마 공예	아로마 오일로 비누, 로션, 목욕세제 등 향이 좋은 상품 만들기
데코파주	아름다운 종이 냅킨 무늬를 작은 물건이나 비누 등에 특수한 약품으로 붙이는 작품 만들기
도예	작은 쟁반이나 컵 등 본격적인 도예작품 만들기. 유약 색깔을 고르는 것도 즐겁다.
재봉	작은 주머니 등 실용적인 소품 만들기. 재봉틀도 있다.
패치워크	일회 프로그램으로, 간단한 패치워크의 실용적인 소품 만들기
누비기	일본이 자랑하는 수예문화. 선을 따라 재봉하여 예쁜 모양으로 그린다. 마음도 편안해진다.

〈칼럼〉
인터뷰

프로그램 강사

마음과 신체의 이상 발견

타나카 마키(정신건강사회복지사)

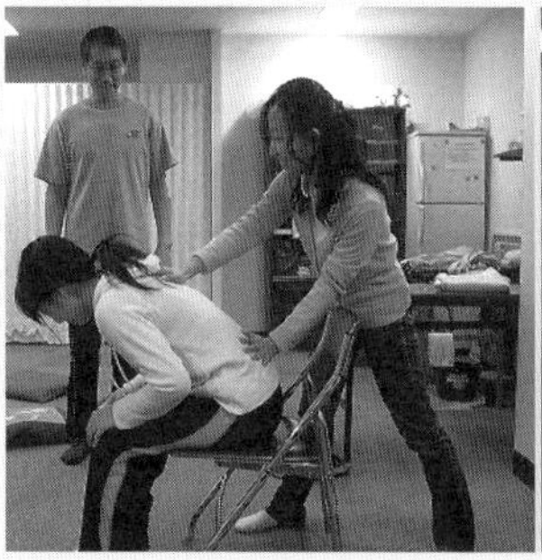

[그림 2-12] 기본자세

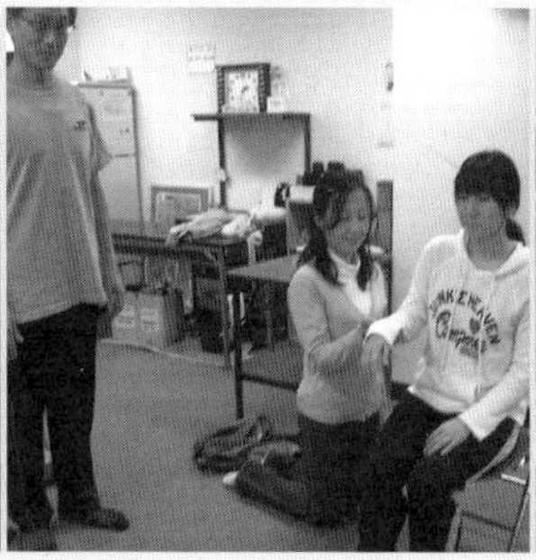

[그림 2-13] 응용자세

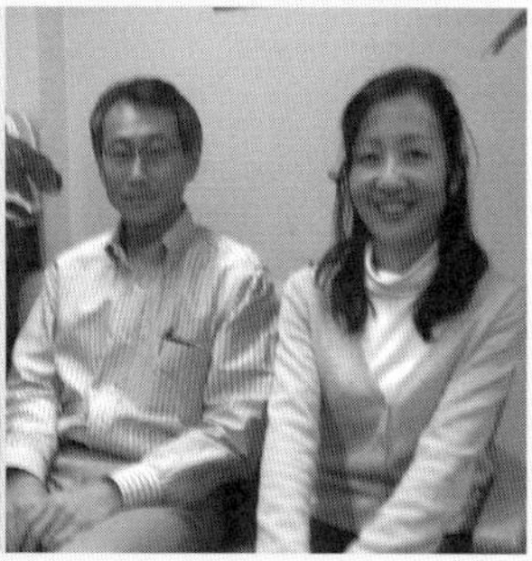

[그림 2-14] 사와다 · 히로시 나오코

본원의 이완 프로그램 '심신의 이상 발견'을 담당하고 있는 사와다 · 히로시 나오코(임상심리사)이다. 본원과 같은 건물 내에서 부부가 상담실을 개설하고 있다. 상담을 하면서 호토 스테이션의 프로그램을 진행하고 있다. 2006년 본원의 신체 활용 프로그램을 늘릴 필요성이 높아졌던 시기에 만들어진 프로그램이다. 두 분과의 대화를 포함하여 프로그램을 소개한다.

프로그램은 어떻게 진행됩니까?

전후반으로 나누어, 10분 휴식을 하고 있습니다. 사전에 공간에다 아로마 향초를 켜고 차분한 음악을 튼 다음, 이완하여 기분 좋게 신체를 움직이도록 하는 공간을 마련하고 있습니다. 전반에는 의자에 앉아 느긋하게 스트레칭을 합니다. 이때 호흡법을 사용하여 힘을 뺍니다. 한편, 허리를 바르게 하는 것이 매우 중요하며, 허리 교정도 합니다. 허리를 바로 한 채 무릎을 천천히 굽히고 펴면서 하반신 근육을 키웁니다. 그 후 그날의 당사자나 분위기와 상황에 맞추어 동작과제를 선정합니다.

어떤 자세라도 허리를 세우는 것은 기본이 되기에, 우선 허리를 세운 '기본자세'를 만듭니다([그림 2-12] 참조). 이렇게 함으로써 묵직하고 안정된 감을 느끼게 됩니다. 그러면 기분도 조금 안정됩니다. 기본자세가 되면, 부분적으로 힘을 뺍니다([그림 2-13] 참조).

기본자세는 가능한 힘을 뺍니다. 그러나 의외로 힘이 빠지지 않습니다. 자신의 신체를 생각대로 움직이는 것이 어렵다고 느끼고, 조금이라도 조절할 수 있는 체험을 거듭합니다.

후반에는 각 부분별로 일단 힘을 주었다가 빼는 것을 반복하여 전신의 긴장을 풀어 줍니다. 그 후 조명을 끄고 BGM을 틀고, 말로써 유도하여 자율훈련법을 실시합니다.

• 여기서 어떤 효과가 얻어집니까?

동작법은 신체 조절이 조금이라도 가능하게끔 하는 경험을 쌓아, 그것으로부터 어려운 마음의 조절에 도전하는 의식을 키웁니다. 신체의 동작과제를 명확히 하고, 의식 수준으로 신체 조정을 합니다. 동작법으로 신체의 균형을 찾아서 신체의 결림이나 통증을 현실적으로 해소시켜 주며 오십견도 치료됩니다.

한편, 자율훈련법은 보통 심장 등 무의식적으로 신체 조정을 하는 자율신경을 사용하여 심신을 좀 더 나은 상태로 만듭니다. 유도에 따라 스스로 신체의 이미지를 조정함으로써 매우 약하지만 신체 조정과 함께 집중력도 높이는 효과도 있습니다.

초조한 경우에도 안정을 찾고, 우울한 경우도 조금씩 활기를 찾게 됩니다. 결코 낮잠 시간은 아니지만, 이완 효과를 기대합니다.

• 부부가 진행하는 것은 어떻게 생각합니까?

특별한 것은 없지만, 자세를 교정하거나 앞으로 굽힐 때 등을 미는 신체접촉이 있기에, 가능한 여성은 여성이, 남성은 남성이 하는 것이 좋습니다. 그렇게 함으로써 긴장이 강한 경우도 안심하고 참가합니다.

• 그 외 하실 말씀은 있으십니까?

기본적으로 자기조절법을 몸에 익히는 것이 중요합니다. 여기서 말하는 자기조절은 자신의 마음과 몸의 습관을 알아차리고 스스로 조정하고, 힘이 너무 주어지지 않도록 마치 액셀레이터와 브레이크를 정상적으로 조절하는 것과 같습니다. 그러나 실제는 즐겁게 자신의 몸과 마음에 관심을 가지는 시간을 제공했으면 한다.

참가 당사자도 "자립훈련 후 왠지 기분이 상쾌해서 매일 참가한다." "허리가 아파 무리한 운동은 못하지만, 여기서는 무리하지 않고 몸을 움직여, 운동이 되어 만족스럽다." 라는 등 참가 목적도 다양합니다. 앞으로도 두 분의 협력을 얻어 좀 더 많은 당사자에게 몸과 마음의 밀접한 연계를 체험하게 하고, 좀 더 자신의 몸과 마음을 의식하도록 하는 것이 중요한 과제입니다.

제3장

취로 및 학습 지원 실천

원내 취로지원

Job 코치 활동

원외 취로지원

공부방

홈헬퍼 2급 양성강좌에서의 노력과 수료자의 취로지원

데이케어가 기반이 되어 탄생한 작업소

리워크 프로그램

원내 취로지원

야마모토 야스오(정신건강사회복지사)
세토구치 유키(정신건강사회복지사)

일하고 싶어 하는 당사자가 많다. 이에 스태프가 목표를 향해 일하고자 하는 당사자의 의사를 지지하는 것은 큰 의미가 있다. 목표는 어디까지나 당사자가 가지는 것으로, 스태프가 가지는 것은 아니다. 그러나 목표설정 단계나 방법은 스태프의 의견도 수렴하고, 함께 결정하도록 한다.

이 목표(취로)설정 단계의 하나로서, 본원에서는 취로지원을 하고 있다. 이는 데이케어의 취로 준비를 목적으로 한 프로그램(리워크 프로그램)이나 외부 회사와 고용계약을 맺고 취로지원을 통하여 진행하기도 한다. 여기에서는 그 회사와 연계하여 진행하는 취로지원에 관하여 소개한다.

협력관계에 있는 회사에 취로를 목표로 하는 당사자를 고용시켜 그 고용기간 중에 데이케어 스태프(주로 정신건강사회복지사)가 취로지원을 하는 형태로, 급여도 지급된다. 그 개요는 다음과 같다([그림 3-1] 참조).

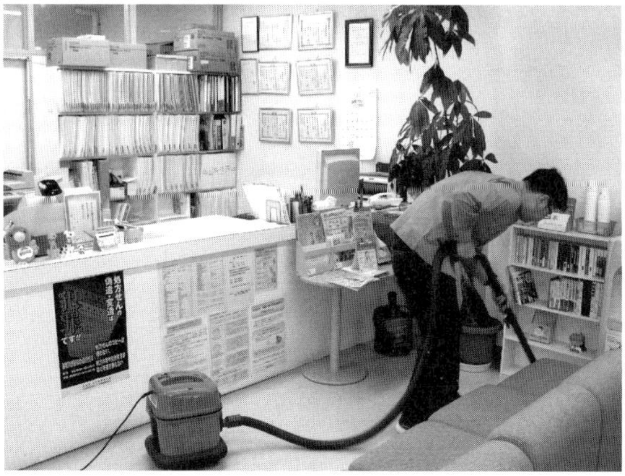

[그림 3-1] 취로지원의 모습

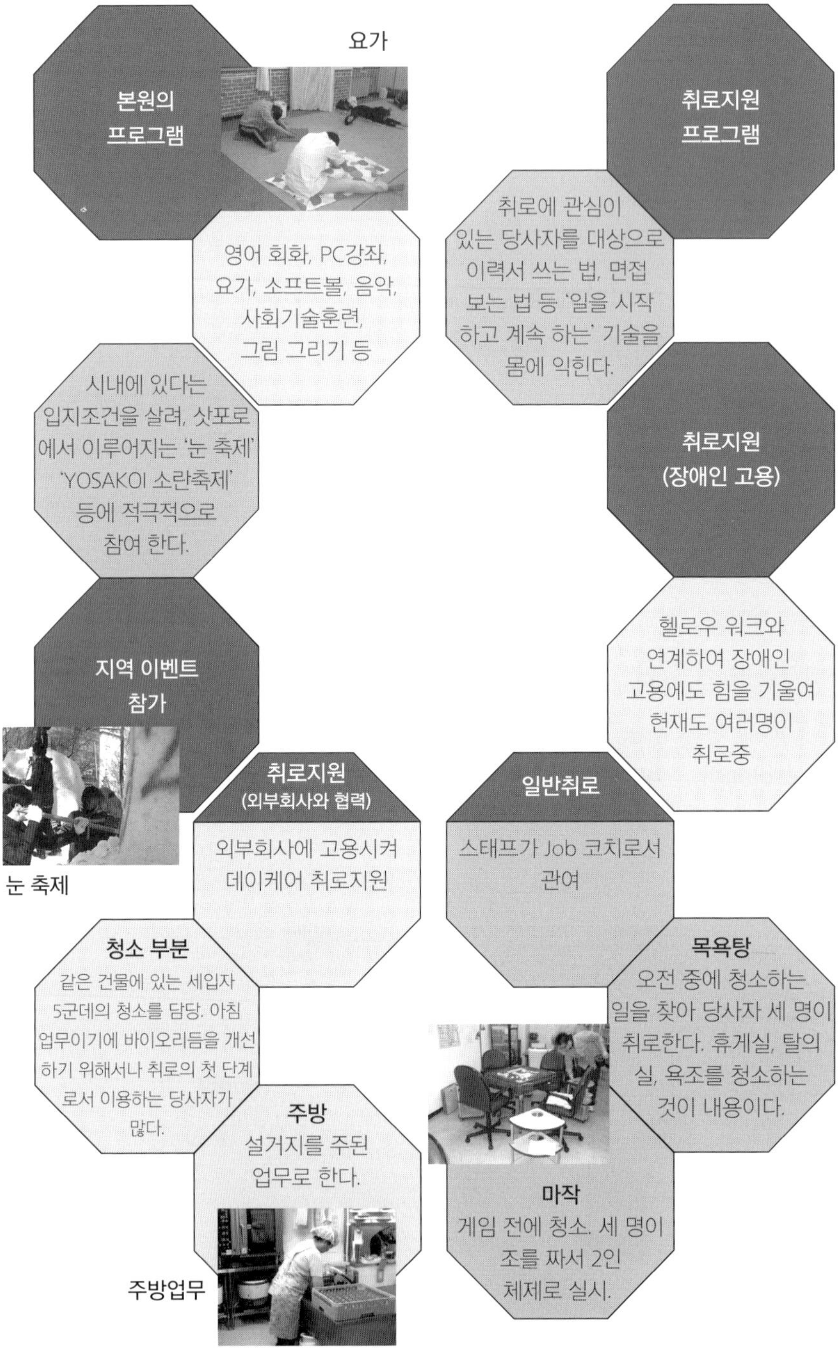

[그림 3-2] 취로지원의 개요

취로 내용

❐ 청소

• 등록

20명

• 내용

시간제로 조를 짜서, 같은 건물에 있는 다섯 군데 사무실 청소를 한다. 시간은 사무실별로 다르지만, 7시 30분~9시 30분 사이에 한 시간 정도 일한다. 취로지원을 담당하는 정신건강사회복지사는 아침 일찍 출근하여 지원한다.

• 특징

사무실이 열리기 전 아침 작업이어서, 대인접촉이 적고, 주위의 눈을 의식하지 않고 비교적 자신의 속도로 할 수 있다. 아침 작업은 생활 리듬 개선이나 체력 만들기에도 도움이 된다.

또 업무 중에는 주위의 시선이 거의 없지만, 청소가 제대로 되지 않는다는 불만도 있어서, 긴장감, 책임감을 가지고 일하고 있다. 시작 당시에는 전원이 사복으로 일을 했지만, 몇 년 전부터 준비한 유니폼을 착용하고 있다. 그 후에는 '업무 중'이라는 의식이 강해지고, 다른 당사자나 건물의 일반인들도 인식을 하게 되었다. '이 사람이 하고 있는 청소업에 도전해 보고 싶다.'라는 당사자도 많아지고, 청소 당사자들도 이 유니폼으로 동료의식이 생기고 있다. 이런 의식을 강화하기 위하여 송년회도 기획하고 있다.

❐ 점심식사

• 등록

8명(그중 리더 1명).

• 내용

호토 스테이션은, 점심식사를 두 군데의 Day Room에서 제공한다. 그중 한 군데는 준비나 배식, 정리를 당사자가 하고 있다. 그전에는 스태프 1명과 당사자 2명이 했지만, 지금은 당사자 3명이 하고 있다. 그중 1명은 주담당 역할을 맡고 있으며, 스태프와 당사자의 중간 역할을 맡는다. 이 주담당제도를 도입한 것은 당사자가 스태프에게 말하지 않은 걱정거리를 주담당에게는 말하기 쉬워서 '당사자 ↔ 주담당 ↔ 스태프'라는 흐름이 확립되었다.

• 특징

숙달된 장소에서의 업무로, 스태프도 많고 비교적 시작하기 쉬운 업무이다. 스태프가 보기 쉽기 때문에 취로 경험이 없는 당사자의 시작으로서 이용할 때가 많다. 단, 당사자의 위생 문제가 드러날 때가 많다. 식사를 가지러 주방으로 들어가거나, 배식에 적합하지 않는 복장을 입거나 청결하지 못한 당사자도 많다. 이에 위생 체크 표를 작성하고, 일을 하기 전에 주담당이 체크를 한다. 내용은 '아침에 세수를 하고 양치질을 했는가' '손톱은 정리되어 있는가' '손을 씻었는가' 등이다. 이렇게 함으로써 함께 체크 받는 당사자도 참고하고, 스스로 깨끗이 한다.

❒ 원내 매점

• 등록

4명

• 내용

커피 판매, 상품 진열 · 보충 · 판매, 구입, 재고 확인, 매상 확인 등 가능한 한 일반 매점 업무에 가까운 내용으로 이루어져 있다. 2시간 30분으로, 오전 · 오후 근무제이다.

• 특징

현금을 취급하기에, 많은 신경이 쓰이는 일이다. 장부와 금고의 금액이 맞는지, 불안을 가지기 쉬운 당사자도 있어, 매상, 재고, 금고의 돈을 세는 것에 문제가 있는지 알 수 있도록 '시스템'을 정비하는 것이 매우 중요하다. 또 돈을 취급할 때, 스태프가 옆에 있는 것만으로도 안심하는 당사자도 있고, 적응되기까지 많은 배려가 필요하다.

❒ 프로그램 Peer 스태프

• 등록

2명

• 내용

2명으로 구성되어 있으며 데이케어 프로그램 진행 중에 당사자가 잘하는 프로그램을 선택하여, 스태프를 대신해서 진행한다.

• 특징

당사자 중에 스태프보다 뛰어난 특기, 지식을 가진 경우도 적지 않다. 현재 일부 프로그램은 스태프 대신 담당하고 있다.

❒ 주방

• 등록

6명

• 내용

외부 회사 '록케로'가 있어 데이케어, 나이트케어의 식사를 준비한다. 주방 분야 취로지원으로 이 회사에 당사자가 주방에서 일하고 있다. 6명으로 시간제 근무를 하며, 주로 식기나 조리기구 세척을 하고 있다.

• 특징

약 1시간 반 동안 서서하는 일로서, 체력적으로도 힘들다. 업무도 신속함이 요구되어 조금이라도 방심하면 냄비나 식기가 넘치게 된다. 이 일은 다른 취로와 비교하여, 일반 기업 업무와 내용이 비슷한 것이 특징이다.

❒ 메하리점

• 등록

2명

• 내용

'록케로'가 운영하고 있는 도시락 가게로, 상품 진열 · 포장 · 판매 일을 한다. 이곳은 세 시간에 6만 엔 정도 매상이 있는 인기 가게이다. 사회복지 시설이 아니라, 일반 도시락 가게에서 일반 스태프와 함께 바쁘게 일하는 것은 당사자에게 큰 치료 효과나 보람을 느끼게 한다.

• 특징

다른 취로지원과 조금 달리, 일반 고용관계와 비슷하다. 시작 때는 현장 스태프가 본원 스태프에게 "적응될 때까지 함께해 주세요."라고 할 때가 있어 스태프가 소위 'Job 코치'로서 역할을 한다. 이는 우리 스태프로서도 많은 공부가 된다. 어떻게 가르치면 쉽게 전달할 수 있는지, 정해진 답 외의 것을 찾아보고, 시행착오를 해 가며 스태프와 당사자가 함께 성장한다.

이와 같은 취로지원을 참고하여 외부 취로로 참고하여 이어지는 사례도 적지 않다. 취로지원을 받으며 스스로 아르바이트를 찾거나, 헬로우 워크나 장애인 직업센터와 연계해 가며 스태프와 함께 다음 단계를 찾고 취업하는 경우도 있다. 이런 사례를 돌아보면, 일하고 싶은 동기를 오랫동안 계속 가진 당사자가 실제로 취로로 이어지고 있다. 장기전이 되기 쉬운 취로활동에 있어서 당사자의 동기를 유지해 가며 계속 하는 것은 어렵지만 중요한 것이다. 이처럼 내부 취로지원에서 외부 취로로 이어지고, 이때의 지원에 아직 개선의 여지가 있다. 취로지원을 수년간 계속 받은 당사자가 부족한 것이 있거나, 당사자의 새로운 목표를 만들지 못하는 것도 풀지 못한 숙제이다. 이에 현재는 새로운 취로지원 프로그램을 실시하고 있다. 이는 강의나 토론, 시설견학, 운동, 취미 찾기 등을 정신건강사회복지사 중심으로 실시하고 있다. 이것으로 인해 취로를 목표로 하고 있는 당사자에게 지속적으로 관여하여, 목표가 수정 가능한 것으로 하고 있다. 이는 과거에 월 1회로 실시하던 프로그램을 바탕으로, 정신건강사회복지사가 중심이 되어 체계화시킨 것이다. 우선, 주 2회 1개월간, 클로즈 그룹으로 실험적인 실험을 했다. 이를 돌아보고 개선점 등을 정신건강사회복지사와 논의한 후, 현재는 매주 금요일 오전에 프로그램을 실시하며, 3개월 1쿠르로 클로즈 형식으로 진행한다.

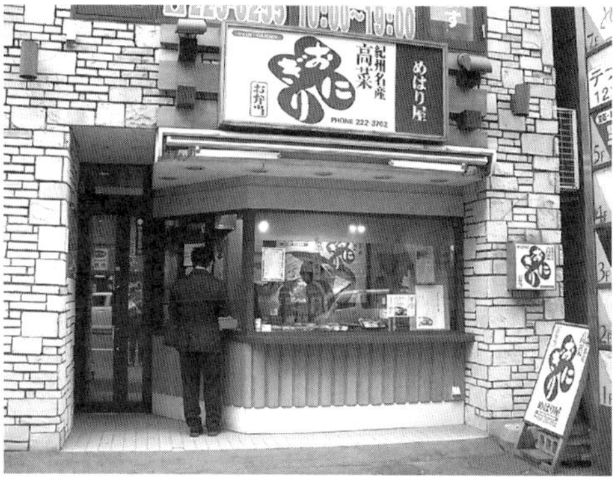

[그림 3-3] 메하리점(도시락 가게)

각 부분의 공통된 특징

❒ 임금에 관하여

취로지원이라는 틀 속에서, 본원에서는 최저임금에 기초한 급여를 지급하고 있다. 그것은 원내 취로, 원외 취로를 막론하고 동기를 유지하기 위해서이다. 그 정도 일을 했는데 '이것밖에 받지 못한다.'라는 생각을 하게 되면 당사자의 동기는 떨어질 것이다. 동기를 유지하고 일을 계속하기 위해서는 본인의 의지만이 아니라 '보수'도 필요하다. 그 가운데 외부 취로를 하기 위해서는 임금책정과 업무내용이 적정한 균형을 취해야만 한다. 꽤 높은 임금을 책정하여 '밖에서 일하는 것보다 원내에서 일하는 것이 좋다.'라고 생각해 버리면, 외부 취로는 힘들게 된다. 거꾸로 '이 정도 일을 했는데 이것밖에 받지 못한다면 일하지 않아도 좋다.'라고 생각해 버리는 것도 취로의 동기 부여를 어렵게 한다.

❒ 시간제 고용

본원 원내 취로의 경우 어떤 분야도 시간제를 택하고 있다. 그것은 생활 리듬을 정비하거나 체력을 키우는 등 일을 계속 하는 데 필요한 것을 몸에 익히기 위해서이다. 또 처음에는 주 1회를 주 2~3회로 서서히 늘리는 등 상황에 맞는 배려가 가능해진다.

❒ 현재의 문제점과 앞으로의 과제

'취로지원에 관심이 있다.'라며 상담을 하는 경우가 종종 있다. '취로에 관하여 본인이 초조해하지 않는가' '주치의와 상담하고 내린 판단인가'라는 과정을 거쳐, 취로지원으로 이어지는 경우도 종종 있다. 그러나 앞에서 말한 취로지원으로 연결된 후, 장기간에 걸쳐 같은 취로지원을 받은 당사자도 많다. 물론 장기적으로 계속 하는 경우도 많지만, 취로지원에 들어온 후 다음 단계로 나아가지 못한다는 신랄한 견해도 있다. 이 배경에는 취로지원으로 이어지는 것까지의 '일련의 흐름'이 확립되어 있지만, 도입 후 당사자의 희망에 따른 지원이 되지 못하고 있다는 현실이 있다. 이는 시급히 해결되어야만 하는 문제이기도 하다.

또 어떤 분야도 마찬가지이지만, 특히 '점심식사 부분의 주담당이나 Peer 프로그램 스태프의 역할은 사역일 뿐이다.'라는 움직임을 의식하지 않으면 안 된다. 당사자에게 '스태프가 바빠서 대신 한다.'라는 생각을 하지 않도록 배려할 필요가 있다.

이처럼 본원에서는 취로의 장을 제공하거나 헬로우 워크 등의 연계에 의한 외부 취로지원을 그전부터 행하고 있다. 그러나 당사자들은 취로에 필요한 부족한 기술을 습득하거나, 취로를 계속 하기 위한 지지가 부족하다고 느낀다. 이에 앞에 말한 취로지원 프로그램을 충실히 하고, 앞으로는 취로지원에 특화된 프로그램에 힘을 기울이려고 한다. 데이케어를 이용하면서 많은 당사자가 일을 하고자 하는 목표를 가지기에, 앞선 문제에 대한 대책으로서 취로를 위한 '체계적인 프로그램'을 준비하고 있다. '이력서 쓰기' '면접 시의 주의점' '헬로우 워크 이용방법' '취직자리 찾기' 등 독특한 것까지 폭넓게 준비하고 있다.

아직 부족한 점이 많지만, 조금씩 정비하여 당사자의 희망에 따른 지원이 될 수 있도록 체제를 정비할 필요가 있다.

Job 코치 활동

사사키 와타루(정신건강사회복지사)

Job 코치는 미국에서 1968년 「재활법」이 개정되어, 장애인에 대한 지원고용이 인정되어 탄생했다. 일본에서도 2006년 4월 개정된 「장애인 고용촉진법」이나 「장애인 자립지원법」으로 인해 장애인 고용기회가 확대되고, 장애인을 지원하는 Job 코치의 역할이 커지고 있다.

Job 코치는 '직장 적응 지원자'로 불리며 공식자격은 없다. 일본에서도 취로지원을 하는 스태프의 대명사가 되고, 시설에 따라 다양한 호칭으로 활동하고 있다. 본원 데이케어 통원 동기의 60~70%가 '일을 하고 싶다.' '다시 회사에서 일을 하고 싶다.' 등으로 일을 의식하기에, 본원은 개원하여 바로 데이케어의 취로지원을 실천하고 있다. 그중에서 지원에 관여할 때가 많은 정신건강사회복지사가 Job 코치 도입 때부터 외부 취로에 있어서 팔로우 업까지 과정을 지지하고 있다.

원내 취로지원에 있어서 Job 코치의 관여

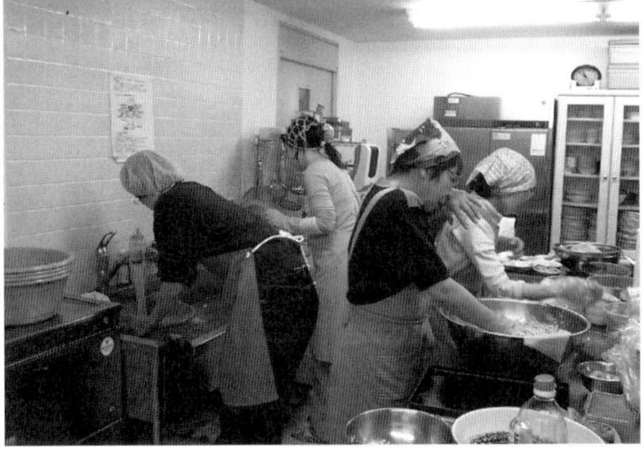

[그림 3-4] Job 코치의 관여 모습

❒ 도입까지의 경과(내적, 외적 동기부여)

직업재활에 있어서, 과정 준비 모델과 지원고용모델로 불리는 것이 있다. 전자는 취업 전 준비를 중요시하며, 후자는 취업 전 훈련을 간단하게 하고 취업 후부터 훈련을 하기에 종종 대비된다.

각 당사자에 따라 직업에 대한 특성은 다르다. 일하는 데 있어서의 결함이 현저함에도 불구하고, 취업이 바로 결정되는 당사자도 있지만, 취업 전 오랫동안 준비를 하여 만반의 준비 체제를 갖추었으나 하루 만에 그만두는 당사자도 있다. 우리는 두 모델을 참고로 하지만, 당사자의 자기결정을 우선 받아들이고, 준비를 하면서 취로지원을 실천하고 있다.

취로를 희망하는 당사자의 다수는 어떠한 동기를 가지고 상담을 한다. 여기서 그 동기를 바탕으로 취로 목표를 세우지만, 스스로의 의지로 희망하는 경우와, 스태프와 가족, 동료가 권하는 경우로 나눠진다. 동기부여는 '내적 동기부여'(주체적으로 하려는 마음)와 '외적 동기부여'(외부요청에 의해서 하려는 마음)로 나뉘어 내적 동기부여가 있는 것을 전제로 하고 있다.

내적 동기부여는 데이케어 이용목적이 '취로'로서, 데이케어를 이용하자마자 취로지원이 들어가 일정 기간을 거쳐 일반 취로로 이어지는 사례가 많다. 외적 동기부여의 사례는 모친과 함께 내원하여 본인은 말을 잘 하지 않고 모친이 일방적으로 요청하는 사례이다.

실제 본원 및 관련시설 내부의 취로지원은 청소 지원을 하는 당사자나 노인주간서비스로 배웅과 마중을 하는 스태프 등에 갑자기 결원이 생길 때에 이루어진다. 이때 의사나 Job 코치가 어느 정도 데이케어에 적응하고 취로를 목표로 하고 있는 당사자를 택하여, 취로를 권유한다. 그중에서 '실제로는 일하고 싶지 않다.' '불안이 심하다.' 등 물러서는 당사자가 있는 반면, 한 걸음도 내딛지 못하는 당사자가 외부 자극으로 자신의 본래의 힘을 발휘하여 정착하는 사례도 많다. 외적 동기부여 당사자에 대하여, 내부적인 것으로 바꾸는 지원이 바람직하다. 이때 유의해야만 하는 것은 Job 코치, 즉 전문가의 생각만으로 무리하게 내적 동기부여를 강요하지 않는 것이다. Job 코치와 가족 등 바깥에서부터 '해 보세요'라고 들은 당사자는 다양한 불안요소를 가지고 있다는 것을 잊지 말아야 한다. 어디까지나 당사자에게 보조를 맞추어 진행하고, 체험이나 견학 기회를 충분히 주고, 작업이나 행동에 대한 올바른 피드백, 나아가 가족의 지원이 외적 동기부여를 내적 동기부여로 변화시키는 데 효과적이다.

또 본원 및 관련시설 취로지원은 최저임금이 보장되어 실천되는 업무내용이기에 '지원의 장'인 것 외에도 '일(아르바이트)'로서 활용하는 장도 된다. 실제로 휴직 중인 당사자가 실전 감각을 되찾는 장으로 활용하는 사례나, 사회적응훈련사업(직친제도: 공장이나 회사에 거주하며 업무를 배우는 제도)을 이용하여 당사자가 취로한 사례도 꽤 있다. 여기서 Job 코치는 기관 내에서만 파묻혀 있지 않도록 배려할 필요가 있다. 최저임금이 보장된다고 하더라도, 어디까지나 취로훈련의 장으로 보고, 최종목표는 외부로 나가는 것이 바람직하다. 이를 위해 시작 시에 본인과 최종목표를 명확히 하고, 각자에 맞는 취로목표를 세우는 것이 중요하다.

❒ 지원내용 검토

목표가 정해지면, 각자에게 맞는 지원내용을 검토한다. 본원에서는 지원내용을 검토하기 전에 '견학'을 반드시 하도록 한다. 견학은 본인만이 아니라 가족이나 주치의, 외부 의료기관의 스태프 등 누구라도 가능하다. 설명을 듣는 것만으로는 이미지화하기 어렵고, 그로 인해 실제 현장에 들어갔을 때 혼란을 겪는 경우도 있다. Job 코치의 설명을 듣고, 서면을 보고, 현장을 경험할 필요가 있다.

견학을 마치면, 희망하는 취로내용과 근무시간이나 일수 등을 구체적으로 정리한다. 우리의 취로지원 현황은 병원과 협력관계가 있는 회사가 모두 맡고 있고, 지원을 시작할 때 그 회사의 사장과 Job 코치 간에 당사자의 상태나 특성 등을 사전에 알려준다.

취로지원내용은 단지 작업을 하는 것만이 아니라 당사자의 목표나 희망에 따른 내용을 배려할 필요가 있다. 본원의 취로지원은 시간대별로 '아침' '오전' '점심' '오후' '저녁'으로 나누어지고, 대인기술, 체력, 생활 리듬 등 목표별로도 선택할 수 있도록 설정되어 있다. Job 코치는 그 당사자의 목표를 정확하게 파악하고 신중하게 지원내용을 작성하고 있다.

또 도입 시에 실제 현장을 보고, 당사자의 생각이나 목표가 바뀌어 혼란스러워할 때가 많다. Job 코치가 당사자에게 안심하고 시작할 수 있도록 협력체계를 보여 주고, 이를 실시하는 것도 중요한 역할이 된다.

❐ 취로지원 개시

Job 코치와 사전에 면담을 하고, 바로 정해진 시간, 업무내용에 따라 지원이 시작된다. 이때 생활력 등을 간단히 파악하고, 취로목표 등을 장부에 기재한다. 이 장부와 매일의 지원 기록을 함께 개인의 파일에 두고, 추후 검토하면서 그때그때 사용한다.

당사자와 함께 세운 지원내용을 바탕으로 실제 일을 사전에 체험하고, 당사자가 일하기 쉬운 환경을 만드는 것으로 시작한다. 이 체험은 그 당사자의 기술과 관계없이 원칙적으로 누구라도 할 수 있다. 또 체험 작업이나 본인의 약점이 되는 부분을 과제 분석하는 한편, '가능한 부분'에 주목하고 그것을 키워 주어 피드백하는 것도 Job 코치의 역할로서 중요하다.

예를 들어, '체력을 키우고 싶다.'라고 희망하는 당사자는 서서 하는 일이 대부분인 주방 업무를 선택한다. 체력적인 측면에서는 좋으나 근무를 지속해 가다 보면 새로운 업무가 늘기 시작해 서서히 작업 수순의 혼란을 일으키게 될 수도 있다. 이때 Job 코치는 사전에 체험한 것을 바탕으로 대처법이나 업무의 흐름을 모델링하여 적절하게 당사자에게 전달해 주는 지원이 필요해진다. 이 모델링 작업은 매우 중요하다. 개인차가 있지만, 한 주에 수차례 반복업무를 하여 최소한 1개월 동안은 모델링 작업을 계속하는 것이 바람직하다.

때로는 실제로 일하고 있는 선배 당사자를 모델링한다. 이는 현장 스태프나 Job 코치가 모델링하는 것보다도, 같은 경우인 당사자가 모범을 보임으로써 '나도 할 수 있다.'라는 기대감이나 안도감을 가지게 하고, 동기를 불러일으키는 효과가 있다. 실제로 현장에서 선후배 관계가 되며, 이러한 Peer 관계가 취로지원

뿐만 아니라 데이케어 프로그램 등 다른 장면에서도 중요한 자원이 된다.

❐ 인간관계 구축과 문제점 대처

본원의 취로지원에는 좀 더 일반취로에 가깝고자 하는 의미에서 취로의 대가로 임금을 지급하는 '제공자(혹은 현장 스태프)'가 있다. 건물 사무실 청소는 입주자 중 책임자, 주방은 조리 스태프나 책임자가 그들이다. 준비를 하면서 지원을 하기 위해 좀 더 직장조건에 가까운 환경을 준비하고, 모의가 아니라 실천적으로 준비할 수 있도록 한다.

지원이 시작되자마자, 좋은 상담내용이 되는 것이 '직장의 인간관계'이다. 일반 취로로 나아가는 일을 하는 가운데, 직장의 인간관계는 피할 수가 없다. 당사자도 이러한 관계를 맺지 않으면 업무를 원활하게 할 수가 없다. Job 코치는 당사자가 직장에서 자연스럽게 도움을 받을 수 있도록 조정하는 것이 중요하다.

또 지원을 계속하다 보면, '문제점'의 벽에 부딪칠 때도 있다. 우리는 과거에 이 '문제점'을 많이 경험했다. 환자의 증상으로 '문제점'을 일으켜 일을 그만두거나, 그 후유증(생활 장애)으로 장기간의 공백을 가지기도 한다. Job 코치는 이를 배려하면서 함께 대처할 필요가 있다.

지원 개시 직후 어느 당사자가 청소 중에 입주자의 소유물을 실수로 깨트린 사례가 있었다. 당사자로서는 '어떻게 말하면 좋을까' '배상해 달라고 할까 두렵다' '책임을 지고 그만 두고 싶다' 등의 생각으로 매우 불안해했다. Job 코치는 오히려 이 문제점을 기회로 바꾸어 주는 것이 중요하다. 고의가 아니더라도 깨진 것은 어쩔 수 없기에 소유자에게 우선 사과부터 하게 했다. 이 사과를 잘 하지 못하는 당사자가 많다. 우리는 필요에 따라 사과하기 전에 역할극을 실시하고, 실제에서도 종종 Job 코치가 같이 가서 당사자와 함께 고개를 숙인다. 이것을 피하면, 준비과정을 게을리하는 것이 되어 뒷날 목표달성에 어려움을 남기게 된다. 동시에 Job 코치는 당사자만이 아니라 고용자에 대한 지원도 해야만 한다. 관여하는 방식이나 현장의 팔로우 업 방법 등 그때그때 충고를 하는 것이 중요하다.

물건을 부수는 것 이외에도 문제점이 생길 수 있다. 그 다양한 문제점에 스스로 대처하기 위해서는 당사자가 고용자에게 문제점에 대하여 스스로 말을 할 수 있게 되어야만 한다. 고용자, 즉 현장 스태프와의 관계는 일을 하는 데 있어서 중요하며, 앞날을 좌우한다. Job 코치는 '윤활유'로서, 고용자를 포함하여 포괄적으로 조정을 시도하며 자연스러운 지원이 될 수 있도록 도와주는 것이 중요하다.

원내 지원 종료 및 돌아보기

Job 코치는 현장과 당사자 간의 관계가 만들어지면, 지금까지의 '상주'에서 '순회'로 조금씩 바꾸어 간다. 취로지원 기간의 종반이 되면, 당사자는 '정말 일을 할 수 있게 되는가' 등 시작 당시에 가지고 있던 불안을 다시 한번 느끼게 된다. Job 코치는 시작부터 마지막까지 정기적인 '돌아보기'에 힘을 기울인다. 취로목표는 어디까지나 취로하기 전에 세워 두었던 것으로, 실제로 현장에 들어오면 그 목표가 흔들려 '이런 것은 아니었다.' 등 기분이 위축될 때가 많다. 돌아보기를 거듭함으로써 시작 당시의 목표보다도 구체적이고 현실적으로 변화하도록 한다. 또 일하는 가운데 과제나 문제점을 다루는 것도 중요하며 이것이 앞날을 좌우하고, 시작과 변함없이 긍정적인 기분을 유지할 수 있도록 한다. 그 외 반드시 지원 종료 후에 '계속 지원'을 약속하고 있다. 취로목표를 이 취로지원에서 달성하는 당사자도 있지만, 그렇지 않은 경우도 있다. 다음 단계에 대해 불안해하는 당사자에게는 계속하여 '안도감'을 보여 줄 필요가 있다.

원외에서 Job 코치의 관여

원내 취로지원은 어디까지나 보호적인 환경하에서 이루어지며, 훈련을 마치고 자신감을 가졌더라도 일반 사회 취로가 되면 충분히 힘을 발휘하지 못하고 실패할 때가 있다. Job 코치는 지금까지의 실천적인 취로지원과 함께, 취로까지의 수순(이력서 쓰는 법, 면접훈련, 일자리 찾는 법)훈련 등, 헬로우 워크와 연계하여 일하기 쉬운 환경을 동시에 지원할 필요가 있다.

❐ 외부 취로까지의 모의훈련

실천을 거쳐 어느 정도의 자신감을 가진 당사자는 Job 코치의 불안과 무관하게 더 움직이는 일을 하고 싶다면서 조급해 하며 이력서를 보내지만, 거절당하거나 면접에서 자신을 잘 표현하지 못해 채용되지 못한 사례가 많다. 이렇게 되면 취직에 대한 자신감 상실로 이어지고, 오히려 취로가 멀어지는 원인도 된다.

Job 코치는 처음에 논의한 목표를 재확인하고, 필요에 따라 취로 수순을 스스로 제시하게 하고, 모의훈련을 실시한다.

- **면접훈련**([그림 3-5], [그림 3-6])

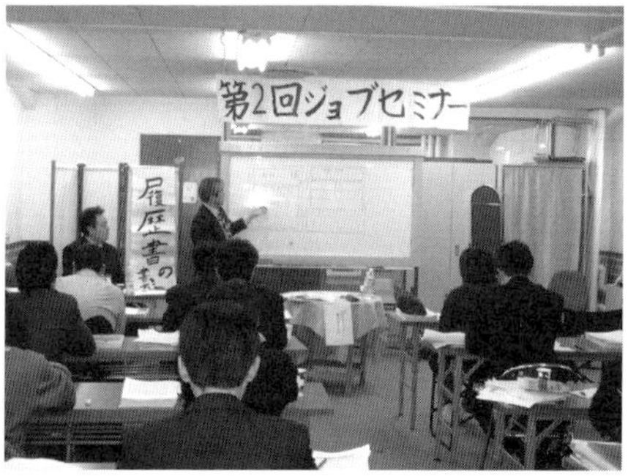

[그림 3-5] 원내에서 개최한 취로지원 세미나

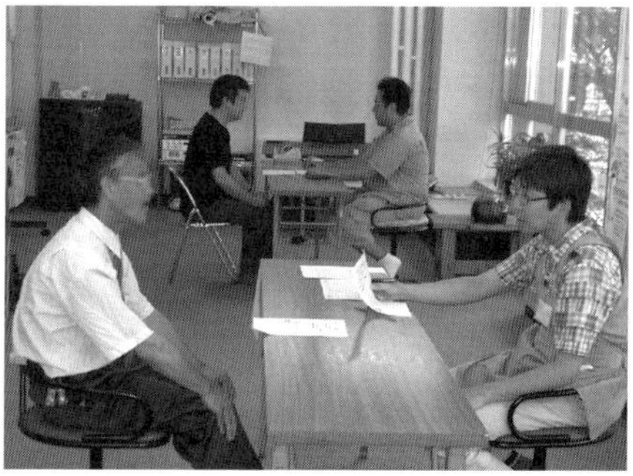

[그림 3-6] 모의훈련 모습

취직까지의 과정에는 누구라도 긴장하는 '면접'이 있다. 당사자들 가운데 "면접을 보지 않는 직장은 없나요?"라고 묻는 당사자도 있다. 면접을 받는 입장에서는 긴장의 장이지만, 회사 측으로서는 앞으로 일을 시키는 것과 관련된 협의의 장이기도 하다. 긴장은 때로는 인지를 흐리기 때문에, 사전에 모의면접을 실시하여, 긴장완화를 시도한다.

모의면접에는 Job 코치인 정신건강사회복지사 이외에도 간호사 등의 타 직종이 관여할 필요가 있다. 그렇게 함으로써 긴장감을 높이고, 실제와 비슷한 상황을 만들 수 있다. 연습은 당사자가 희망할 때와 Job 코치가 권유할 때가 있는데, 본원은 전자가 많다.

모의면접은 사전에 이력서를 준비하도록 하여, 그것에 따라 들어갈 회사를 예상하여 실시한다. 마치고 난 뒤에는 잘 대처하지 못한 점이나 할 수 없었던 것보다도, 도와주는 측에서 봐서 '좋았던 점'을 중심으로 피드백을 해 주는 것이 중요하다.

❐ 일자리 찾는 법

일자리를 찾는 수단으로는 '공공직업 안정소(헬로우 워크)' '구인 잡지' '지인 소개' 등이 있다. 오랜 기간 생활 장애를 가진 당사자는 직장의 '업무내용'보다도 '직장환경'에 관심을 갖는 경향이 있다. '인간관계는 좋을까' '약은 업무 중에 먹을 수 있을까' 등 다양한 불안을 가진다. 구인 잡지나 광고 등은 손쉽게 구해 볼 수 있는 장점이 있는 반면, 당사자가 걱정하고 있는 직장환경까지는 알 수가 없어서, 예를 들어 조건이 맞더라도 지원을 주저하는 당사자가 많다.

Job 코치는 헬로우 워크의 장애인 전용 창구인 '녹색 코너'의 전문가와 연계하고 있다. Job 코치와 당사자는 함께 창구로 가서 전문가들이 알려 주는 직장환경이나 조건을 가능한 상세하게 확인하고, 본인의 희망에 따른 직장 찾기를 제공받는다. 장애인 구인만이 아니라, 일반 구인도 같은 수순으로 지원하고 있다. 또 몇 군데 기업과도 제휴하며, 당사자의 희망에 맞는 기업을 찾기도 한다.

당사자가 조금이라도 불안해하면, 이에 대해 시간을 가지는 것이 중요하며, 끝까지 2인3각을 유지하도록 보조를 맞추어 줄 필요가 있다.

- 이력서

자신의 학력이나 직장이력, 성격이나 지원동기 등 자신의 생활방식을 반영하는 것이다. 채용하는 측에게 첫인상을 전하는 것이 잘 되지 않으면 합격에 영향을 미친다. 이에 Job 코치는 당사자에게 생각하는 대로 이력서를 적어 보게 하고, 그것을 보고 문장을 수정해 간다. 이때 Job 코치의 가치관으로 수정하지 않는 것이 중요하다. 나름대로 열심히 적은 이력서를 Job 코치가 일방적으로 수정하게 되면, 당사자의 동기 자체가 사라질 위험성이 있어서 주의해야 한다. 또 수정도 '좋았던 점'을 중심으로 피드백 해 주는 것이 중요하다.

또 이력서 사진 찍는 것도 중요하다. 종종 사진과 면담 당시의 인상이 차이가 날 때가 있다. 우리는 증명사진을 자동기계가 아니라, 사람이 찍는 것을 권하고 있으며, 특히 본원은 고치고 싶은 부분을 수정해 주는 개인 디지털 사진관과 연계하고 있다. 이력서 사진은 회사 측으로서는 본인과 대면하는 것과 마찬가지이므로, 세부적으로 손질을 하여 이상적인 이력서를 만드는 것이 중요하다.

❒ 직장 내의 Job 코치

2006년 4월 「장애인 고용촉진법」이 개정되어 정신장애인이 고용률에 반영되게 되었다. Trial 고용이나 step up 고용(2008년 4월 실시)등 장애인이 안심하고 일하는 팀 지원도 확립되었다. 특히 장애인 직업센터, 공공직업 안정소, 의료기관 등이 포괄적으로 연계하여 실시하는 지역 장애인 취로지원 사업은 본원에서도 많이 활용하고 있다. 외부 취로를 한 당사자의 대부분은 양복을 입은 사원들로 둘러싸여 일을 하게 되지만, 기업 측에서 취로자의 정신질환에 관한 내용을 사전에 알려 주기를 원하는 때가 있다.

직장에는 여러 사원들이 있는데, 열심히 장애에 관하여 공부하는 직원이나, 장애에 대해 좋지 못한 인상을 가진 직원 등 천차만별이다. 우리는 어떤 장애인이라도 한 사람의 사원으로 봐 주고, '장애의 특성'을 그 사람의 성격으로 이해해 주기를 조언한다. 한편, 사원으로서는 '어떻게 말을 거는 것이 좋은가' '말하지 않아야 하는 것은 무엇인가' 등의 질문이 종종 생긴다. 마치 괴물이 온 것 같은 식이지만, 의식을 하면 할수록 회사 전체에 편견은 강해지고, 시간이 흘러도 회사에 적응하지 못하는 것은 장애인 본인이다. 그렇게 되지 않도록 의료기관 측이 장애나 질병과 관련된 소규모 세미나를 개최함으로써, 장애에 대한 이해를 돕기도 한다.

또 지원이 시작되면, 센터의 Job 코치 혹은 사원으로부터 당사자의 업무를 보

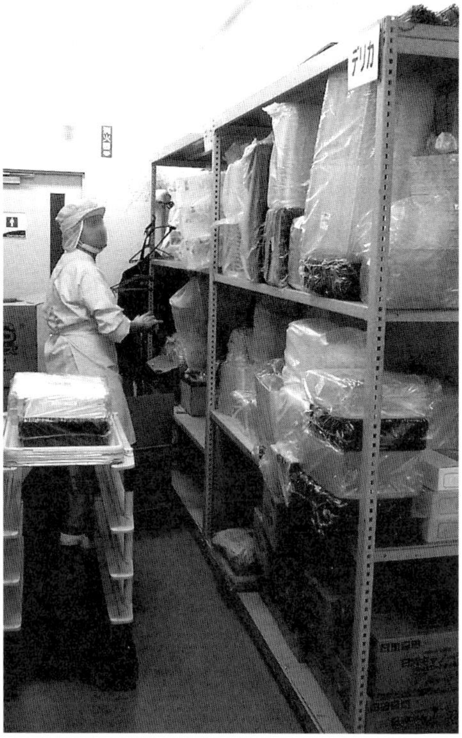

[그림 3-7] 현장 사전 체험

는 데 있어서 증상에 관하여 종종 연락이 온다. 원래 직장 내의 지원은 센터 Job 코치 혹은 기업 사원이 담당하고, 우리는 취로 당사자의 증상 악화 시에 대처를 담당한다. 직장 내의 작업에 대해서 센터의 Job 코치에게 일임하기에 우리는 직장 내의 분위기를 완전히 파악하지 못하고, 작업 내용에 국한되면 서면 혹은 취로 당사자로부터의 정보만을 가지게 된다. 이에 우리는 당사자가 일하는 현장을 사전에 견하 혹은 체험하고 있나. 현장을 모르면서 애매한 대처를 하는 것보다도, 현장을 알고 한층 더 나은 조언을 하는 것이 중요하다.

그러나 모든 기업에 Job 코치가 있는 것은 아니다. 노동국에서 법정 고용률 지적을 받아 억지로 하는 기업이 종종 보이지만, Job 코치 제도는 물론, Trial 등 보조금, 나아가 장애 종별까지도 이해하지 못하는 기업이 아직도 많다. Job 코치의 도입을 기업에 권하면 이런 말을 한다. "Job 코치가 함께 있으면, 거꾸로 주위 스태프가 언제까지 그들을 편견의 눈으로 볼 것인가? 나는 한 명의 사원으로서 보고 싶다."

Job 코치는 지원자로서 들어갔지만, 지원자가 있음으로 인해서 거꾸로 회사 스태프는 장애를 가진 당사자를 '특별 취급'해 버리는 역설이 발생한다. 이 점은 반드시 생각해야 할 부분이다.

지원자는 장애인이 그토록 바라던 취업에 성공했을 때, 독립하는 아이를 걱정하는 어머니처럼 '괜찮을까' '잘 해낼까' 등 조금 부정적인 생각을 하기 쉽지만, 의외로 "지원이 없어도 괜찮아요. 회사에서 어떻게든 합니다."라며 긍정적으로 생각하는 회사도 많다. 지원자 측이 너무 걱정하면, 겨우 취직한 기회를 놓치게 될 수도 있으므로 주의할 필요가 있다. 본인의 힘을 믿는 것도 취로지원의 하나이며, 자신감을 보이지 않더라도 "○○이기에 괜찮다."라며 회사 측에 안심감이나 기대감을 전해 주는 것도 중요하다. 또 회사 측과 지원자 측의 생각을 공유하기 위하여 취직 전에 논의를 하는 것도 바람직하다. 그리고 장애의 특성이나, 회사가 생각하는 장애에 대한 이해를 들어 볼 때, 당사자 본인이 들어오지 않는 것이 무난하다.

또 신속한 대응도 중요하다. 회사담당자, 센터 Job 코치로부터, 언제라도 연락이 가능한 상태에 둔다. 당사자도 불안하지만, 회사 측의 불안도 있다. Job 코치는 어느 쪽의 불안도 받아 주며, 중계자 역할을 해야 된다. 팀 지원을 하는 이상 연계를 유지해야만 한다.

정리

최근 일본의 고용은 기업의 도산으로 인한 대량 구조조정, 젊은 NEET(Not in Education, Employment or Training)족 등 100년에 한 번 오는 대불황이다.

이때 당사자는 종종 이렇게 말한다. "보통 사람도 취직이 안 되는데 우리가 되겠어?" "장애를 가진 우리를 고용해 줄 리가 없어." 등 미디어 등에서 나오는 정보를 그대로 받아들이는 경향이 있다.

그러나 장애를 가진 사람이 일반 회사에서 일하면, 장애인에 대한 사회 전체 편견을 바꾸는 것으로 이어진다. 그러나 일하는 능력이 있음에도 불구하고, 과거의 직장에서 좌절을 경험한 뒤 앞으로 한 걸음도 나아가지 못하는 사람도 많다.

이런 경우가 늘지 않도록 하기 위해서라도, 시작할 때 함께 고민하고 계획을 세우고, 사회로 나가는 것을 도와주는 지원이 필요하다.

최근 Job 코치가 지역생활 지원센터, 상담지원사업소, 취로 및 생활지원센터 등 다양한 기관에서 독자적인 관여를 하고 있으며 취로 지원을 담당하는 기관이 늘어나는 등 장애인 고용에 있어서의 팀 지원이 정비되어 가고 있다. 한편, 체제를 정비하더라도 장애인 고용률을 달성하지 않는 기업이 지금도 많다. 특히 정신장애에 국한해서 보면 고용률은 늘지 않고 있다.

앞으로 고용률을 높이고 안정시키기 위해서는 기업 측만이 아니라, 고용될 때까지 준비지원을 철저히 하고, 취직 후에도 그만두지 않고 계속 하도록 하는 것이 중요하다.

회사 측은 고용한 이상 하루라도 더 일하는 것을 원하기 때문에 Job 코치의 관여에는 많은 의의가 있다. Job 코치는 도입 때부터 시작해서 당사자가 취직을 한 이후에도 업무가 안정될 때까지의 기간을 '준비기간'으로 생각하여 관여하고, 그 후에도 당사자를 때때로 만나서 상담하거나, 전화로 업무 상담을 하는 등 지원을 계속하는 것이 고용 안정으로 이어지게 한다.

11시15분

□ 사무소 가까운 주방에 식사 등을 받으러 간다.
□ 주방 당사자들과 인사
- 반찬이 맞는지 헤아려 본다.
- 한 명이 안으로 들어가 쟁반 등을 입구 가까운 테이블로 옮긴다.
  다른 한 명이 승용차로 들어간다.
- 밥은 가장 안쪽의 것이 3층용이어서, 그것을 승용차 위에 둔다.
- ※ 국물은 주방 당사자가 가지고 온다.

□ 승용차로 이동할 때, 식기가 깨어지지 않도록 주의!!!
□ 호토 스테이션 측의 승강기를 이용하여 3층으로 간다.
□ 손 씻고 소독

12시15분

□ 3층 점심시작
□ 인사 "어서 오세요." 등은 확실하게 큰 소리로
□ 반납 쟁반은 행주로 닦는다(쟁반용 행주로).
□ "감사합니다."라며 확실하고 큰 소리로

12시 45분

□ 3층 식사 종료
- 테이블을 닦는다.
- 행주를 씻는다(테이블이나 쟁반을 다 닦고 난 뒤).
- 뜨거운 받침을 차갑게 식힌 후 정돈한다.
- 의자와 테이블을 정돈한다.
- 식기를 승용차에 싣는다(양이 많으면 손에 들고 옮긴다).
- 잔반은 들고 밑에까지 옮긴다.
- 세면대 앞에 둔다(우유팩도 같은 장소).
- 식기를 주방으로 넣어준다.
- 쟁반을 돌려준다.
- 행주를 말린다.

□ 녹색 쟁반 이외에는 정돈한다.
- 승용차(녹색 쟁반만 넣어 두고 사무소 근처의 주방으로)
- 인사
- 녹색 쟁반을 정돈한다.
- 타임카드를 찍는다.
- 승용차를 안전한 곳에 둔다.
- 인사

수고했습니다.

[그림 3-8] 배선 업무

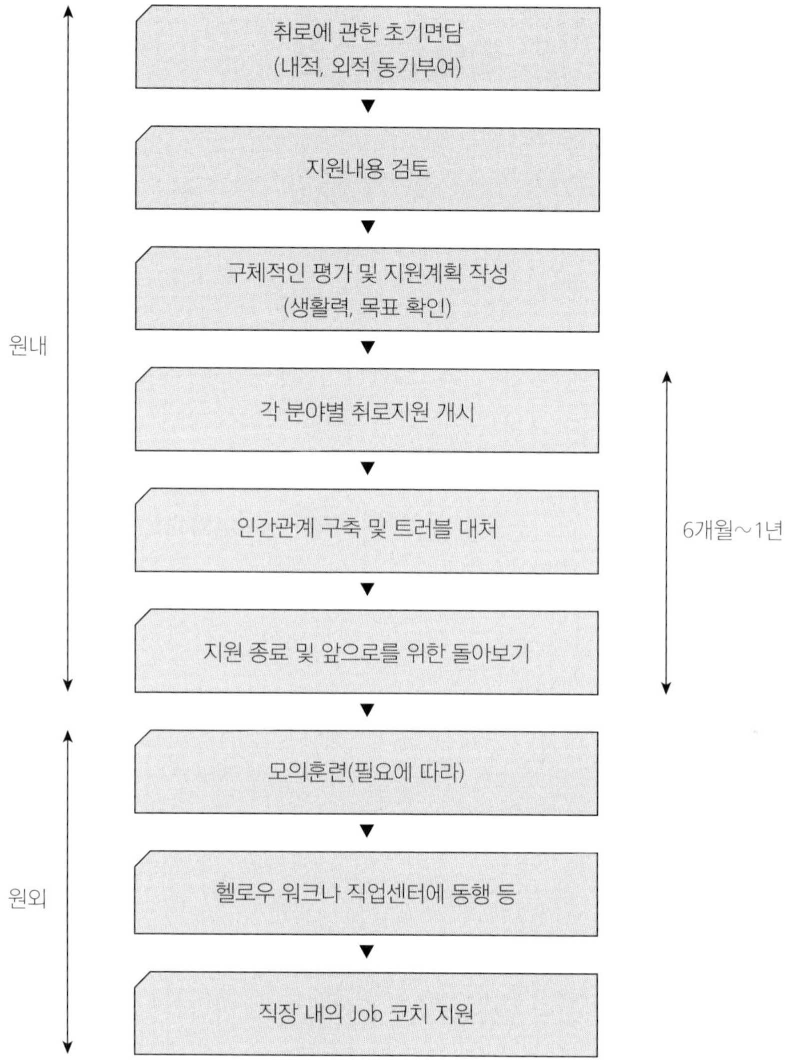

[그림 3-9] 본원의 Job 코치에 대한 관여(정리)

원외 취로지원

카사이 리카(정신건강사회복지사)

시작하며

본원 데이케어의 평균 연령은 36.7세이다. 이용목표를 취로로 하는 경우가 많고, 취로지원에 있어서 그전부터 노력해 왔다. 그러나 원내 취로지원에서 힘을 키운 당사자의 다음 단계가 생각처럼 잘 되지 않아 고민했던 역사도 있다.

취로를 원하는 당사자의 목표 중 하나로 '일반 직장에서 일하며 사회에 참가하고 싶다.'가 있다. '일반 직장에서 최저임금 이상의 봉급으로, 일정 시간 책임을 지고 일하고, 안정된 직업으로 만드는 것' 이것이 그들의 희망이다. 그러나 혼자서 도전하는 것은 경험도 자신감도 부족하여, 지원이 필요하지만, 이를 위한 공적지원제도는 아직 정비되지 않았다. 2006년 4월부터 정신장애인도 법정고용률 산정대상이 되었다. 또 동년「장애인 자립지원법」이 시행되어 취로지원 계속 A형이라는 새로운 취로처가 생겨, 원외 취로지원이 활발해 졌다. 2006년 4월부터 일반 기업에 12명(그중 7명이 계속 중), A형 13명(11명 계속)의 당사자가 취로 중이다(2009년 12월 말 현재).

취로하고 있는 당사자의 존재는 주위에 큰 영향을 미친다. 가까운 당사자의 취업은 실제 장애의 가능성을 믿게 해 주는 힘을 가지고 있으며, 구체적인 취로까지의 길을 분명히 비춰 주는 효과가 있다. 좋은 효과는 파급되고, 연쇄적으로 취로를 바라는 당사자가 나타났다.

좋은 효과는 지원자 측에도 영향을 미친다. 우리는 외부로 나가는 당사자를 지원하며, 새로운 가능성을 알게 되었다. 데이케어에서 취로지원을 받는 당사자도 외부로 이어지는 노력을 계속할 필요가 있다. 그것은 때로 과중한 목표로 느껴질 때가 적지 않지만, 취로에 목표를 두고 의욕을 불사르는 당사자는 한 가지 한 가지 성취해 나가고 있다. 그런 강력함에 우리는 많은 것을 배우고 있다. 아직은 변변찮은 우리의 취로지원이지만, 지금까지 활동하며 당사자와 함께 배운 것을 일부 소개한다.

동기에 착안

데이케어에서 취로상담을 할 때, 우리는 본인의 동기에 착안하여 관여하고 있다. 본인의 내적 동기는 큰 변화를 일으키는 힘이 있다. 취로가 곤란하다고 생각되는 경우도, 본인에게 동기가 있는 한 포기해서는 안 된다.

'일하기 위해서는 무엇이 필요한가?'라는 구체적인 목표가 있으면 생활상의 과제를 다룰 때도 활기가 차다. 필요에 따라 생활 전반 및 증상 안정을 목표로 생활 레벨부터 취로지원을 실시한다. 셀프케어 등 기본적인 것이 어려웠던 당사자가 취로를 목표로 함으로써 제3자의 시선이나 평가를 의식하는 좋은 기회가 되고 있다.

취로상담

본원 데이케어에서 취로상담을 할 때, 생활 상황이나 본인의 병식, 현재의 취로까지의 노력, 희망취로형태 등을 알아본다. 과거 직장 이력도 들어 보지만, 참고 정도로 하고, 현재의 본인을 통하여 보는 미래의 자신에게 기준을 맞추어 관여한다. 당사자중에는 고학력자도 있고 과거에 전문직도 있지만, 너무 높은 목표는 거꾸로 당사자를 취로의 기회로부터 멀어지게 한다. 또 과거 직업이 맞지 않았던 경우도 있고, 업무 공백이 많은 경우 도중에 발병하여 그전 자신과 현 상태가 차이가 많은 경우도 적지 않다. 현재의 본인이 실현 가능한 계획을 찾는 것도 지원자에게 필요하다.

증상 때문에 취로는 시기상조라고 생각되는 경우 또는 생활 리듬 개선이나 체력 향상 등 데이케어 내외의 활동 쪽이 효율적이라고 생각되는 경우는, 미래의 취로를 목표로 지금 가능한 것부터 하라고 권유한다. 취로라는 목표가 있으면 생활 전반에 생기가 있는 좋은 효과가 나타나는 경우는 매우 많다.

외부 취로까지의 단계로서, 데이케어 내외의 자원을 활용하여 본인과 지원계획을 생각하여 실행한다. 원내 취로, 작업소에서의 훈련, '생활 리듬표'를 활용한 생활 개선 접근, 증상악화 시 자기조절 등 세부적인 지원을 생각하지만, 취로를 초조해하는 당사자에게는 멀게만 생각하여 좀처럼 순조롭게 나아가지 못할 때도 있다.

그럴 때 효과적인 접근이 헬로우 워크나 장애인 직업센터로 동행하는 것이다. 가까운 존재인 스태프의 충고는 때로는 받아들이기 힘든 것이지만, 취로 전문가의 의견은 진지하게 듣게 된다. 취로는 시기상조라고 함에도 불구하고 초조해하며 실패를 거듭하는 당사자의 지원에, 외부 기관인 헬로우 워크나 장애인 직업센터 스태프의 충고는 매우 유효하다.

외부 지원기관과는 가능한 연락을 취하고, 연계하여 취로지원을 한다. 곧바로 취로로 이어지지 않는 경우라도, 외부 지원기관의 협력을 얻음으로써, 취로로 가는 길이 정리되고, 지원자도 본인도 같은 방향으로 가는 착실한 노력을 할 수 있게 해 준다. 그 결과, 무사히 취로로 이어질 때의 기쁨은 이루 말할 수 없다. 당사자에게는 다양한 측면이 있어, 데이케어에서 보여지는 모습이 모든 것은 아니다. 타 기관, 타 직종에 의한 접근으로 원래 당사자가 가지는 잠재적인 힘을 끌어내어 드러나게 할 수 있다.

일반 기업에 장애인 고용을 한 당사자 중에는 '지역 장애인 취로지원 사업'을 이용한 당사자가 많다. 이 사업은 취로, 직장 정착까지, 헬로우 워크, 장애인 직업센터, 본원 데이케어 정신건강사회복지사(Psychiatric Social Worker: PSW) 등이 팀을 이루어 본인을 지원하고 있다. 헬로우 워크 스태프는 직장과의 고용 조건 등을 본원 정신건강사회복지사는 면접 동행이나 증상 지원, 장애인 직업센터는 직장에서 본인에게 직접 지원하는 등 각 기관의 특징을 살려 협력하여 지원한다. 또 정식 고용까지의 흐름으로서 '실습 → Trial 고용 → 정식채용'이 있지만, 각 단계마다 개최되는 관계자 회의는 직장에서 본인이 가지는 문제나 노력이 파

생활 리듬표 ________년 ________월 NO. ____________

시각	4	5	6	7	8	9	10	11	12	13	14	15	16	17	18	19	20	21	22	23	24	1	2	3
日																								
(월)																								
오늘을 돌아보며																								
日																								
(화)																								
오늘을 돌아보며																								
日																								
(수)																								
오늘을 돌아보며																								
시각	4	5	6	7	8	9	10	11	12	13	14	15	16	17	18	19	20	21	22	23	24	1	2	3
日																								
(목)																								
오늘을 돌아보며																								
日																								
(금)																								
오늘을 돌아보며																								
日																								
(토)																								
오늘을 돌아보며																								
日																								
(일)																								
오늘을 돌아보며																								
시각	4	5	6	7	8	9	10	11	12	13	14	15	16	17	18	19	20	21	22	23	24	1	2	3
1주간을 돌아보며																								

[그림 3-10] 생활 리듬표

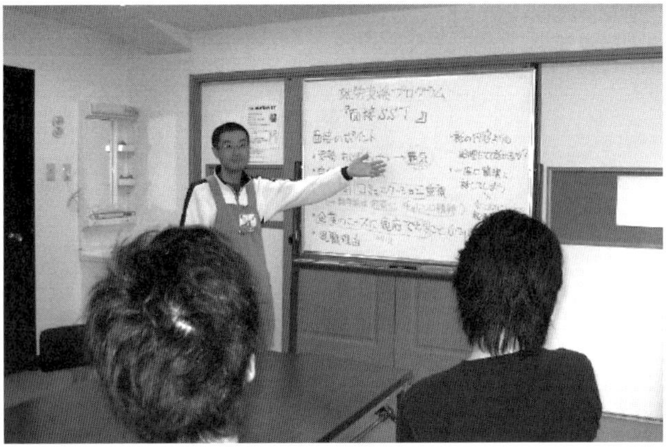

[그림 3-11] 관계자 회의

악되고, 좀 더 나은 지원이 가능케 한다. 관계자 회의는 본인도 참가하며, 직접적으로 직장의 피드백을 받는 좋은 장이 된다. 이처럼 취로까지의 흐름을 함께 하며 취로처의 상황을 파악하는 것은 지속적인 취로를 위한 지원으로서 절대적인 효과를 발휘한다. 본인의 안도감, 상담받기 쉬움, 팀 지원이 종결된 후에도 일이 있을 때는 다시 연계하여 지원하는 멋진 제도이다.

그 외에도 지역 장애인 취업, 생활지원센터나 장애인 상담지원사업과 연계할 때도 있다. 본원 데이케어만으로는 본인을 지원하는 지식도 경험도 부족할 때가 많다. 이럴 때 타 기관에게 적극적으로 협력을 요청하고 연계를 시도한다.

개별 지원만이 아니라 집단으로 접근하는 여러 가지 방식의 지원이 있다. 주식회사 홋카이도 아르바이트 정보회사에게 Group Work를 부탁하거나, 직업 카운슬러나 헬로우 워크 담당자에게 이력서 강좌를 부탁할 때도 있다. 옷차림을 배우기 위해, 현역 모델에게 워킹을 배우고, 프로에게 화장이나 눈썹 정리를 배우기도 한다.

이력서 작성 지원

외부 취로에 대한 상담을 할 때, 중점을 두는 하나가 이력서이다. 이는 상담

수도 많다. 대부분은 이력서 작성을 힘들어 한다. 발병 때문에 학업을 중단할 수밖에 없었다거나 오랜 요양기간으로 학력이 비는 경우, 공백 기간이 긴 경우, 장애로 인해 상처받은 자기평가 때문에 자기 PR이나 지망동기를 잘 쓰지 못하는 경우 등이 있다. 이런 문제는 당사자만이 아니라 스태프도 함께 고민한다.

그러나 지금은 이력서를 중요한 도구의 하나, 즉 무기로 생각하고 있다. 이력서는 지금까지의 인생을 새롭게 바라보고, 자신의 장점을 발견하고, 다음 목표로 나아가게하는 중요한 역할을 담당한다. 장애가 있는 것은 사실이다. 그것은 확실히 불리한 조건이다. 그러나 중요한 것은 그렇게 불리한 조건을 가지고 있으면서도, 그 가운데 본인이 무엇을 어떻게 배우고 노력했는가이며, 앞으로 어떻게 살아갈 것인가 하는 점이다. 데이케어에서 아무렇지 않게 하는 활동도 중요한 재활의 과정이다. 그것을 이력서에 적어 두는 것이 중요하다.

이를 위해 본원에서는 고용능력 개발기구의 산업 카운슬러의 협력을 받아, 독자적인 이력서를 사용하고 있다. 통상의 이력서는 특기나 지원동기밖에 없어, 직업력이나 자격이 없는 당사자로서는 불리한 항목으로 되어 있지만, 이 이력서는 '지금까지의 활동에서 얻은 것' '자각하고 있는 성격' 등 특별한 직업력이 없더라도, 예를 들어 데이케어의 경험에서 얻은 것이나 원내 치료나 여가활동에서 얻은 것을 바탕으로 충분히 자기 PR이 가능한 시스템이다. 이 이력서는 장애를 오픈하여 구직할 때만이 아니라, 예를 들어 리워크 재직자처럼 장애를 오픈하지 않는 구직자들도 이용 가능한 것이다.

또 '자각하고 있는 성격'의 칸을 채우기 위한 도구가 있다. 이것도 고용능력 개발기구의 산업 카운슬러의 지혜를 빌렸다. 많은 성격의 키워드 가운데 자신을 나타내는 것을 몇 가지 체크하고, 그중에서 네 가지를 엄선한다. 그것을 이용하여 자신을 표현하는 것이다. 키워드를 체크하는 형태라서 자기평가가 낮은 당사자도 작성하기 쉽고, 어휘에 자신이 없는 당사자도 간단하게 작성하는 장점이 있다.

성격란 작성도구

① 자신에게 맞는 것을 체크해 보자(몇 개라도 가능).

- ☐ 명랑
- ☐ 사교적
- ☐ 협조성
- ☐ 유머가 있다
- ☐ 느긋함
- ☐ 낙천적
- ☐ 사람 사귀기가 능숙

- ☐ 헌신적
- ☐ 상대의 입장에 선다
- ☐ 돌봐 주기를 잘한다
- ☐ 배려
- ☐ 잘 들어 준다

- ☐ 취미가 많다
- ☐ 호기심이 많다
- ☐ 독창성
- ☐ 창조적
- ☐ 신선한 감성
- ☐ 감수성 풍부
- ☐ 아이디어가 많다

- ☐ 정직
- ☐ 솔직
- ☐ 성실
- ☐ 근면

- ☐ 신중
- ☐ 견실

- ☐ 솔직

- ☐ 전향적
- ☐ 적극적
- ☐ 향상심

- ☐ 책임감
- ☐ 사명감
- ☐ 끝까지 다하기
- ☐ 전력투구
- ☐ 철저
- ☐ 말한 바는 실행하기
- ☐ 지는 것을 싫어함
- ☐ 끈기 있음

- ☐ 건강
- ☐ 열심
- ☐ 근성
- ☐ 체력
- ☐ 최선을 다함
- ☐ 행동적
- ☐ 노력

- ☐ 성실
- ☐ 예의 바름
- ☐ 겸허
- ☐ 시간준수

- ☐ 시야가 넓다
- ☐ 이해가 빠르다
- ☐ 유연
- ☐ 변화에 대응

- ☐ 배짱이 있다
- ☐ 강한 신경
- ☐ 맷집이 좋다
- ☐ 실패를 두려워하지 않는다
- ☐ 대담하다
- ☐ 혁신적
- ☐ 도전정신
- ☐ 긍적적 사고
- ☐ 승부에 강하다

- ☐ 이상적
- ☐ 냉정

- ☐ 탐구심
- ☐ 분석적
- ☐ 세밀
- ☐ 집중력

- ☐ 예측성
- ☐ 감이 예리함

② 이 중에서 최우선 순위를 붙여 4개를 고른다. 그때 같은 의미의 단어가 겹치지 않도록 신경 쓴다.

③ ②에서 고른 단어를 아래의 문장에 맞추어 본다. 그때 순서를 생각하여 좋은 문장이 되도록 한다. (문장은 단어에 맞게 약간 조정하라!)

나는 ____________하고 ____________한 성격으로 생각하고 있다.

____________하고, ____________ 같은 면도 느끼고 있다.

[그림 3-12] 성격란 작성도구

취로 후의 지원

취로를 시작한 당사자는 필연적으로 지금까지 해 온 데이케어 이용이 어려워지지만 데이케어 이용 자체를 그만두거나, 지원을 종료하는 것은 바람직하지 않다. 당사자는 취직 결정을 목표로 생각하기 쉽지만 실제는 시작이다. 어려운 것은 일을 계속하는 것이다. 전화상담, 내소상담, 나이트케어나 Short Care를 이용하는 등 취로 후의 지지체계를 취직활동을 하면서 본인과 논의하는 것이 중요하다.

상담처가 확보되어 있는 것이 정신적인 면에서 보험이 되고, 적절한 데이케어 이용은 좋은 안식처도 된다. 또 주위의 당사자로 인해 희망과 자극을 느낄 수 있고 데이케어 전체로서도 좋은 영향을 받게 된다.

마치며

취로지원은 아직 초창기 분야지만, 각 관계 기관이 현재 노력하고 있는 공통의 과제이기도 하다. 한 기관만으로는 결코 효과적인 지원이 될 수 없다. 필요에 따라 적극적으로 연계하고, 지역에서 팀으로 지원하는 것이 이상적이다. 타 기관과의 연계로 인하여 생각지 못한 활로를 찾거나, 본인의 동기가 높아지는 경우도 종종 있다. 특히 정신건강의학과의 취로지원은 아직 여명기이다. 이러한 연계를 통해 선구자들의 지혜를 좀 더 흡수하고, 정신건강의학과 분야에서의 새로운 지원을 개척하고, 새로운 연계의 형태를 모색할 필요성을 느끼고 있다.

공부방

무라카미 토오루(정신건강사회복지사)
세토구치 유키(정신건강사회복지사)

시작하며

공부방은 데이케어 내의 학습지원활동으로 취학지원, 자격 취득 지원, 생애학습지원을 하고 있다.

개요

스태프 1명이 담당하며 인터넷이 가능한 PC 몇 대가 설치되어 있어 학습지원에 활용한다. 개별적으로 공부하기 쉽도록 개인용 책상을 설치하고, 중앙에는 테이블을 두어 스태프와 함께 공부할 수 있도록 한다.

세부적인 학습지원계획이 필요한 경우, 담당 스태프와 면담을 하여 무리하지 않고 목적에 맞는 방법을 검토한다. 월요일에서 토요일 오후 및 나이트케어 시간에 문을 연다. 평균 5~10명이 이용하며, 10대 후반~50세 전후로 다양하다.

이용목적

① 통신제 고교생의 학습의 장
② 자격취득을 위한 학습의 장
③ PC기술을 익히는 장
④ 데이케어 프로그램 '시계 할아버지의 역사 강좌' '매트 선생의 Let's English 강좌' 예습 및 복습 공간
⑤ 홈헬퍼 2급 취득 강좌(본원의 취로지원에서 실시되는 강좌)의 리포트 작성 등

을 하는 곳

⑥ 독서나 조용한 취미 공간(실뜨기나 삽화 제작 등)

❐ 공부방의 3대 기능

① 취학지원

본원은 광역 통신제 고교와 연계되어 있다. 통신제 고교에서는 자택 학습을 할 때가 많아, 집에서 과제에 대해 학습지원을 중점적으로 하고 있다. 그리하여 당사자의 학습 상황을 고교 측과 본원이 서로 이해하고, 좀 더 나은 지원을 제공할 수 있는 체제를 만들고 있다.

통신제 고교에 다니는 당사자 중에는 한 과목을 미처 취득하지 못해 졸업 자격을 얻지 못하고 중퇴하는 당사자도 있었다. 그는 현재 졸업하여 자신감을 가지고 취로지원에 임하고 있다. 또 다른 당사자도 졸업을 위해 모두의 협력을 얻어 학교 행사에 참가하거나, 정기 시험이나 리포트 제출을 위해 이곳을 활용하고 있다.

② 자격 취득 지원

취로를 위한 이력서 작성 시, 자격증이 없어 자신 없어 하는 당사자도 있어, 어떤 자격이 도움이 될 것인지 혹은 유리할 것인지 상담도 한다. 또 실제 자신이 원하는 자격 취득을 위해 함께 노력한다. 이 경우 스태프가 가지고 있지 않은 자격이나 처음 보는 자격증일 때도 많아 가르치기가 어렵다. 이럴 때 '함께 배우는 자세'나 '필요한 정보를 제공하는' 것이 공부방의 큰 역할이다.

③ 생애학습지원

취학이나 취로와 무관하게 공부에 의욕을 가진 당사자를 지원하고 있다. 영어회화, PC, 삽화, 가죽공예 등 자신이 배우고 싶은 분야를 지원한다.

다른 프로그램과의 관련성

본원의 데이케어 프로그램에는 학습 프로그램이 많이 준비되어 있다. 그중 영어나 역사 등에 관심을 가지고 독학하는 당사자도 적지 않다. 이때 PC가 있거나 조용한 환경에서 공부하는 곳이다. 이 프로그램에서는 항상 스태프가 가르치기만 하는 것이 아니다. 당사자끼리 배우고 가르쳐 주는 식의 지원도 이루어진다. 예를 들어, 수학을 잘하는 당사자에게 가르쳐 줄 것을 요청하기도 하여 자원봉사를 하게 한다. 당사자의 컨디션을 고려하는 배려도 필요하며, 이런 관여 가운데 당사자 간의 교류가 깊어진다. 또 당사자가 어떤 역할을 가지고, 가르치는 경험을 하고 자신감을 가지게 하는 효과도 있다.

앞으로의 과제

취학지원은 현재 연계하고 있는 광역 통신제 고교와의 정보교환을 활발히 하고, 좀 더 나은 학습지원을 제공하는 것이 중요하다. 또 자격 취득 지원과 원내 취로지원의 연계를 강화함으로써 조금이라도 당사자의 취직에 대한 동기부여를 할 필요가 있다.

이전에 사무직을 희망하던 여성 당사자가 비서 검정에 합격하여, 그 후 자신감을 가지고 취직활동에 도전했다. 이처럼 바라는 직장을 가지기 위한 자격 취득을 목표로 하는 것은 취로지원과 밀접하게 관련 있고, 앞으로 지원의 핵심과제가 된다.

홈헬퍼 2급 양성강좌에서의 노력과 수료자의 취로지원

오카다 키요코(간호사)

시작하며

2002년 8월부터 시작하여 2010년 7월 현재, 8기생이 수강 중이다.

본원 데이케어는 자격 취득뿐만 아니라, 부설 고령자 데이서비스에서 실제 개호현장의 취로지원을 하여 실천적인 취로지원이 되고 있다.

홈헬퍼 2급 양성강좌에 관하여

본원 데이케어는 이를 취로지원의 하나로 보고, 데이케어 프로그램으로 실시하고 있다. 실습은 외부 노인보건시설에서 실시한다. 그 후 도지사 인증의 홈헬퍼 2급 자격을 취득할 수 있다.

강사진은 전원 데이케어 스태프가 담당하며 통상적인 것보다 매우 느긋하게 배려하고 있다. 수강생 모집은 데이케어 내에 포스터를 붙인다. 이 외 의사나 스태프가 치료적으로 제안하여 수강하기도 한다.

수강하기 위해서는 주치의의 허가가 전제가 되며, 주치의 의견서 제출을 필수로 하고 있다. 또 담당 스태프가 면담을 하여 수강하는 동기, 컨디션, 증상, 필요한 배려 등을 확인한다.

헬퍼 강좌의 특징

데이케어에서 헬퍼 강좌를 취로지원 프로그램의 일환으로 하기 위해서는 여러 가지 연구와 배려가 필요하다.

최근 이 자격은 수 주에서 수개월간 단기 집중으로 취득하는 것이 보통이지만, 이는 정신장애인에게는 어려운 일이다. 본원에서는 주 2회 반나절 정도로 느긋하게 반년간 무리 없이 배우고 있다. 또 처음부터 긴장하여 중반에는 피로해지기 쉬워서 도중에 2주 정도의 여름 휴가를 실시하여 지속적으로 수강할 수 있도록 한다.

또 강사진은 모두 데이케어의 의사나 다직종 스태프로서 수강생이 과도한 긴장감을 가지지 않고, 안심하고 배우도록 배려하고 있다. 또 컨디션을 배려하거나, 좀 더 알기 쉬운 내용으로 강의 한다는 장점도 있다.

강의 내용도 많은 연구를 하고 있다. 당사자들 가운데는 학업 도중에 발병하여, 학습에 대해 지원을 받아야만 하는 경우도 적지 않다. 특히 리포트 작성은 다들 어려워한다. 이에 평소 강의에서 수업내용 정리를 과제로 내거나, 한자 공부나 문장 정리를 포함하여 세부적인 지도를 하고 있다.

또 수강 중에 불안으로 고민을 하는 당사자도 많아서, 학습 진도나 실습하는 중 앞으로의 취로에 대한 불안 등 필요에 맞게 개별적으로 대처하고 있다.

실습은 외부의 노인보건시설로 간다. 이때 불안을 호소하는 당사자도 많다. 시작할 때는 담당 스태프가 실습시설까지 동행하여, 긴장과 불안을 완화시켜 준다. 실습 중간에도 둘러보고, 당사자와 시설 모두에게 세밀한 배려를 해 준다.

거절하는 곳이 많아 개강 전에 실습처를 찾는 것도 힘이 들지만 이해를 해 주는 곳을 찾으려 노력한다. 앞으로 헬퍼 강좌 외에 음악 등 프로그램을 통한 자원봉사 위문 등 상호교류를 가져 노인시설에서는 매우 감사하고 있다.

수료식

현재까지 82명이 수강했다. 그중에는 컨디션 악화로 중단할 수밖에 없었거나 다양한 이유로 탈락한 당사자가 있었지만 70명이 수료했다. 수료 시에는 반드시 수료식을 하고 있다. 수료증 수여나 단체사진촬영 등의 격식을 갖춘 식을 가져 당사자를 격려해 준다.

수강 중에 당사자가 보이는 진지한 태도나 차츰 성장해 가는 모습에 매년 새롭게 놀라움을 느낀다. 무엇보다도 6개월간의 충실한 수강과 수료 시의 밝은 모습에 매우 놀라게 된다. 이 경험이 앞으로의 인생에 좋은 영향을 미쳤으면 한다.

강좌 종료 후의 취로지원

종료 후, 반 정도가 헬퍼로서 취로를 희망한다. 나머지 반은 다른 분야나 직장을 목표로 실제 일하고 있는 당사자도 있다. 헬퍼 강좌가 좋은 단계가 된 경우도 많다.

헬퍼를 목표로 하는 경우에는 부설 고령자 데이서비스 '도토리집'에서 활동하도록 하고 있다.

❒ 오도리공원 '도토리집'의 개요

2003년 개설된 개호보험이 적용되는 고령자 데이서비스이다. 지하철이 연결되는 사무용 빌딩 2층에 있는 도시형 고령자 데이서비스로서, 정신건강의학과 증상을 가진 치매 고령자도 많으며, 최근 조기치매 이용자도 늘고 있다. 또 이 시설 내에 탁아시설도 있어, 홋카이도에서는 아이와 고령자가 함께 지내는 최초의 공생형 이용시설이기도 하다.

음악요법이나 계절 이벤트 프로그램도 있지만, 아이와 고령자가 느긋하게 시간을 공유하는 스케줄을 가지고 있다. 가정적인 분위기에서 고령자와 아이들이 자연스럽게 접하며 웃음이 넘쳐난다. 치매 고령자도 안심하고 자신의 페이스로 지내도록 스태프의 세심한 배려가 필요하기 때문에, 많은 스태프를 필요로 하는 개호시설이다. 도토리집을 담당하는 의사, 스태프의 대부분은 헬퍼 강좌의 강사들이다.

❐ 도토리집의 취로지원

이곳에서의 업무는 심한 치매 고령자도 많아 세심한 배려를 필요로 하는 등 결코 편하지 않다. 강좌를 수료한 당사자가 여기에서 실제로 개호를 할 때 스태프의 세심한 배려가 반드시 필요하다.

또 이 취로지원은 개호복지사의 시험 자격 취득을 하나의 목표로 하며 어디까지나 중간적인 지원으로서 행하고 있다. 강좌 수료자에 국한하지 않고, 모든 자격을 가진 당사자의 취로지원도 받고 있다. 당사자가 헬퍼 일을 하는 것 외에, 출퇴근 운전을 하는 Peer 스태프도 있다.

취로지원 시작 시에, 취로 담당 정신건강사회복지사와 도토리집 스태프가 면담을 한다. 주치의의 의견을 참고하면서, 본인의 컨디션이나 능력, 적정성을 살펴보고, 업무내용이나 취로 횟수를 신중하게 결정한다. 취로 계획은 단기간 동안 단계적으로 나아가며, 수 시간의 자원봉사 취로에서, 반일 시간제, 하루 시간제 등 본인에 맞는 근무체계가 되도록 가능한 배려하고 있다. 또 취로 중에 팔로우 업 일정은 중요한 요소로 세심한 평가와 취로지원을 하고 있다.

또 체력 향상이 과제인 당사자는 운동 프로그램, 커뮤니케이션이 과제인 당사자는 사회기술훈련 프로그램 등에 참가하게 하여 개개인의 과제에 맞는 효과적인 데이케어 프로그램을 조합하여 취로지원을 하고 있다.

또 매일매일의 미팅에 중점을 두고 있다. 이용자의 모습, 필요한 관여, 스태프의 활동 확인 등은 충분한 시간을 가지고 신중하게 실시하며, 당사자 헬퍼들의 불안이나 당혹스러움에도 적극적으로 귀를 기울이고, 적절한 충고를 하고 있다. 공부 모임도 정기적으로 가지며, 특히 치매 증상이나 대처법과 조기치매 등의 케어에 관하여 중점적으로 배우고 있다.

❐ 도토리집 스태프에게 요구되는 것

동시에 세 가지 관점과 역할이 요구된다. 첫째는 고령자 데이서비스의 스태프로서 치매 고령자를 케어 하는 것, 둘째는 취로지원 스태프로서 당사자 헬퍼들을 지원하는 것, 셋째는 동료로서 관여를 의식하며 일하는 것이다.

첫째와 둘째는 당연히 중요하지만 셋째도 의외로 중요하다. 도토리집을 졸업하고 외부로 나아갈 때, 동료와의 대인 커뮤니케이션이나 사회 상식에서 좌절하는 당사자도 많다. 동료로서 지원을 함으로써, 더 나은 효과가 나올 것을 기대하고, 당사자 헬퍼들도 포함한 스태프 간의 송년회 등의 이벤트도 적절히 실시하고 있다. 당사자 헬퍼 취로지원에는 헬프 기술만이 아니라 생활기술이나 매너 등도 포함하여 다각적인 관점에서 취로지원을 의식할 필요가 있다.

또 헬프 취로지원 쌍방의 케어에 관하여 정기적으로 개최하는 도토리회의에서는 도토리집 이용자, 의사, 도토리집 스태프, 취로지원 스태프 등이 밀접한 정보교환과 논의가 중요하다.

❒ 당사자 헬퍼가 취로하는 효과

당사자 헬퍼가 취로함으로써 도토리집에는 매우 좋은 효과가 나타난다. 당사자 헬퍼는 훌륭한 지원군이 되고, 그들의 업무에 대한 진지한 자세는 배울 점이 많다.

당사자 헬퍼는 '기다림'이 가능하다. 우리는 무의식중에 기다리지 못하고 손을 내밀거나 간섭하게 되지만, 그들은 느긋하게 옆에서 본인의 페이스를 존중하면서 일할 수 있다. 그들의 자연스러운 다가감이 치매 고령자들에게 전달되어 그들을 안정시킨다.

또 당사자 헬퍼가 있음으로써 일반 고령자 데이서비스 담당자 이상의 충분한 배려와 스태프를 배치할 수 있게 되는 것도 장점이다. 단순히 옆에서 따뜻하게 말을 거는 것이 치매 고령자의 정신적인 안정으로 이어지는 것을 보고 놀랄 때가 종종 있다. 중증 치매 고령자도 많지만 여기에는 늘 느긋하고 밝은 가정적인 분위기가 흘러 웃음이 그치지 않는다. 그 분위기를 지지하는 것이 당사자 헬퍼들이다.

앞으로의 과제

현재 많은 당사자 헬퍼가 일하고 있다. 그중에는 다음 단계로 나아가는 경우도 있고, 개호복지사 시험을 위해 공부하거나, 외부 취로를 모색하는 등 다양하다.

앞으로의 과제는 도토리집 졸업 후 다음 단계로 나가는 지원을 한층 더 충실하게 하는 것이다. 우리가 도토리집의 취로지원이 개호현장의 취로지원에 한정되어 있는 것은 결코 아니다. 개호현장에 있음으로써 당사자 헬퍼는 사람을 도와주는 것에 대한 즐거움이나, 상대방의 입장에서 생각하는 등 소중한 것을 많이 배운다. 도토리집에서 다양한 경험을 쌓고 점점 더 성장한 그들이 자신의 길을 걸어가는 데 도움이 되도록 더욱 노력하려고 한다.

데이케어가 기반이 되어 탄생한 작업소

야마다 히데요(정신건강의학과 의사)

데이케어 클리닉 '호토 스테이션'은 약 10년의 역사 속에서 세 군데 작업소를 만들었는데 각각의 개소경위, 현황, 운영 스태프의 여러 가지 문제 등을 실제 경험에 기초하여 고찰해 본다.

앞으로 작업소 설립이나 운영에 관여하는 것에 조금이라도 도움이 되었으면 하는 바람으로, 부끄러움을 무릅쓰고 적어 본다. 현재의 스태프는 집필 당시와 완전히 바뀌었다.

터벅터벅 공방

❒ PC 작업소

데이케어 당사자 가운데는 대인관계는 잘하지 못하지만, PC 조작이나 PC에 대한 능력을 발휘하는 경우도 적지 않다. 본원 데이케어에서도 마찬가지였다. 그들이 가진 기능이 어느 정도 사회적으로도 잘 활용되었으면 하는 바람으로 자기평가가 높아지거나, 타인에 대한 공헌의식을 키우는 치료 효과를 기대하며 실제 사회 참가나 본격적인 취로로 이어지도록 했다.

PC 조작에는 능숙하지만, 히키코모리 생활을 계속했던 당사자의 제안을 받아들여, 데이케어 내에 파티션을 설치하고 PC 전용 공간을 만든 것이 현재 PC 작업소 '터벅터벅 공방'의 시작으로 2000년이었다. 그 후 수년 동안, 작은 방을 빌려 규모가 커지면서 몇 차례 이사를 하고, 현재의 시내 사무실과 같은 곳으로 옮겼다. 조금씩 당사자가 모여 취로를 하거나 다양한 이유로 이용을 그만두면서, 현재는 하루에 12명~15명 정도가 다니고 있다. 본원 데이케어 스태프의 명함 제작, 데이케어 월간 프로그램 일람표나 월간 식단표 작성, 데이케어 스태프가 관여하는 학회나 이벤트, 그 외 프로그램이나 초록집, 책자 등의 편집이나 인쇄 등을 하고 있다. 또 데이케어의 PC 프로그램에 있어서 이 작업소 당사자가 기능 지도자로서 파견되고 있다.

그 후 당사자의 기량 향상과 함께 학회 연제 발표 때 PPT 제작 등 수준이 높은 작업도 맡게 되고, 일본 데이케어 학회 삿포로 대회에서는 큰 활약을 했다. 또 다른 전국 학회가 삿포로에서 열릴 때 초록집이나 포스터 제작 등을 맡을 수 있게 되었다.

그러나 이런 당사자들의 기능 향상과 함께, 당연히 그들은 직장복귀를 준비하며 퇴소하는 단계로 나아가게 되었다. 그렇게 되자 작업소 능력이 저하되어 어려움을 겪게 되었다. 이는 현실적으로 취로를 원하는 당사자가 많은 작업소에서는 일반적인 과제이지만, 거래처에서 수입이 좋은 일을 할 수 있는 높은 기술을 가진 당사자는 점점 퇴소하게 되어, 기능 향상에 시간이 걸리는 당사자가 늘어나는 딜레마에 빠지게 되었다.

이에 스태프가 주의를 기울이지 않으면 안 되는 것이 작업소 운영을 우선으로 하기 위하여 취업 기회를 빼앗는 형태로 관여하게 되는 것이다. 이 딜레마에 관하여 우리도 쓰라린 교훈을 배우게 되었다.

또 공공인쇄물이나 책자 등의 주문에 대해서는 당연히 조그마한 실수도 용납되지 않는다. 따라서 주의력, 집중력이 아직 충분치 못한 당사자가 제조과정에 관여할 때, 예상 못한 일이 벌어질 때가 종종 있었다. 이에 스태프의 주의력과 인내심이 이만저만 요구되는 것이 아니었다. 이에 '작업소이기 때문에 어쩔 수 없어'라는 식으로 생각하게 되어 '작업소의 사기, 기술력'이 크게 떨어졌다. 이에 대하여 스태프는 당사자의 부족한 기술이나 불충분한 측면에 너무 주의를 기울이게 되어, 그것이 부정적인 견해나 대처로 이어지기도 한다. 그 반대로 당사자에 대해 수용적이고 지지적인 자세가 몸에 배어 있는 스태프는 대체로 세부적인 것에 눈을 돌리지 못하고, 당사자의 작업 실수를 놓치고, 작업소 전체의 문제점을 알아차리지 못하기도 한다. 이렇게 스태프의 균형 잡기 어려운 문제점도 있다. '터벅터벅 공방'의 짧지만 파란만장한 역사도 이 과제를 둘러싼 어려움에 늘 힘들어했던 하루하루였다.

도시락 가든

❐ 도시락 제작 작업소

당사자 가운데 조리 일을 한 당사자나 조리에 관심이나 흥미를 가진 여성들이 있는데, 이것이 '터벅터벅 공방'과 마찬가지로 전제 조건이 된다. 이에 데이케어가 세 들어 있는 인근 건물 지하에 있던 중화요리식당이 갑자기 파산을 하여 가게 전체를 좋은 조건으로 빌릴 수 있게 되어 탄생했다. 처음에는 데이케어 당사자 가족이 중심이 되어 시작했지만 가격과 상품의 질 문제, 제품에 대한 불만, 바퀴벌레 발생사건, 또 당사자에 대한 스태프의 대응문제 등 시작부터 문제가 산적했다.

이것도 앞의 '터벅터벅 공방'과 같은 작업소 특유의 일반적인 문제가 있었다. 즉, 조리기술이 뛰어난 스태프는 장인 기질이 있다. 그들은 조리 내용의 요구 수준이 높아, 당사자에 대한 요구, 나아가 꾸지람도 심하다. 이에 기술 지도에 관여하는 스태프와 당사자 사이에 있는 정신건강사회복지사의 어려움은 무척 심했다. 반대로 당사자에 대해 상냥하고 지지적인 스태프는 작업효율(속도나 맛)도 느슨하여 문제점 발견이나 새로운 발상에 대해 약점을 가지게 되었다. '하늘은 두 가지를 주지 않는다.'라는 말처럼 두 가지의 균형 잡을 수 있는 스태프는 드물었다.

도시락 가든은 현재 10～15명의 당사자가 일하고 있으며 매일 비즈니스가에 있는 가게에 대량의 도시락과 반찬을 제공하는 것 이외에 의료기관, 행정기관, 일반 기업 등에 매일 대량의 도시락 주문을 받고 있다. 스태프와 당사자도 매일 아침 일찍 출근하여 일하고 있다. 저렴한 가격으로 판매하기 때문에 당사자의 임금은 그다지 많지 않아 유감스럽지만, 스태프와 함께 자격 취득 공부를 한 결과, 조리사 국가고시에 합격하거나 일반 취로로 이어지는 경우도 있다.

이 작업소가 생긴지 2년 후에 근처에 작은 오니기리 가게 '메하리점'이 개점했다. 이곳은 전국지에도 소개될 정도로 늘 줄이 서는 가게인데, 이 가게 상품의 반을 담당하는 것이 이 도시락 가든이다.

Foot980

❒ 발마사지 살롱

데이케어 가까운 건물에서 하고 있던 반사요법(Reflexology) 살롱이 경영부진으로 폐점하게 되었다. 데이케어 스태프 중 한 명(실은 필자)이 여기의 고정 고객으로서 심신의 이완 효과를 높이 평가하여 어떻게든 이곳을 정신건강의학과 재활로 바꿀 수 없을까 하고, 두 명의 여성 종업원과 상담한 결과 가게를 인수하기로 했다.

데이케어가 세 들어 있는 건물 중에 8평 정도의 방을 빌려 여기에 이 살롱을 옮겼다. 매월 집세를 데이케어가 부담하며, 매상의 10%를 살롱 측이 데이케어에 지불하는데, 데이케어 이용 당사자 몇 명이 이 기술을 배우게 되었다.

이런 형태로 시작하여 마침내 좀 더 넓은 가게로 이전하고, 반사요법 시술자인 반사요법사 양성 강좌를 개최했다. 당사자 가운데 이 자격(그러나 데이케어 스태프인 우리가 인증하는 자격으로, 정식 자격은 아님)을 취득하는 데 있어서, 당사자의 관심이 높아 주 2~3회, 3개월 동안 꾸준히 기술을 연습했다. 데이케어 스태프 몇 명이 중심이 되어 시험을 치르게 하여 자격 취득을 하는 과정을 밟게 했다. 몇 명이 실제로 살롱에 가서 일반 고객에게 실시할 정도로 기술을 배우게 되었다.

그 후 네 차례 이사를 하여 지금에 이르렀지만, 25분 시술로 9800원이라는 파격적인 가격에도 불구하고 고객이 늘지 않는 심각한 경영상태가 몇 년간 계속되고 있다.

그래도 이 살롱에서 기술을 취득함으로써 인간적으로 성장한 당사자도 있다. 그 당사자는 인간관계에 과민하여 히키코모리이거나 가족과의 갈등도 많아 정서적으로 불안정했지만 이 살롱을 거쳐 몇 차례 일반 마사지 가게나 다른 곳의

점원으로 일하게 되었다. 도중에 이곳으로 돌아올 때도 몇 차례 있었지만, 현재는 일반 점포에서 일하며 경제적으로 혼자 자립하고 있다. 또 이 살롱은 회복자가 일하는 시설(작업소)로서의 간판은 걸지 않고, 겉으로 봐서는 완전히 일반 살롱과 같아서, 요금이 저렴하더라도 일반 가게로서 기술 제공과 접객 태도가 요구된다. 이곳의 문제점은 회복자인 그들의 대인관계기술 양성이다. 당연히 대인기술은 언어적 · 비언어적 측면에서 매우 미묘한 측면이 있어서, 단순히 인사방법이나 시선처리, 거절방법 등 기본적인 기술만이 아니라, 일반 고객에 대하여 마사지를 해 가면서 플러스 알파의 대인 서비스라는 요소가 요구된다. 즉, 어떤 의미에서 매우 높은 기술을 요구하기 때문에 좀처럼 여기에 오는 일반 고객에게 능숙하게 대처하는, 말 그대로 '말도 잘하고 일솜씨도 좋은' 수준에 도달하는 것은 간단하지 않다. 따라서 반사요법 기술을 습득하면서, 접객 기술을 배우고 있다.

작업소 스태프의 자세

의료현장과 물리적, 심리적 거리를 두고 있는 작업소에서 일하는 스태프는 매우 어려운 입장에 처할 때가 있다. 이는 최근 수년간 작업소 설립이나 운영에 관여함으로써 느낄 수 있었다. 그러나 구체적인 특정 문제로서 떠오르게 된 어려움들이 있다. 국가나 단체, 가정까지 모든 조직 내에 많은 심각한 문제가 있다. 작업소도 마찬가지이다.

실제 작업소는 데이케어와 달리 스태프 수가 한정되어 있다. 이에 의료적 · 복지적 · 전문적 관점에서 보면 스태프가 여러 가지 문제점을 안고 있다.

예를 들어, 스태프의 소진 문제가 있다. 정신건강사회복지사가 작업소에 한두 명 일할 때, 작업지도원이나 당사자로부터 압력을 받거나, 따돌림 당하는 형태의 스트레스를 받게 된다. 특히 젊은 스태프는 연령과 현장 경험이 풍부한 나이 든 작업원들에게, 어떤 전문적 입장에서 바람직하지 못한 대처나 분위기가 있더라도, 그것을 지적하고 개선하는 자체가 현실적으로는 무리이다. 예를 들어, 가까운 곳에 의료기관이 있더라도, 외부에 상담하러 가 버리면 이곳이 마음 편한 곳이 아니라고 판단하여 자책하기 쉽다.

또 당사자의 일탈이나 미숙함에 대해 정서적인 통제가 어려운 스태프가 특히 경계선이나 조작 성향이 많은 환자와 경쟁을 하거나, 현장에서 당사자와 서로 사이가 좋지 못한 경우 어려움에 처할 때도 있다. 또 작업소 스태프를 선발할 때, 데이케어 당사자나 외래 환자 가운데 일부에 대해 의료현장에서는 매우 온유하고 작업소에 맞는 사회기능을 가지고 있다고 생각하여 과대평가할 때가 있다. 이는 작업소라는 정신적으로 지원하는 업무를 감안하면, 스트레스를 받을 때 내성을 고려하는 등 신중하게 주의하지 않으면 안 된다. 즉, 자신의 편안함이나 자기가 싫어하는 상황을 피하는 당사자에 대해서는 때로는 꾸지람을 하고, 때로는 지지해야 하고, 특히 말해야 하는 것이 어려운 스태프는 많은 문제를 일으키게 된다.

또 데이케어의 다직종 스태프 가운데 자극을 받고, 지지받고, 지켜봐 주는 것이 정신건강이나 사회 적응상 도움이 되는 것은 당사자뿐만이 아니라 스태프도 마찬가지이다.

어느 정도의 집단성을 가진 스태프 동료들과 함께 일함으로써 당사자들과 마찬가지로 스태프도 심리적 · 정신적 · 사회적 건전함을 유지할 수 있지만, 소수 스태프인 작업소라는 무대에서는 어떤 스태프라도 방심하고, 정체되는 위험성을 주의하지 않으면 안 된다.

정신장애의 경중이나 유무와 무관하게 집단에 의한 건강 유지나 사회화 효과는 크다. 거꾸로 말하면, 예를 들어 1명이 10명에게 관여하는 것은, 3명이 30명, 5명이 50명을 관여하는 것과 숫자로는 마찬가지이지만, 정신건강의학과 재활에서는 상상 이상으로 다른 사태가 벌어진다는 것을 이해하지 않으면 안 된다.

리워크 프로그램
- 우울증에 특화된 복직 지원 -

야마다 히데요(정신건강의학과 의사)
이세키 와타루(정신건강사회복지사)

시작하며

우울증으로 인한 휴직자의 증가는 오늘날 심각한 사회 문제가 되고 있다. 심신 휴식과 약물치료나 정신치료로 증상은 개선되더라도, 보통 수개월의 공백 기간을 거쳐, 갑자기 직장이라는 '전선'으로 돌아가는 것은 그렇게 간단하지가 않다. 사실, 직장 복귀 후에 단기간에 우울증이 재발하여, 실의에 빠져 재휴직 하는 사례가 적지 않다. 그것의 큰 원인 중 하나로 생각되는 것이, 우울증 환자의 심신의 상태를 '휴식 모드'에서 '취로 모드'로 자연스럽게 이행시키는 적절한 지지 수단이 과거의 정신건강의학과 재활에는 결여되어 있다. 한편, 수개월 전까지, 즉 휴직 전까지 사회의 제일선에서 활약하던 많은 우울증 환자들은 조현병 환자가 많은 기존 정신건강의학과 데이케어의 분위기에 아무래도 위화감을 느

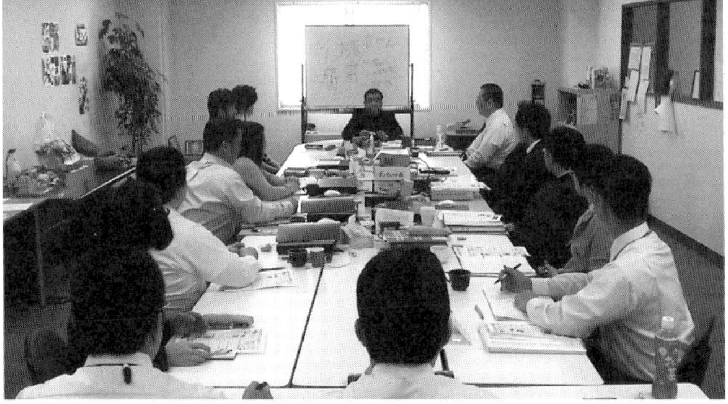

[그림 3-13] 적당한 긴장감이 넘치는 리워크 강의 모습

끼는 것이 현실이다. 그들로서는 종례의 정신건강의학과 데이케어라는 치료 공간은, 예를 들어 본원처럼 의원 부설의 활기찬 데이케어라도, 쉽게 들어가기 어려운 '다른 문화의 세계'라고 느낄 수밖에 없는 것이 현실이다. 이것은 본원 외래 우울증 환자로 데이케어에 적응하지 못했던 몇 명의 소감이다. 이러한 상황 속에서 최근 갑자기 보급되고 있는 우울증에 특화된 리워크라는 이름의 데이케어이다. 그것은 이용 기간도 분위기도, 복장 등 여러 가지 규정이나 프로그램 내용까지, 다양한 요소가 종례의 데이케어와는 큰 차이가 있다. 여기서 우리가 노력한 리워크(복직 지원) 프로그램의 4년간의 경험을 소개한다.

리워크 치료의 기본 방침

우울증 급성기나 휴식기를 거쳐 회복기에서 복직 준비기로 들어간 경우, 조금씩 활동성을 높일 필요가 있다. 그러나 집에서 쉬는 생활은 복직을 위한 적절한 재활 노력은 상당히 어렵다. 이에 휴직 시 요양 생활에서 복직 후의 일상생활을 위해 뭔가 준비할 필요가 있다. 아침에 늦게까지 잘 수 있는 수개월간의 느긋한 일상에서, 아침부터 출근 정체인 지하철에 흔들리며, 직장이라는 스트레스가 가득 찬 하루하루의 일상 환경으로 격변하기 때문에, 그 중간 역할을 하는 어떤 지원 시스템이 불가피하다. 이러한 요청에 의해 리워크 개념이 생겼으며, 그 구체적인 역할은 복직 후를 위한 몸과 마음을 준비하는 트레이닝을 비롯하여 대인 커뮤니케이션이나 PC 등 다양한 기술의 재교육이나, 부적응을 야기한 견해나 사고방식의 수정, 금전관리 보조(부채가 있는 경우가 적지 않다!), 가족개입, 그리고 직장 상사와의 미묘한 조정 등 실로 다양하다. 이어서 본원의 리워크의 골격이기도 한 치료 기본 지침에 관하여 알아본다.

❒ 복직 후의 유사 공간 제공

우울증 환자로서는 대부분 휴양하는 수개월은 '매일이 일요일'로서 집의 거실이 익숙한 거주지가 된다. 이런 익숙한 대상을 집의 식탁이나 커튼으로부터 리

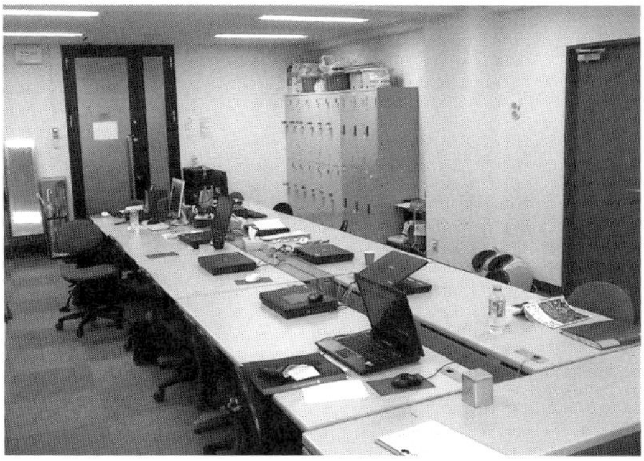

[그림 3-14] 직장과 유사한 리워크 전경

워크라는 유사 직장의 단색의 흰 벽이나 PC가 줄지어 있는 철제 책상으로 이행시키는 과정이 필요해진다([그림 3-14] 참조). 그리고 일정 시간을 프로그램이라는 과제를 실시하는 적당한 긴장이 있는 곳에 머물며 그 내성을 서서히 향상시키는 것이, 평범하지만 복직을 달성하는 데 있어서 큰 촉진인자가 된다. 덧붙여 이용하는 동료나 치료 스태프라는 가족 이외의 사람들로 둘러싸여, 어느 정도 긴장된 분위기의 사무실과 같은 실내에서 낮 시간을 보내고, 저녁에 밖으로 나갈 때 느끼는 충실감이나 자그마한 자신감, 그것이 큰 치료 효과를 가져다준다.

❐ 수면 등 생활 리듬 개선

수개월에 걸쳐 요양 생활을 하여, 우울한 기분이나 의욕 저하와 같은 증상이 개선되었기 때문에 복직 준비가 되었다고 생각하는 환자가 적지 않다. 즉, 증상이 사라진 뒤에 건전한 생활 리듬이 흐트러진 채로 있는 것이 결코 바람직하지 않다는 것을 모르는 경우가 많다. 리워크에 다니지 않는 종례의 우울증에서 회복되는 많은 환자는 생활 리듬이 흐트러진 채 증상이 일견 안정돼 보이면서, 2주에 한 번 단시간의 주치의 진찰이나, 직장의 산업의에 의한 단지 한 차례 복직 판정 면담에서 복직이 가능하다는 '오인'을 할 때가 많다. 이것은 중요한 문제로서 우울증의 복직 후 drop out되는 큰 요인의 하나이다. 리워크를 이용함으로써 이러한 사태를 피하는 것이 가능하다. 아침 7시에 일어나는 것이 불가능한 상습 지각자, 대부분은 심야 1시, 2시까지 인터넷을 하는 등 기본적으로 치료에 동기가 없거나, 약을 조정하더라도 수면 및 각성 리듬 개선이 쉽지 않은 경우도 있다. 어쨌든 '생활 리듬의 개선 없이는 복직할 수 없다.'라는 것이 우리의 임상 경험에서 나온 대원칙이다.

❐ 처지지 않는 힘과 힘을 빼는 능력

우울증은 마음의 감기라는 별로 좋지 못한 캠페인이 한때 널리 알려져 그 심각한 실태가 덮이는 역효과가 나타났다. 우울증은 마음의 병이면서 신체의 컨디션 저하이다. 더구나 우울증에 걸리기 전부터 오랫동안 운동 부족으로 여겨지는 환자는 병에 걸려 말 그대로 체력이 크게 떨어진다. 그러나 그것을 보완할 방법이 과거에는 없었다. 이에 이러한 우울증 환자의 체력을 병에 걸리기 전보다 더 높이는 것이 복직을 쉽게 하고 재발을 막는 효과를 가져온다. 구체적인 프로그램으로써 겨울에도 보행 가능한 지하도나 번화가를 이용하는 다양한 워킹 관련 프로그램, 에어로빅이나 러닝머신을 이용한 실내 운동, 수영 등으로 기초적인 지구력을 키우는 것이 기본이다. 그 외 신체를 통하여 정신에 도움이 되는 치료적 접근으로서 자율 훈련법이나 동작법 기술을 이용한 '힘주지 않는 신체'를 만드는 Body Work 프로그램, 그리고 스트레칭, 에어로빅, 요가나 간단한 가라데(Karate), 이완 등 다양한 즐기는 프로그램을 외부강사에 의해 매주 혹은 격

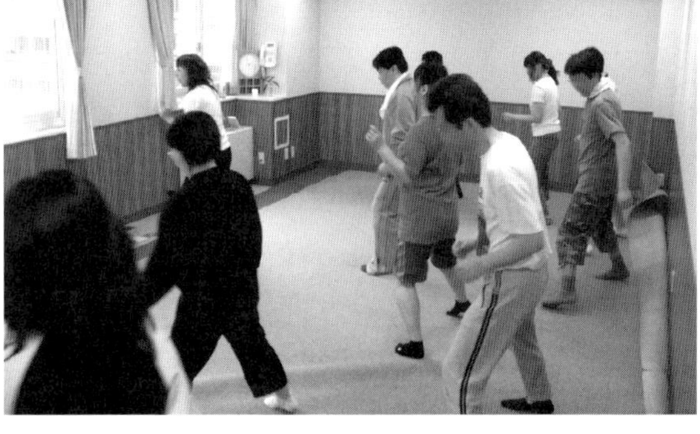

[그림 3-15] 에어로빅으로 땀을 흘리고 스태미나를 키운다

주 정기 프로그램으로 실시하고 있다.

❐ Life style 조정

여기서 말하는 life style은 생활방식이란 의미가 아니라, 아들러(Adler)가 말한 자기나 타인 그리고 주위를 보는 시각 혹은 삶에 있어서 다양한 가치관을 말한다. 우울증 환자가 회복되어 복직 단계가 되면 과거의 실패를 지나치게 고심하거나, 복직 후를 이것저것 비관적으로 생각하여 고민할 때가 많다. 리워크라는 유사 일상 공간 속에서 생활하면서 과거부터 가지고 있던 주제가 자신도 모르게 재현될 때가 종종 있다. 예를 들어, '내가 정말 복직할 수 있을까' '복직하더라도 또 재발하면 어쩌지'와 같은 현시점에서 고민해도 소용없는 내용을 고민한다. 그러면서 실제로 하지 않으면 안 되는 질병 수당 수급 수속은 하지 않고 있다. 그렇게 오랫동안 몸에 익은 불안이나 우울한 기분을 증폭시키기 쉬운 '마음 습관'에 사로잡힌, 사고 패턴이나 행동 특성을 떨쳐 버리기 위한 심리교육(Psycho Education: PE)이 실시된다. 그 요점은 실천적 인지행동치료이다. 그러나 밴듀라(Bandura)의 과거의 제2세대까지의 표준적인 인지행동치료는 거의 실용적이지 않다. 본원에서는 고민이나 증상을 무리하게 조절하려 하지 않고 오히려 수용하는 태도를 가르치는 모리다 요법적인 관점, 도움이 되는 것은 무엇이든 받아들이는 단기치료(Brief Therapy)의 다양한 방법을 갖추고, 그것을 독자적인 인지행동치료 접근으로서 재구성하여 리워크 전체의 핵심 프로그램으로서 사용하고 있다. 근본 성격을 고치는 것이 아니라 삶에 어려움을 조장하는 약간 무리한 life style을 조금씩 고쳐 가는 프로그램이다. 사실, 이것이 상태의 개선이나 재발 방지를 막는 데 매우 큰 효과를 보였다. 이것이 이용자나 졸업생들이 실제로 많이 말하고 있다.

❐ 대인 기능과 PC 훈련

우울증으로 휴직하여 리워크라는 유사 사회에 들어와서, 처음으로 자신이 오랫동안 가지고 있는 우울증 이외의 직장 부적응 원인이 밝혀질 때가 많다. 리워

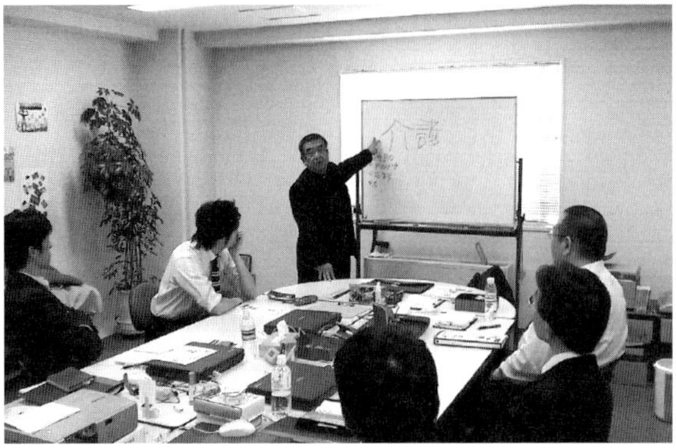

[그림 3-16] 코칭으로 대인관계 기술을 배운다

크에서 만난 다른 이용자나 스태프들을 과거 직장에서 자신을 왕따 시켰던 상사나 사이가 좋지 않은 동료와 동일시하여 사이가 좋지 않게 된다든지, 컨디션이 저하되는 경우를 종종 본다. 혹은 규칙이나 시간 준수, 인사 등 기본적인 생활에 서툰 것이 눈에 띄는 사례도 적지 않다. 이것도 리워크에 있어서 치료 중 나타나는 큰 장점이다. 즉, 그들이 평소에 가지고 있는 대인관계의 부적응 패턴이 훈련의 장이면서 어떤 의미에서 현실 사회인 리워크라는 곳에서 드러나기 때문이다. 리워크라는 공간에서 매일 수 시간씩 지냄으로써 처음으로 드러나는 문제이다. 이럴 때 스태프는 치료의 찬스로 보고 치료 개입을 하거나, 때로는 스스로 극복하도록 기다리면서 관찰하여, 되돌아보게 함으로써 개입한다. 구체적으로 코칭, 사회기술훈련, 자기주장훈련 혹은 발성연습을 포함한 대화 방법 교실 등 다양한 프로그램이 준비되어 있다. 또 PC 조작 기술 부족이 직장 부적응이나 자신감 결여의 원인이 되기도 한다. 리워크에 다니면서 PC 조작의 재미나 프레젠테이션으로 자기표현의 즐거움을 깨닫게 된다. 실제로 복직 후 휴직 중에 PC 기술이 눈에 띄게 좋아졌다며 동료로부터 칭찬받아 자신감이 생겼다는 사례도 있었다. 대수롭지 않은 PC이지만 그래도 무시할 수 없는 PC이다.

❒ 가족이나 직장 상사에 대한 개입

환자가 순조롭게 회복되어 복직을 앞두고 상황이 정체되거나, 복직에 대한 동기부여가 잘 되지 않을 때는 환자 자신을 둘러싼 가족이나 직장 상황을 재검토해 보면 의외의 사실이 드러날 때가 있다. 예를 들어, 아내와의 관계가 좋지 못하여 언제 복직할 거냐라는 아내의 잔소리가 일상화된 것 때문에, 아내와 가족 세션을 가져보면, 아내도 정신적으로 불안정할 때가 있다. 이때 환자와 환자에 대한 개입을 함으로써 정신적인 균형을 되찾아 가족 전체가 개선될 때도 있다. 또 직장에서 실제로 환자의 복직을 크게 환영하지 않고, 본인이나 직장 모두 서로를 의심하거나 상사나 사장이 차갑게 무관심한 경우에는 실제 복직이 장기적으로 보아서 본인의 상태 개선이나 생활이 호전될 수 없다고 보일 때도 있다. 이럴 때 직장을 옮기는 것을 생각해 보는 것이 현실적일 수도 있다. 그러나 원칙은 원 직장으로 돌아가는 것으로 인사 과장이나 총무 과장을 스태프가 직접 만나 복직에 대한 과제를 상담할 때가 많다. 그 결과, 환자가 직장에서 일탈 행동을 반복했다든지, 때로는 문제 사원으로 되어 상사가 불만이 가득 찬 경우도 있다. 이런 경우, 그 감정을 리워크 스태프와 나눔으로써 그 분노가 진정되고 환자를 받아들일 수 있게 되어, 복직의 동기부여가 될 때도 있다. 많은 우울증 환자가 복직 교섭에 있어서 아직 회복이 덜 된 상태에서 혼자서 할 때가 있다. 프로야구에서도 선수의 대리인이 개입하듯이 리워크에서 수개월간 실제로 훈련을 쌓고, 그 옆에서 수시로 관여해 준 스태프가 대리로 사전에 논의를 하거나, 때로는 동석하여 교섭한다. 이렇게 함으로써 복직이 원활하게 된다.

❒ 집단치료로서의 리워크

리워크라는 10여 명의 소집단에서 얻어지는 치료 효과는 참가자나 스태프의 상상 이상이다. 그것은 원래 데이케어라는 치료적 틀이 갖추어져 있기 때문이며, 우울증 환자, 그것도 사회로부터 drop out된 짧은 기간의 환자가 중심 당사자가 되는 그룹은 흔치 않다. 그것만으로 조현병 집단이나 데이케어과 비교하여, 집단 역동에 의해 참가자에게 미치는 영향은 매우 크다. 우울증 환자가 리워크에 참가하고 자신과 같은 처지에 있는 동료를 만나면서 많은 지지와 자극을 받는 것은 분명하다. 또 자신처럼 비참한 사람은 없다고 확신했지만, 자신보다 더 가혹한 상황에 처한 동료를 보고, 용기와 새로운 의지를 가지게 된다. 이처럼 비슷한 경우에 처한 체험을 교류하고, 다양한 사례를 들음으로서 인식 개선도 생기게 된다. 한편, 집단 속에서 드러나기 쉬운 경쟁의식이나, 실제로 비속한 관계도 당연히 있다. 참가 전에 리워크의 목적을 재확인하고 우선순위를 자각시키기 위해 스태프가 수차례 주의를 환기시켜도, 역시 남녀 여러 명이 함께 있는 경우 필연적으로 미묘한 남녀 문제가 생긴다. 실제로 자연스럽게 사라지는 경우나 스태프가 개입하지 않을 수 없는 경우, 서로가 졸업하여 커플이 되는 경우까지 다양하며 이에 대한 명확한 대책은 없으며, 그때그때 해결책을 짜낼 수밖에 없다. 또 병이나 약에 관한 다양한 정보에 대해서도 다른 사람들의 말을 쉽게 믿는 경향이 있다. 스태프에 대한 소문이나 비방도 많다.

리워크 이용의 실제

수속은 데이케어 도입과 거의 같다. 대도시인 삿포로시이지만 리워크 시설은 그 수요에 비해 아직 부족하다. 본원의 경영적인 필요성도 있어, 통원처(주치의)가 다른 기관이지만 환자를 적극적으로 받고 있다. 즉, 외부 주치의의 동의와 진료 정보를 보내 줌으로써, 본원 리워크 시설이 복직이라는 당면 목표를 위해 정해진 기간 안에 관여하고 있다. 또 본원의 리워크에 관하여 휴직 중인 환자만이 아니라, 이직하여 구직활동 중인 환자도 다니고 있다. 리워크 시설 중에는 복직할 직장이 있는 휴직자로 참가를 한정하고 있는 곳도 있다. 그러나 실제로는 리워크 참가자 중에 휴직 중 해고된 경우도 있고, 치료 중에 휴직하거나, 이직을 가리지 않고 받지 않으면 안 되는 경우가 있기 때문에, 리워크 개념에서 이직자를 제외할 이유는 없다고 생각된다. 또 이용 대상자를 단극성 우울증으로 한정할 때도 있다고 하는데, 이 또한 방침이 의문시된다. 이보다도 게이트 키핑(gate keeping: 적절한 치료 대상 선택)은 리워크 전체의 치료적 틀 유지에 어느 정도 필요한 것이 이해되는데, 예를 들어 조증 환자나 대인관계로 주위에 큰 혼란을 불러일으키는 경우, 자기 관리 능력이나 현실 검증능력이 떨어진 경우는 스태프가 참가를 제한하는 것이 당연하다. 그러나 진단만으로 참가를 제한하는 것은 적어도 정신건강의학과 의료기관으로서 바람직하지 못하다. 사실, 본원 리워크 시설은 조현병은 물론, 양극성장애, 경계선 인격장애, 아스퍼거증후군이나 ADHD, 해리성 장애 등의 환자도 받고 있지만, 그 환자 때문에 리워크 전체에 큰 영향을 미치는 사태는 생기지 않았다. 무엇보다도 리워크 집단 전체가 가지고 있는 어떤 질서 유지 효과가 있으며, 거꾸로 특히 조현병 환자가 한 명, 두 명 참가하면 그들이 가진 성실하고 근면한 분위기가 다른 10여 명의 당사자에게 매우 좋은 영향을 미친다.

또 다른 시설과의 차이를 들자면, 역시 복직을 늘 의식시키기 위하여 양복 착용 등 복장을 복직 후와 같이 하는 것을 규칙으로 하는데 트레이닝복이나 티셔츠나 청바지와 같은 옷은 입지 못하도록 하고 있다. 또 결석, 지각, 조퇴 등도 사전에 신고나 전화 연락을 하도록 하는 규칙이 있어, 아침 9시 30분까지 나올 때나 저녁에 나갈 때는 타임카드를 찍도록 하고 있다. 실제로 이용을 시작하는 구체적인 순서로, 주치의로부터 동의를 얻어 소개장을 써 오도록 하고 있다. 그리고 오리엔테이션에서 리워크 개요 설명을 듣고, 이틀간 적당한 프로그램에서 체

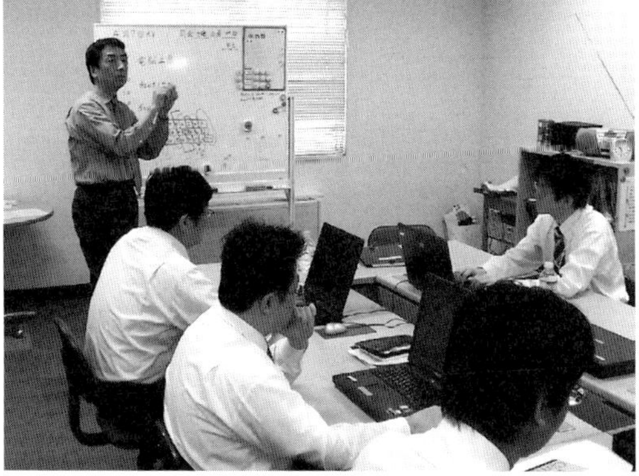

[그림 3-17] 리워크 I 표준적인 3개월 코스

험에 참가시킨다. 이때 참가 의지가 확인되면 본격적으로 이용하게 한다. 일반적으로 표준적인 3개월 과정의 리워크 I 클래스([그림 3-17] 참조)에 참가시키며, 개인 사정에 따라 단기간으로 한정되거나 복직이 목전에 있는 사례는 처음부터 리워크 II에 참가시킨다. 또 휴직기간이 장기화 되거나 주 2~3일 정도 참가하는 것이 적합한 사례는 비교적 틀이 느긋한 리워크 III부터 시작할 수 있다. 또 우여곡절 끝에 우울증이 만성화되거나 히키코모리 경향이 만성화된 사례는 쉽게 피로해지고 기존의 리워크 속도에 따라가지 못하기 때문에 이러한 사례를 위하여 리워크 S를 새로 만들었다.

❒ 리워크 I

등록 후 원칙적으로 한 쿠르(3개월)의 리워크 I 클래스에 참가시킨다. 클래스는 3개월에 한 번 시작하기에 새로운 쿠르가 시작될 때까지의 한두 달은 준비기간으로서 다른 클래스에 참가시킨다. 1일 스케줄은 〈표 3-1〉, 주간 프로그램은 〈표 3-2〉를 참고한다. 프로그램의 이름은 재치있는 고유명사가 많아서 관계자 이외에는 거의 의미를 알 수 없지만, 각 프로그램은 치료 기본 지침 중에 특히 복귀 후 바로 지치지 않는 체력 양성과 힘을 빼는 신체 만들기, Life style 조정, 대인 커뮤니케이션이나 PC 기술 향상을 위한 것이다.

표 3-1 리워크 일과표

9:30~	조회, 뇌 훈련
10:00~11:30	AM 프로그램
13:00~14:30	PM 프로그램 (발마사지로 이완)
16:30~	마침모임

표 3-2 2011년 3월 예정표 리워크 I (16기 제3쿠르, 3개월 과정) (2011년 2월 21일 작성)

	일	월	화				수		목	금	토
			1				2		3	4	5
오전			뇌파공방				워킹 강좌 강사○○		코치ing for you 강사○○	금요소공예 담당○○	
오후			워킹	분노 훈련	명상 이완	건강 만들기	오피스학회 준비		녹색클럽 강사○○	HOCT※※	
	6	7	8				9		10	11	12
오전		월요 프로젝트 담당 ○○	EFT※ 강사○○				워킹 강좌 강사○○		코치ing for you 강사	대화교실 강사○○	
오후		Body Work 강사○○	워킹	분노 훈련	기공 이완	건강 만들기	바른 몸가짐 강사○○	중국차 소개	VIP검사 (직업흥미 검사) 담당○○	HOCT※※	
	13	14	15				16		17	18	19
오전		월요 프로젝트 담당 ○○	EFT※ 강사○○				워킹 강좌 강사○○		실천비지니스맨 강좌 (이력서, 직무경력서 만들기) 강사○○	금요소공예 담당○○	
오후		Body Work 강사○○	워킹	분노 훈련	기공 이완	건강 만들기	안면케어 강사○○			HOCT※※	
	20	21	22				23		24	25	26
오전		공휴일	EFT※ 강사○○				워킹 강좌 강사○○		코치ing for you 강사○○	대화교실 강사○○	
오후			워킹	분노 훈련	기공 이완	건강 만들기	바른 몸가짐 강사○○	중국차 소개	오피스학회 준비	HOCT ※※	
	27	28	29				30		31		
오전		월요 프로젝트 담당	오피스학회 준비				리워크오피스학회 수료식		이벤트 (즐겁게……)		
오후		Body Work 강사○○	워킹	분노 훈련	기공 이완	건강 만들기					

※EFT………Emotional Freedom Technique이라는 tapping을 이용한 스트레스 완화 기법

※※HOCT…Hokkaido Original Cognitive Therapy의 약자로, 독자적인 인지행동치료

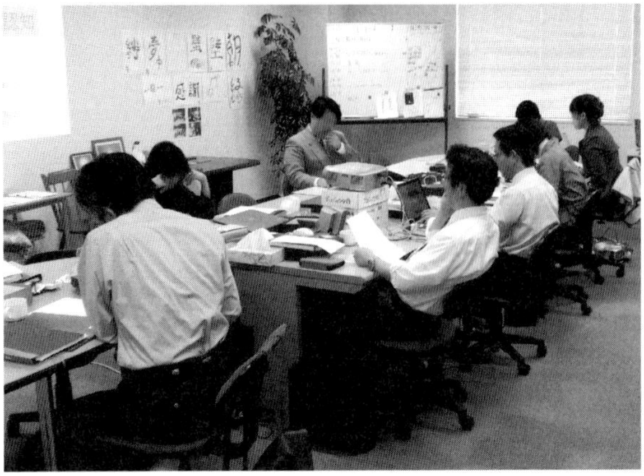

[그림 3-18] 리워크 II 복직을 곧 앞둔 코스

❐ 리워크 II

리워크 II는 리워크 I을 무사히 졸업했지만, 바로 복직할 수 없는(실은 이런 사례가 많다) 사례에 대하여 한 달 단위로 갱신되는 클래스이다. 우선, 복직을 곧 앞두고 있는 것을 전제로 하여, 리워크 I 보다 심신 양면의 부담이 조금 더 큰 프로그램으로 구성되어 있다. 이 클래스에 적을 둔 채, 재활 출근을 시작할 때가 많다. 즉, 평일 주 5일 중 월, 수, 금 3일은 직장으로 가고, 나머지 2일은 리워크 II에서 보내거나, 주 4~5일 오전은 직장에서 보내고, 오후는 리워크 II에서 보내는 등(이 경우 Short Care로 처리한다) 사례에 따라 융통성있게 운영한다. 복직을 앞두고 어느 정도의 긴박감을 유지하여 매너리즘에 빠지지 않도록 하는 의미로, 한 달 단위로 갱신하고 있다.

❐ 리워크 III

리워크 III는 우울증의 만성화나 정체 상태로, 좀처럼 활동성이 좋아지지 않는 사례, 리워크 I이나 II를 한 번 마쳤지만 좀처럼 복직이 되지 못하여 장기간 관여가 필요한 사례, 혹은 리워크 I, II의 부담을 견디기 어려워하는 사례가 대상이 된다. 리워크 I과 같은 규칙적인 생활, 체력 양성도 과제가 되지만, 좀 더 장기적인 관점에서 목표를 향한 심신의 노력이 필요하다. 이에 탁구, 가라데, 에어

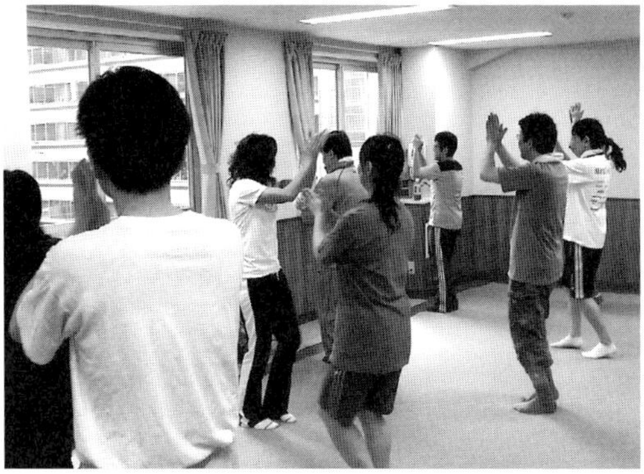

[그림 3-19] 리워크 Ⅲ 복직을 앞두고 체력 만들기

로빅 등 운동 프로그램이 많다([그림 3-19] 참조). 동시에 정서적으로 안정 확보, 이완 연습, 스트레스의 건설적인 발산이라는 효과를 노린 예술계 프로그램이 리워크 I, II보다 더 우선적으로 배치되어 있다. 이 클래스도 리워크 II와 같은 의도로 한 달 단위로 갱신하고 있지만, 그 상태의 특성 때문에 수개월 이상 머무는 사례도 많은 것이 현실이다.

❒ 리워크 S

새롭게 만들어졌으며 리워크라는 수준의 과제나 분위기에 도달하기 어렵다고 본인이 호소하거나, 증상이나 경과에서 스태프가 곤란하다고 판단되는 사례로 구성된다. 일반 정신건강의학과 데이케어의 분위기가 너무 느슨하여 적응하지 못하는 사례, 즉 리워크와 일반 정신건강의학과 데이케어의 중간 지점에 있는 사례가 대상이다. 실제로 호토 스테이션에 다니면서도 그 분위기와 프로그램에 내심 불만을 가진 경우나, 조금 응집성이 높은 집단의 데이케어에 다니는 것이 치료 효과가 높아진다고 생각하는 경우로서, 리워크 S는 이러한 요구에 부응하여 만들어졌다. 개설해 보니 결과적으로 잘 맞아떨어졌다. 일반 데이케어 또는 리워크도 다 다녀보았지만, 어느 것도 부적응 상태에 빠져 계속 다니지 못했는데, 이 리워크 S라는 틀 속에서 처음으로 단기간에 큰 개선이나 활동성 향상을 이룬 사례가 있었다. 이것은 정신건강의학과 데이케어를 리워크 형식으로 실시하는 것의 의의를 직접적으로 말해 준다. 이 점을 우리는 앞으로 계속 검증해 나가려고 한다.

마치며

알다시피 정신건강의학과에서 일반적인 치료적 개입은 1년 남짓 걸리는 것도 적지 않다. 이에 치료의 목표가 시야에 들어오지 않거나, 환자만이 아니라 스태프도 소진이나 매너리즘에 빠질 가능성이 많다.

그러나 리워크라는 틀 속에서 이루어지는 치료적 개입은, 복직이라는 매우 현실적인 목표가 설정되어 있기에, 주치의 이외의 스태프가 직접 개입하는 기간은 수개월에서 길어 봤자 1년을 넘기지 않는다. 따라서 다직종 스태프가 밀접하게 연계하여 관여하는 것은 특별한 환자로 다루어지는 것을 미연에 방지하는 장점이 있다. 이렇게 함으로써 리워크는 스태프의 소진이나 매너리즘과는 거리가 멀고, 복직에 성공하면 스태프도 큰 성취감을 느끼게 된다. 이런 의미에서 스태프로서 리워크는 정신의료에서 매우 특이한 직장 환경이다. 하지만 리워크에 실패하거나 성공한 사례의 장기 예후에는 무관심해진다. 이에 리워크 스태프가 가지는 질병관이 안이한 낙관주의에 흐르지 않도록 주의해야 한다. 또한 우리 리워크 시설에서는 비교적 가벼운 우울증 사례만이 아니라, 반복성 사례, 조현병이나 인격장애, 그리고 앞에서 말한 리워크에 있어서는 매우 활동성이 낮고 장기간 개입하지 않으면 안 되는 사례에 대해서도 리워크의 틀 속에서 진지한 개입을 하고 있다.

이처럼 리워크가 전형적인 우울증만이 아니라, 다른 경우도 적극적으로 받아들이는 것은 스태프를 단련시켜 기량을 향상시키는 의미도 있다. 또 과거의 데이케어에서 '부적응'한 경우도 사회복귀를 시킬 필요성이 있음을 인식해야만 한다.

이 점에서 리워크를 새롭게 만들 경우, 그 시설이 우울증 전용 리워크가 되거나, 도중에 조증으로 되거나, 정신병 상태가 심해지는 등 이용을 중단하지 않을 수 없는 사태에 빠질 수도 있다.

따라서 리워크는 좀 더 복잡한 사례도 대처 가능한 의료기관의 데이케어에서 실시해야만 한다. 이러한 백업체제가 있으면, 양극성장애 II형이나 조현병도 안심하고 받을 수 있어서, 오히려 '표준적인' 우울증에 대한 스태프의 대처에도 좋은 영향을 미친다.

예를 들어, 정신건강의학과 응급 상황도 신체합병증을 고려하여 종합병원에서 보는 것이 바람직하듯이, 우울증 리워크도 종합적인 대처가 가능한 병원에서 실시하는 것이 질 높은 리워크가 이루어질 수 있다.

일반적인 데이케어를 운영하면서 전반적으로 치료 성과나 사회복귀가 잘 이루어지지 않을 경우, 그 운영에 리워크 방식을 도입함으로써 데이케어 전체가 일거에 활성화될 가능성이 있다. 이런 의미에서 데이케어라는 치료체계의 앞날을 생각할 때, 리워크라는 새로운 틀 안에서 발생하는 데이케어 상승효과는 창조성이 넘치게 된다.

〈칼럼〉
인터뷰

취로지원 연계 기관

헬로우 워크 삿포로, 자립지원법 지정 취로 계속 A형 사업소, 홋카이도 장애인 직업센터

카사이 리카(정신건강사회복지사)

호토 스테이션 당사자들의 외부 취로지원에 있어서, 많은 관계 기관과 협력을 하고 있다. 몇 군데 기관 직원들과 인터뷰를 하여 소개한다.

헬로우 워크 삿포로(녹색코너 총괄직업지도관)

Q. 장애인 관련 업무를 맡게 된 계기는 무엇입니까?

헬로우 워크에 오랫동안 근무했습니다. 장애인 담당 창구 업무는 다른 곳에서 2년, 삿포로에 와서 3년 되었습니다. 삿포로에 와서 조금 더 장애인 취업에 힘을 기울이고 있습니다.

Q. 장애인 관련 업무 중 관심이 있거나 보람을 느끼는 점은 무엇입니까?

힘든 고용 상황 속에서도, 의료 · 복지 관계자와 어려움을 공유하고, 본인과 함께 취직이라는 목표를 위해 노력하는 것이 매우 흥미로웠습니다.

Q. 장애인 관련 업무 중, 앞으로의 전망 · 과제로서 생각하는 점, 또 앞으로 생각해야 될 점은 무엇입니까?

최근 정신장애인 상담이 늘고 있습니다.

생활 안정은 업무 지속의 기본이 되지만, 본인이 가지고 있는 생활 기반의 여러 가지 문제(장애인지, 주거, 경제, 인간관계 등)의 다양함, 심각함으로 고민한 적이 많습니다.

본인을 지원하는 관계자 간의 연계의 필요성을 한층 더 느끼고, 더욱더 계획을 세우려고 합니다.

힘든 고용 상황이지만, 고용자 측 기업의 이해도 향상, 취로지원 시책의 정비에 기대를 걸고, 노력하려고 합니다.

Q. 본원 데이케어만이 아니라, 정신건강의학과 의료 · 복지시설 등과의 연계에 관하여, 현재 생각하고 있거나 앞으로 기대되는 것이 있다면 무엇입니까?

장애인 취로지원 현장에 있으면, 지금까지 본인이 살아온 인생을 이것저것 생각하게 됩니다. 적절한 의료복지 지원, 취로지원 등이 본인의 자립에 필요하지만, 좀처럼 그런 기회를 가지지 못한 사람이 많은 게 현실입니다.

의료 · 복지 · 노동 · 교육현장 등, 다양한 기관과의 연계가 필요합니다.

주치의 의견서 때문에 고민할 때가 많습니다. 예를 들어, '주 2~3일, 1일 1~2시간 취로 가능'이라고 적혀져 있지만…… 자립지원 취로 계속 B형 시설이라면 가능할지 몰라도, 헬로우 워크에는 그런 구인이 없습니다. 또 주치의 취로에 관한 의견과, 현장에서 본인에게서 느끼는 인상은 큰 차이가 있을 때가 많다. 진찰 현장과 취로 현장의 상호이해와 연계를 강화할 필요가 있습니다.

Q. 마지막으로 취지활동을 하는 정신장애인에게 한마디 부탁합니다.

좋은 상대를 찾는 것이 중요하다. 자신이 신뢰할 수 있는 지원자를 찾아보십시오.

생활에 관한 것은 A 씨, 일은 헬로우 워크의 B 씨, 증상 · 컨디션은 C 씨 등, 역할을 정하여 상담하는 것이 좋습니다.

자립지원법 지정 취로 계속 A형 사업소(해바라기산업 부사장)

Q. 장애인 관련 업무를 맡은 계기는 무엇입니까?

나는 오랫동안 갱생보호관찰소의 보호관찰관으로 근무했습니다. 그때 장애인, 특히 정신장애인에 관하여 사회의 이해와 처우가 뒤처진다는 느낌을 받았습니다. 진정한 사회복귀를 위해서는 지역에 부담을 주지 않고, 주거 · 취로지원이 반드시 필요합니다.

그런 생각을 하면서, 「의료관찰법」의 사회복귀조정관 실장, 보호관찰소 소장을 역임했고, 취로지원 센터 개설에도 관여했습니다. 그 후 좀 더 주거 · 취로지원 실현을 위해 퇴직했습니다. 일본 원예치료사협회 시설장을 거쳐 현재 해바라기산업 부사장으로 근무하고 있습니다.

이용자들이 자택에서 다니며 취로할 수 있는 환경 속에서 일상생활을 계속 할 수 있도록 노력하고 있습니다.

Q. 장애인 관련 업무 중 관심이 있거나 보람을 느끼는 점은 무엇입니까?

취로를 계속하면, 순식간에 표정이 밝아지고, 활동에 강약이 생겨 생활 전반적으로 활력이 나타나는 점입니다.

Q. 장애인 관련 업무 중, 앞으로의 전망 · 과제로서 생각하는 점, 또 앞으로 생각해야 될 점은 무엇입니까?

일반 취로가 가능한 이용자를 한 사람이라도 더 배출하는 것입니다. 이를 위해 지역 가게의 협력을 얻어 실습을 시켰으면 합니다.

Q. 본원 데이케어 만이 아니라, 정신건강의학과 의료 · 복지시설 등과의 연계에 관하여, 현재 생각하고 있거나 앞으로 기대되는 것이 있다면 무엇입니까?

우선, 이용자들이 한 걸음이라도 앞으로 나아가게 하는 것입니다. 증상이 악화되었을 때는, 다시 수용해 주는 것, 경영을 과다하게 우선시하지 않는 점입니다.

어디까지나 이용자 · 사용자 · 대상자들이 자신의 책임을 의식하고, 지나치지 않게 지원합니다.

정신건강의학과 의료기관에 대해서는 각종 신체질환을 함께 가진 경우도 많기 때문에 진찰 시에 각종 검사를 받게 해주었으면 합니다.

Q. 마지막으로 취직활동을 하는 정신장애인에게 한마디 부탁합니다.

생계를 유지하는 것은 힘들지만, 도와주는 사람이 있다는 것을 믿고, 사무소 견학이나 헬로우 워크의 녹색창구(장애인 담당 창구)에서 상담을 받으십시오.

홋카이도 장애인 직업센터(총괄직업 카운슬러)

Q. 장애인 관련 업무 중, 앞으로의 전망 · 과제로서 생각하는 점, 또 앞으로 생각해야 될 점은 무엇입니까?

장애인 직업센터는 취로를 희망하는 정신장애인에게 직업 평가나 직업 준비 지원, Job 코치 지원을 하며, 또 우울증 등으로 휴직 중인 사람에게 리워크 지원을 하지만, 정신장애인 취로는 호토 스테이션을 비롯한 의료기관이나 복지기관과의 연계가 반드시 필요합니다.

정신장애인 취로에 관해서는 2006년 4월부터 장애인 법정 고용률의 대상이 되는 등 고용지원 제도가 서서히 정비되어 가고 있지만, 취로지원 기관과 복지기관과의 연계에 대해서는 아직 충분하지 못하며, 또 취로에 있어서도 사업주의 이해가 아직 부족한 상태입니다.

취로를 원하는 각자의 요구에 부응하기 위하여, 각 전문분야 기관의 지원 네트워크가 필요하다. 이를 위해 노력하고 있습니다.

Q. 본원 데이케어 만이 아니라, 정신건강의학과 의료 · 복지시설 등과의 연계에 관하여, 현재 생각하고 있거나 앞으로 기대되는 것이 있다면 무엇입니까?

의료 · 복지 · 취로의 각 기관 지원네트워크를 만들기 위해서는, 우선 각 기관이 무엇을 하는가, 취로를 위해 각자가 무엇을 담당하는 것이 좋은가 하는 것을 각자가 이해하는 것이 중요합니다. 각 지원기관의 연계로써 취로하는 경우도 많지만, 아직 충분하지 못합니다. 앞으로 그 범위를 조금이라도 넓히려고 합니다.

Q. 마지막으로 취직활동을 하는 정신장애인에게 한마디 부탁드립니다.

취로를 위해 자신은 어떤 과제가 있으며, 그 과제를 해결하기 위해서는 어떻게 하는 것이 좋은지를 정리할 필요가 있고, 그것을 위해 우리 장애인 직업센터가 있습니다.

주치의나 현재 이용하고 있는 시설, 헬로우 워크와 연계하면서 지원하고 있기에, 꼭 이용해 주기 바랍니다.

제4장

의료적 개입, 방문간호, 생활지원

의료적 개입, 입원예방으로서 데이케어의 역할

정신건강의학과 방문간호

기타 생활지원

의료적 개입, 입원예방으로서 데이케어의 역할

하세가와 나오미(정신건강의학과 의사)

시작하며

데이케어는 마음 편한 만남의 공간 기능과 사회복귀, 사회참가로 이어지는 기능을 가지는 복지적인 시설이다. 그러나 데이케어는 의료시설로서 운영되며, 프로그램이나 개입은 치료와 임상의 일환이라는 것을 잊어서는 안 된다. 여기서 낮병원으로서 특히 입원예방에 있어서 어느 정도 데이케어가 기능을 하고 있는지 알아본다.

입원 횟수의 추이

우리 데이케어에 등록하여 3년 이상 경과한 당사자의 입원력을 조사했다(〈표 4-1〉 참조).

표 4-1 호토 스테이션 등록 3년 이상 경과한 당사자의 데이케어 등록 전 입원력

		남성	여성	계	
입원력 없음		36명	70명	106명(59.2%)	
입원력 있음	입원 1회	18명	13명	31명(17.3%)	
	입원 2~4회	18명	10명	28명(15.6%)	
	입원 5회 이상	9명	5명	14명(7.8%)	→ 데이케어 등록 후에 입원하지 않은 경우 8명, 57.1%
	소계	45명	28명	73명(40.8%)	→ 데이케어 등록 후에 입원하지 않은 경우 50명, 68.5%
총계		81명	98명	179명(100%)	

2008년 10월 1일 현재 등록 후 3년 이상 된 당사자는 179명이다. 그중 등록 전 입원한 적이 있는 경우는 73명으로 40.8%였다. 입원 빈도는, 1회가 31명으로 전체의 17.3%, 2~4회가 28명으로 15.6%, 5회 이상이 14명으로 7.8%이다. 또 입원 횟수가 적지만 1회 입원기간이 10년 전후인 경우도 있다.

이처럼 등록 전 입원한 적이 있는 73명에 대해 그 후 입원 여부를 조사했다. 등록 후 입원한 적이 없는 경우는 50명으로, 입원한 적이 있었던 당사자의 70%가 데이케어에 다니며 3년 이상 입원하지 않았다.

이어서 데이케어 등록 후 3년 이상 경과하고, 데이케어 등록 전에 5회 이상 입원한 14명을 알아본다. 14명 중에는 조현병 6명, 물질의존 4명, 기분장애 2명, 기타 2명이었다.

14명 중 등록 후 입원하지 않은 경우는 8명으로 반수를 넘었다. 그 외에도 1~3회로 그쳤다. 거꾸로 데이케어 등록 전에 입원한 적이 없다가 등록 후 입원한 경우는 14명으로, 데이케어 등록 후 3년이 지난 179명 중 7.8%이며, 재발하자마자 데이케어로 연계된 조현병, 양극성장애 및 기분장애가 반을 차지했고, 20대 인격장애도 있었다.

데이케어에서 가능한 의료행위와 위기개입

데이케어라는 주간 지원만으로는 중증 환자에 대한 지역에 있어서의 지원은 약하며, 정신건강의학과 응급에 의지할 때가 많다. 외래로서 이를 보완하는 것은 전화상담, 왕진, 방문간호, 그리고 타 시설과의 연계이다. 호토 스테이션은 연말연시와 같이 연휴가 계속될 때는 도중에 1~2일 데이케어를 실시하거나 외래진료를 한다. 이런 날 일부러 술을 마시고 내원하는 당사자도 있다.

❒ 의료적 처치

호토 스테이션에는 별도의 입구로 간호사가 상주하는 간호사 카운터와 의사 진료실로 들어가게 되어 있어, 진료 대기자 외에 휴식을 취하는 당사자, 컨디션 저하를 호소하는 당사자가 방문한다.

카운터에는 매일 간호사가 두 명 대기하며, 복약관리 지원, 외상처치, 주사, 영양 상담, 고민상담 등 다양한 업무를 보고 있다. 특히 약을 제대로 복용하지 않거나 상태가 악화되어 보이는 당사자에게는 간호사가 복약을 권유하고 있다. 본원 데이케어의 특징으로서, 등록 당사자의 80%가 외부에 주치의가 있어서, 증상 악화나 의료행위에 관하여 그때마다 주치의에게 보고한다.

❒ 방문간호, 왕진

방문간호는 간호사와 정신건강사회복지사, 이렇게 두 명으로 실시할 때가 많다. 생활지원, 복약 및 영양지도(자택의 남은 약으로 복약상태 파악), 안부 확인, 대화를 나누는 것이 증상 악화를 막는 데 있어서 중요하다. 특히 독거 당사자가 데이케어에 나오지 않을 때는 전화를 하거나 안부를 확인하고, 필요하면 방문한다.

형편없는 실내 상황을 보며 함께 청소하는 것도 안정을 위하여 필요하다. 정신장애인의 생활 장애 정도는, 방문하지 않으면 알 수 없을 때가 많다. 왕진도 스스로 진료 받으러 오지 못할 때 실시된다.

❒ 전화 대처

데이케어 시간대 혹은 시간 외에도 전화상담이 많으며, 의사에게 말하지 못했던 상담, 일상의 사사로운 보고, 스태프 또는 주치의에 대한 불만, 복약질문 등 다양하지만, 개중에는 '죽고 싶다.' '손목을 긋고 싶다.' '난폭해진다.' 등 궁지에 몰린 경우도 있다. 대부분 잘 들어 주고 약간의 충고로 안정을 찾을 때가 많다. 모든 것이 끝났다는 생각을 할 때, 처음으로 듣는 목소리에 대한 인상은 매우 중요하며, 생명을 구할 수도 놓칠 수도 있다. 이렇게 치료 스태프만이 아니라, 사무직원의 전화 대처도 매우 중요하다.

특히 심각한 자해와 타해의 위험성이 높은 젊은 당사자에게는 통상 의사 혹은 정신건강사회복지사가 휴대하고 있는 긴급전화번호를 알려 주고 있다.

❒ 타 기관과의 연계(사례회의)

여러 기관의 스태프가 모여 앞으로의 방침, 응급 시 대처 등을 협의하는 것도 지역생활을 지지하는 것에 있어서 중요하다. 본원 정신건강사회복지사나 주로 관여하는 스태프, 가족, 헬퍼스테이션 스태프, 생활보호 담당 스태프, 보건사, 지역 생활지원센터, 아동상담소 스태프 등이 필요에 따라 상의하는 기회를 가지고, 서로의 역할 분담이나 일치된 방침을 확인한다. 논의할 때 코디네이터의 역할은 대부분 정신건강사회복지사가 담당한다. 치료 방침은 당사자가 참가하는 것이 바람직하지만, 아동학대의 위험이나 당사자의 상태에 따라 곤란할 때가 있다.

고찰

데이케어의 역할 중 '입원예방'은 재발방지에 효과가 있으며, 입원억제 효과가 있다. 그러나 의료수가상 등록 3년이 지나면, 한 달에 데이케어 이용이 가능한 일수가 제한된다. 대개 월~토까지 매일 오는 것은 아니지만, 매월 몇 명은 이 제한에 걸리게 된다.

이런 경우 데이케어로 산정하지 못할 때는, 지원내용에 따라 외래 정신치료, 집단정신치료, 외래 계속 지원 등으로 청구하는 실정이다.

데이케어의 어떤 점이 입원을 억제하는 효과를 가지는 것인가, 어느 하나, 누구 한 사람이 아니라, 사회기술훈련 등의 인지행동치료 프로그램, 의료적 처치, 방문간호, 사례회의 등과, 다직종 스태프(때로는 주방아주머니도), 다른 당사자와의 연계, 그리고 데이케어가 위치하는 곳 등 모든 것이 복합적으로 작용하여 이들을 지지하고 있다. 왜냐하면 입원의 경우, 증상만이 아니라 인간관계의 고민, 생활에서의 피로로 입원을 할 때가 매우 많기 때문이다. 위기 내용은 응급 대상만이 아니라, 생활 전반에 관해서이며, 각각은 세세한 것이 많고, 다양한 지원이 필요하다. 주치의와의 강력한 신뢰관계만으로 지지받는 것이 아니라, 다양한 연계가 있음으로써 오랫동안 당사자를 지켜볼 수 있다.

취로지원을 하는 정신건강사회복지사, 혈압을 재는 간호사, 반찬을 만들어 주는 주방 아주머니, 사회기술훈련 때 다른 당사자의 짧은 칭찬, 귀가 시 종종 들리는 커피숍, 이러한 다양한 연계가 유사시(생활에서 피로하여 입원하게 될 때, 또 죽고 싶을 때) 제동 장치가 되어 준다. 스태프와의 관계만이 아니라 그 당사자의 작은 소셜네트워크가 잘 작동될 때, 그 당사자를 병상이 아니라 지역에 머물 수 있게 해 준다.

정신건강의학과 방문간호

타하라 카즈요(간호사)

정신건강의학과 방문간호란

이는 정신장애인이 지역에서 생활하는 데 있어서 중요한 지원의 하나이다. 정신보건의료의 지역화 흐름은 최근 점점 진행되어, 장애인을 지역에서 지지하고 지원하기 위해서도 데이케어와 마찬가지로 중요한 사회자원의 하나이다.

방문간호의 특징은 신체질환과 달리, 지원 요구가 표면화되기 어렵다. 또 필요성은 분명하지만, 의료자 측에 대한 불신감이나 대인기피 경향 등으로 본인이 지원을 바라지 않을 때도 많다. 우선, 신뢰관계가 구축되는 것이 중요하다. 매일매일의 관여 중에 관계가 구축되고, 서서히 대상자의 요구에 맞는 지원이 될 때가 많다. 때에 따라 장시간이 걸릴 때도 많지만, 관여하는 가운데 계기가 생길 때도 있어서 기회를 놓치지 않는 것도 중요하다. 실제로 생활현장으로 가서 생활을 보는 것이 중요하며 알게 되는 것도 많다. 또 정신 및 신체 증상으로 진료를 받지 못하는 환자를 의료로 이어 주는 역할도 하며, 환자에 맞는 지원내용이 다양한 것도 한 특징이다.

호토 스테이션의 방문체제

2001년부터 실시하고 있다. 방문간호는 간호라는 이름이 붙어 있지만, 간호사만이 아니라 작업치료사나 정신건강사회복지사도 가능하며, 본원도 두 명이 조를 이루어 방문하고 있다. 이는 다방면으로 평가할 수 있고, 역할을 분담하며, 필요한 지원을 하기 쉬운 장점이 있다.

월~토까지 거의 매일 방문을 하며 매일 조가 바뀐다. 대상자는 데이케어 등록 혹은 외래 통원자로 스태프가 대개 얼굴을 알고 있다. 조를 짤 때 그 대상자에게 제일 맞는 인원배치를 하고 있다. 예를 들어, 대인관계 불안이 높은 경우, 친숙한 스태프로 시작하여 점점 스태프의 폭을 확대해 간다.

매일매일의 방문에서 얻은 정보를 바탕으로 취미나 관심사로 접근하여, 취로라면 정신건강사회복지사, 음악에 취미가 있다면 음악을 잘 아는 스태프가 방문할 수 있도록 논의하여 일정을 조정한다. 방문 지역도 광범위하며 시내는 물론 근교 지역으로도 나간다. 때로는 100km 떨어진 지역까지 가기도 한다. 또 증상이 응급으로 판단될 때도 가능한 방문하여 위기개입을 한다.

호토 스테이션에 있어서 방문간호의 목적과 실제

목적은 각자 나름대로의 생활방식 사회생활을 유지하고, 사회참가를 촉진하는 것이다. 지역에서 생활하는 가운데 본인 및 가족이 가지는 불안이 경감되고, 심신이 안정된 상태로 생활할 수 있도록 지원하는 것이 중요하다.

❒ 증상 및 복약상태 확인

증상을 파악함으로써 악화의 조기 발견, 재발 예방을 목적으로 한다. 정신 및 신체관찰만이 아니라, 생활 상황의 변화도 중요한 관찰 포인트이다. 평소에 당사자를 잘 아는 것이 필요하며 '평소와 무엇이 다른가' '이런?'과 같은 직감이 중요하다.

약을 게을리하는 것도 악화로 이어지기에 필요에 따라 복약관리도 한다.

약을 게을리할 때는 왜 먹지 않는가를 물어보고, 어떻게 하면 복약할 수 있을지를 함께 생각하고, 약을 조절하거나 복약방법을 충고한다. 게을리하는 원인이 부작용이나 약에 대한 불안이라면, 의사에게 말하도록 하거나 때로는 의사에게 보고나 진료를 받도록 한다.

❐ 생활 상태 파악

컨디션 저하는 생활 환경 변화로 나타날 때가 많다. 생활 리듬이나 행동 변화는 실내의 무질서함과 낭비로 인해 물건이나 쓰레기가 쌓이는 것으로 나타날 때도 있다. 생활 상태의 변화와 증상을 비추어 보며, 악화를 방지하도록 지원한다.

또 실제 생활의 장으로 들어가기에, 필요한 것이나 문제점이 드러나기 싶다. 해결을 위해 구체적인 방법을 제안하고 실천도 하지만, 바로 해결되지 못하는 것도 있다. 본인의 요구에 맞는 지원방법에 대하여, 스태프는 정기적인 논의를 실시할 때가 많지만, 매일매일의 스태프 회의이나 필요시에는 콘퍼런스로 검토할 때도 있다.

❐ 생활지원

가사 지원, 쇼핑 동행, 이사 준비 등 당사자의 요구에 따라 지원한다. 당사자에게 무엇이 부담이 되고 있는지 생활능력은 어느 정도인지를 파악하는 것이 필요하다. 무엇이든 대신해 주는 과도한 지원을 하지 않고, 본인의 생활방식을 존중하는 관여가 기본이 된다.

실내 상황이나 냄새 등으로 생활지원이 필요하다고 생각될 때도 있지만, 본인이 필요성을 느끼지 못하거나, 타인이 집에 오는 것 자체에 대해 저항감을 느낄 때도 많다. 이런 경우 무리하지 않고, 우선은 관계 구축을 하며 서서히 나아간다.

❐ '히키코모리' 지원

증상으로 통원은 물론 외출도 할 수 없는 경우도 있다. 진료는 의사의 왕진으로 하지만, 상황에 따라 방문한다. 다직종 및 복수의 방문체계이지만, 어느 정도 당사자와 관계성이 있는 스태프가 방문할 수 있도록 배려한다. 또 당사자에 따라 가능한 한 같은 스태프가 계속 관여하도록 한다. 대화 중심의 관여가 많지만, 관심분야나 취미에 맞추어 상황에 따라 수시로 변화시켜 지원을 한다. 드라이브나 산책, 쇼핑 등 외출 동행이 대부분이지만 때로는 가라오케를 함께 가는 속칭 가라오케 방문으로 불리는 것까지 폭넓게 대처한다. 하루하루의 대화, 실내나 지역에서 얻은 정보를 바탕으로 관심분야에 접근하는 것처럼 당사자의 생활의 장으로 들어가는 방문이야말로 좋은 지원이다.

❒ 대상자 및 가족의 일시위탁 케어

대상자 가운데는 아이를 양육하는 경우도 많다. 정신적으로 불안정한 상태에서의 양육은 증상 악화나 학대의 위험성도 있다. 조금이라도 육아 부담을 줄이거나 휴식을 취하도록 가족지원을 실시한다. 가사 지원을 하면서 대화를 나누고 안심하고 상담하는 지원을 하고 있다.

또 동년배로 아이를 가진 스태프나, 육아에서 선배인 스태프가 방문하는 것도, 같은 고민을 가진 부모로서 공감도 되고 효과적인 방문이 된다. 그러나 일정한 거리를 두고 지원하는 것도 필요하다. 또 본원에는 원내 탁아소가 있어, 낮 시간의 휴식이나 외출을 위해 일시적으로 이용할 때도 있고, 필요시 방문 시에 보육사가 함께 갈 때도 있다. 양육에 대한 충고를 하거나 외출 시에 집에서 베이비시터를 하기도 한다.

❒ 타 기관과의 케어 네트워크 만들기와 연계

지역생활자에게는 방문도 사회자원의 하나이다. 좀 더 나은 사회생활을 하기 위하여 방문간호만으로는 불충분할 때가 많다. 또 지역생활이 안정되고 이에 따라 생활범위도 확대되면, 그에 따라 지원도 변화할 필요가 있다. 홈헬퍼 서비스 등의 사회복지서비스 도입도 최근 늘고 있다. 복지적인 접근은 정신건강사회복지사가 조정할 때가 많지만, 간호사도 필요시에는 정보 제공을 하거나 케어회의에 참가하는 등 팀의 일원으로서 관여하고 있다.

마치며

방문 시 기본적인 유의점을 알아본다.

- 어디까지나 대상자 중심으로, 주체성을 존중하고 스태프의 가치관을 강요하지 않는다.
- 불안이나 걱정 혹은 곤란한 점을 안심하고 상담하는 관계를 만든다.
- 관계 구축은 가장 중요하고 기본적인 것이다.
- 스태프 간에 정보를 공유하고, 정기적으로 지원내용 평가를 한다. 목적과 목표를 명확히 하고, 지원내용을 상황에 맞게 수시로 변화시키는 것이 중요하다.
- 대상자를 둘러싼 관계기관과 연계한다.
- 한 기관과만 연계하지 않도록 하며, 협력해 가면서 지원하는 것이 필요하다.

정신건강의학과 방문간호의 목적과 내용은 광범위하며 다양하다. 대상자의 요구에 맞추어 좀 더 나은 사회생활을 보낼 수 있도록 그리고 방문으로 가능한 역할을 할 수 있도록 노력하고자 한다. 또 호토 스테이션이 지역생활의 중심이 되었으면 한다.

기타 생활지원

하리 유키코(간호사)

본 데이케어의 생활지원은 주된 방문간호 외에, 데이케어 내에도 다양한 형태가 있으며, 여러 직종이 협력하여 행하고 있다. 지원내용은 일상생활지원 전반이다.

모닝콜

필요한 당사자에게 아침 9시가 지나면 스태프가 전화를 한다. 주된 목적은 생활 리듬 개선, 내원 독촉, 업무 격려나 용기 북돋우기 등이다. 전화 상담이 잦은 경우, 함께 하루 일정을 정하여 안도감을 가지도록 하며, 전화 횟수를 줄이려는 목적도 있다.

전화는 한 번에 몇 분 정도로 짧지만, 그때 얻은 정보가 지원에 있어서 도움이 된다. 도입 및 종결은 스태프 회의에서 정기적으로 논의하여 결정하고 있다.

복약 관리

복약은 원래 자기 관리이지만, 의사의 지시나 본인의 신청으로 자기 관리가 어려운 당사자에 대하여 지도나 투약, 복약 확인을 하고 있다. 이로써 약을 거부하거나 게을리하거나 대량 복용을 하지 않도록 하여 복약 행동을 안정화시키고 있다.

데이케어 이용자가 늘어남에 따라 관리 건수도 늘어 그중에는 자기 관리가 가능한데도 의뢰할 때가 있다. 또 자기 관리의 취지를 말해 주면 컨디션 저하를 호소하거나 자신이 없다고 호소하는 등 다양한 형태로 복약 관리를 계속 요구할 때가 있다.

간호사에게 의존적으로 될 우려가 있어서 단계적으로 조금씩 자기 관리로 이행하는 것이 바람직하다(매일 주다가 3일, 7일로 연장). 그러나 투약 시 아무렇지 않게 말을 거는 것만으로도 안도감을 주고, 데이케어에 나올 수 있도록 하여 지켜봐 주는 것도 필요하다.

구강케어

특별한 경우로, 진전 등 신체 증상으로 스스로 양치질이 불가능한 당사자에 대하여 매 식후 구강케어를 하고 있다. 다른 의료기관과 연계하여 스태프가 적절한 칫솔을 선택하거나 지도하고 있다. 또 양치질을 적절하게 하지 못하는 당사자가 많아서 건강 이외에 구취 문제도 있어서 구강케어에 관한 임시 프로그램을 개최하기도 한다.

손톱 깎기

시력장애, 신체기능장애, 비만 등으로 손톱 깎기가 불충분하게 이루어지는 경우 본인이 필요로 하면 실시한다. 도움이 필요할 때도 있지만 의존적으로 되지 않도록 가능한 스스로 하도록 격려하고 있다.

샤워

오후 3시 30분에서 6시 30분까지, 30분에 1,000원으로 제공하고 있다. 대개 운동 프로그램 후 이용이 많지만 그중에는 집의 욕실이 사용 불가능하거나 비뇨기과 질환으로 인한 소변 냄새 개선을 위해, 또 증상으로 신체 청결이 어려운 경우에 이용을 권유한다. 이때 유연하게 시간 외에도 이용할 수 있도록 배려한다. 상태에 따라 스태프가 도움을 주기도 하며 임기응변으로 신경을 쓰고 있다.

양복 대여와 세탁

데이케어에 몇 벌의 옷을 준비하여 필요시 대여한다. 예를 들어, 신체 청결을 위해 샤워를 한 뒤 갈아입을 옷을 빌려 주거나, 입고 있던 옷을 여기서 세탁하기도 한다. 늘 같은 옷을 입는 남자 당사자가 많아 상대의 자존심을 존중해 가며 세탁을 권유하면 기꺼이 맡기는 당사자도 의외로 많다.

여름철에 여성 당사자는 노출이 심한 옷을 입는 경우도 있어서, 옷을 바꿔 입도록 권하기도 한다. 본인의 패션 감각을 존중하면서 데이케어 내에서는 주위에 너무 자극이 심하지 않도록 하길 권하면 흔쾌히 옷을 바꿔 입는 경우도 많다. 그 외 옷을 수선하거나 옷이나 일용품 쇼핑 동행 등 치료상 필요에 따라 도움을 주고 있다.

도시락 제공

건수는 적지만 컨디션 이유 등 특별한 사정이 있거나 필요성이 있는 당사자에 한하여 데이케어의 식사를 도시락으로 제공한다. 본원은 당사자, 스태프가 함께 Day Room에서 식사를 한다.

데이케어를 시작하더라도 변화가 많고 자극이 많은 환경에 적응하지 못하고 혼자서 지내는 당사자도 있고, 불안이나 긴장이 심하여 외래에서 좀처럼 데이케어로 이어지지 못하는 당사자도 많다. 이런 경우 가능한 함께 앉아 식사를 하면서 자연스럽게 대화를 나누거나 시간을 가지고 관계를 구축하고 있다. 특히 외래에서 데이케어로 연계할 필요가 있는 경우, 의사가 함께 식사를 할 때도 많다.

또한 데이케어에 적응한 당사자도 마음을 터놓을 수 있는 스태프와 식사를 희망할 때도 많다. 독거 남성 당사자가 그런 경향이 있다. 담소를 나누거나 하루하루의 일이나 고민을 말하면서 하는 식사는 안도감으로 이어진다. 식사시간은 시간과 공간을 공유하는 중요한 커뮤니케이션의 장이 되고 있다.

정리

이처럼 다양한 요구에 부응하여 다양한 생활지원을 하고 있다. 지원을 함으로서 안도감이나 성장으로 이어지는 반면, 의존성이 높아지거나 대리행위가 되거나 본인의 능력을 발휘할 기회를 빼앗을 위험성도 있다는 점을 자각하고, 유의해 가며 지원할 필요가 있다. 하루하루의 관여 속에서 정말 필요한 지원과 자립을 방해하는 지원을 구별하는 것은 어렵다.

또 스스로 호소하는 '큰 소리' 당사자에게 눈이 가기 쉽지만, 도움의 소리를 내기 어려운 '말 없는' 당사자에게도 적절한 지원을 할 필요가 있다.

스태프는 자립을 위한 지원을 하면서 늘 종결을 의식하고, 적절한 지원이 되도록 세심한 배려가 필요하다. 이를 위해서 콘퍼런스나 미팅에서 논의하며 진행하지만 스태프 간의 의견 차이가 있을 때도 있고, 고민스러워하며 지원할 때도 있다.

당사자로서 정말 필요한 지원은 무엇일까? 앞으로도 이를 스태프 간에 검토하려고 한다. 느슨한 관계를 유지하면서, 주체성을 가진 자신만의 생활을 구축할 수 있도록 자립으로 이어지는 지원을 하려고 한다. 또 전 직종이 각자의 전문성을 발휘하면서 협동함으로써 좀 더 나은 지원이 되었으면 한다.

〈칼럼〉
인터뷰

부동산 회사

주식회사 마츠이 빌딩

사사키 와타루(정신건강사회복지사)

'혼자 살고 싶다.' '이사하고 싶다.'라고 희망할 때, 이사 자금이 없고 보증인이 없는 등 다양한 문제가 있다. 이에 Hottto Station에는 2002년부터 부동산 회사 등의 관리 회사와 연계하여 입주를 도와주고 있다. 평소 신세를 지고 있는 주식회사 마츠이 빌딩 관리부 차장인 김승진 씨에게 인터뷰를 요청했다. 김씨는 본원의 독거 희망 프로그램에 강사로 나오거나 늘 친절하게 입주에 관한 상담을 해 주고 있다.

Q. 호토 스테이션과 연계된 계기는 무엇입니까?

2002년 8월, 호토 스테이션 스태프로부터 빈 사무실을 묻는 전화가 있어, 직접 만나 호토 스테이션이 만든 작업소를 계약했을 때부터 시작되었습니다.

Q. 늘 급한 입주에 잘 대처해 주셔서 감사드립니다. 생활기반을 만들거나 곤란한 사례도 많았지만 어떻게 대처했습니까?

당사는 관리회사로 부동산 중개업은 아니지만, 오너나 집 주인과의 교섭이 빨리 이루어질 수 있는 장점이 있습니다. 현장에서 판단하기에, 예를 들어, 오늘 오전 중에 입주하고 싶다고 희망할 때, 조건이 맞으면 바로 입주 가능합니다. 반면, 중개업과 달리 관리 문건만 소개할 수 있어, 물건의 조건이 다르면 계약되지 못하는 단점도 있습니다.

Q. 정신장애인이 입주하는 것에 대해 저항이 있을 수도 있는데 어떻게 생각합니까?

반대로, 장애를 가진 분에게 주거를 제공하는 것을 사회적으로 공헌하는 것으로 생각합니다. 나도 데이케어에서 당사자들과 대화할 때도 있습니다. 편견을 가질 필요는 없습니다. 입주에 관하여 어떻게 할 것인가 고민하지만 큰 문제는 없고, 호토 스테이션 스태프와 연계하면 거꾸로 완전히 모르는 사람을 입주시켜도 안심이 됩니다. 앞으로도 입주에 관하여 우선적으로 대우하려 합니다. 급한 입주도 있지만 그것도 의료기관과의 신뢰관계가 없으면 불가능합니다. 어떤 문제점이 있을 때는 스태프와 연락을 하거나 당사자와 호토 스테이션, 우리 회사가 서로 논의할 필요가 있습니다. 또 우리 회사가 판매하고 있는 보증인 없이 초기 비용이 적은 제도를 활용하는 것도 급한 입주를 가능하게 합니다.

ADDRESS

의료법인
데이케어 클리닉
호토 스테이션

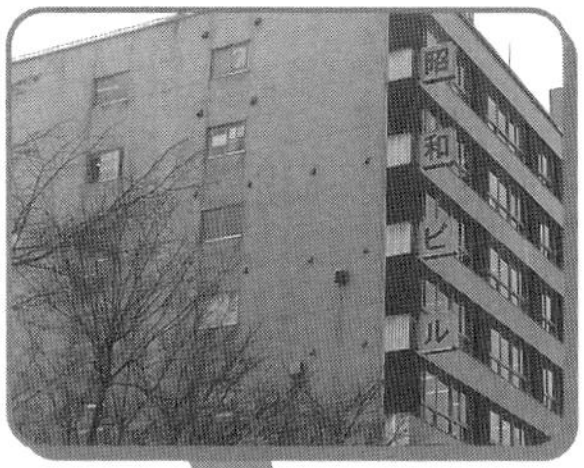

주소
060-0042 삿포로시 중앙구 오도리 서5정목 소화빌딩 2층 TEL 011-233-5255 FAX 011-233-5256
오시는 길
지하철「오도리역」1번출구와 연결 시전철「서4정목」역정류소에서 도보 5분

	소화빌딩
2F 3F	데이케어클리닉 호토 스테이션 (정신건강의학과 클리닉 데이케어)
2F	데이서비스 오도리공원 도토리집 (고령자 데이서비스)

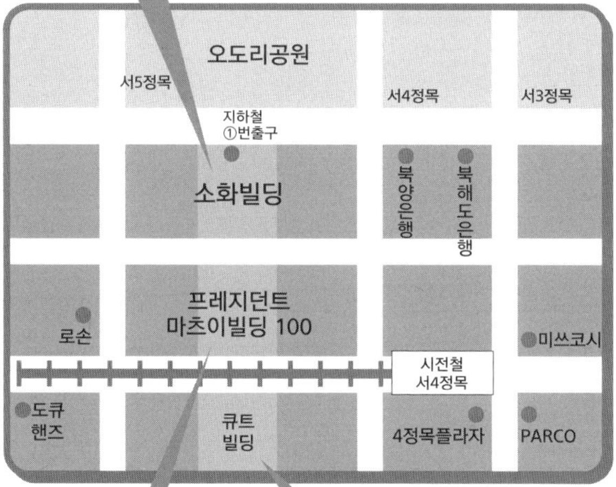

1층

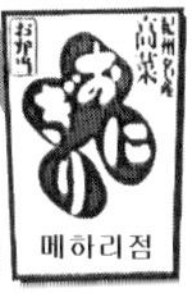

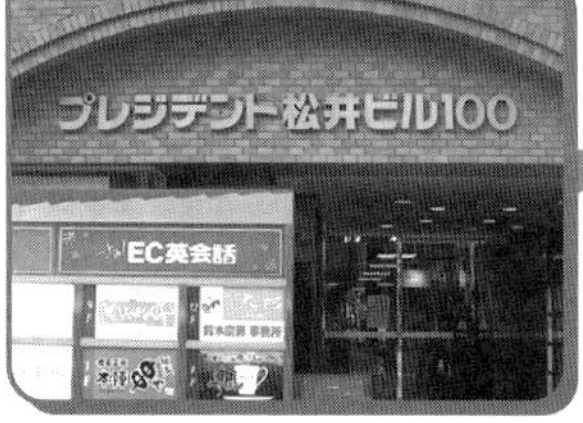

프레지던트 마츠이빌딩 100	
5F	투벅투벅공방
3F	에조네트
2F	Foot980
지하 1F	도시락가든

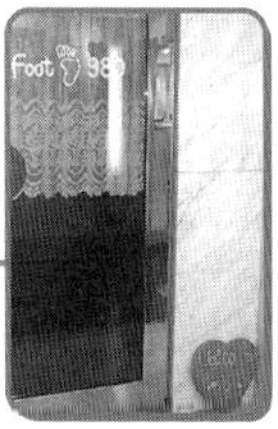

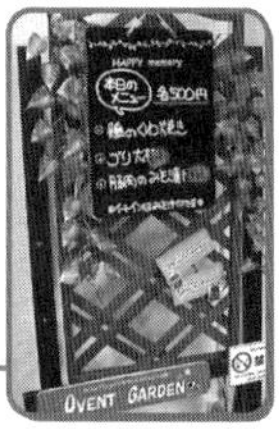

[그림 4-1] 주식회사 마츠이 빌딩

제5장

성가신 문제, 범법 사례

폭력행위

남녀 문제, 연애상담

금전 문제

범법자의 지역사회 적응

폭력행위

하세가와 나오미(정신건강의학과 의사)

Day Room에서의 폭력행위 종류

2007년 1월에서 2008년 10월까지 데이케어 방문간호, 왕진에서 일어난 폭력을 조사하였다. 스태프의 데이케어 기록을 참고하였다. 우선, 폭력 사건을 일곱 가지로 분류하였다.

조사기록

① 주위를 경악하게 하거나 공포나 불안감을 주는 큰 소리(특정 상대를 대상으로 하지 않음)

21건으로 그중 15건이 동일 인물이었다. 이는 과거 일을 생각하여 종종 큰 소리를 지르는 조현병 여성이다.

② 전화나 팩스를 이용한 위협 행위

8건으로 가족 갈등이나 데이케어에 대한 불만을 스태프에게 퍼붓는 것이 대부분이다. 그중에는 성적인 내용도 있다.

③ 협박적인 내용의 언행, 폭력성

스태프가 대상이 될 때와 당사자가 대상이 될 때로 나누어진다. 스태프가 대상이 된 것은 39건, 당사자가 대상이 된 것은 15건으로 압도적으로 스태프가 많다. 당사자가 대상이 될 때는 그전에 스태프가 개입하여 예방을 한다. 총 54건 중 특정 동일 인물이 12건으로 22%를 차지한다.

④ 흉기 소지(소지하고 있다고 협박)

총 11건으로 주머니칼이나 식칼 소지가 3건, 흉기를 가지고 있다며 협박하는 언행이 7건, 왕진에 동행한 정신건강사회복지사에게 공포탄을 쏜 1건이 있다. 이는 모두 스태프 혹은 호토 스테이션 전체를 대상으로 한 것이다. 11건 중 5건이 특정 동일 인물(위의 협박 내용 언행을 반복한 인물과 동일 인물)이다.

⑤ 성적 언행

17건으로 대상은 여성 당사자 6건, 여성 간호사 6건, 여성 정신건강사회복지사 2건, 여성 작업치료사 2건, 여성 의사 1건이었다. 그러나 당사자에 대한 것은 스태프에게 호소한 것만 포함했기 때문에 소위 상담하지 않은 것도 있을 것으로 추측된다. 또한 스태프 중에서도 여성 간호사는 대상이 되기 쉬운 직종으로, 사사로운 것은 일상적으로 인계나 기록을 남기지 않을 때가 많아 상당한 수가 더 있을 것으로 본다.

⑥ 기물 파손 등

가방을 던지거나, 처치 베드 담요를 던지거나, 식권을 던지거나, 페트병을 차는 등 경미한 것에서부터 문이나 벽, 책상을 차거나 휴대전화를 벽에 던지는 등의 기물파손의 위험성이 있는 것, 또 유리창을 머리로 때려 외상을 입는 경우도 있었다. 전부 17건이었다.

⑦ 육체적 폭력

물건으로 때리거나 물을 끼얹고, 차고, 던지고, 배를 때리고, 밀고, 깨물고, 손목을 잡는 등 13건이었다. 대상은 당사자 4건, 정신건강사회복지사 4건, 여성 의사 4건, 여성 간호사가 1건이었다.

폭력행위가 발생했을 때 어떻게 할 것인가

Day Room에서 당사자 간에 심각한 육체적 폭력은 일어나지 않았다. 남성 당사자간의 싸움, 또 초조해하며 충동성이 높아진 당사자가 몸을 부딪치는 것처럼 폭력적으로 되었을 때가 많았지만 발생 전 혹은 직후에 스태프가 개입하여 더 이상의 발전은 막고 있다.

데이케어의 기본 규칙에 폭력 금지가 물론 기재되어 있고, 당사자는 각자 데이케어 도입 전에 규칙에 관한 설명을 듣는다. 여기서 심각하게 타인을 해치는 행위가 있으면 이용 정지될 수 있다는 것을 설명한다. 이것이 어느 정도 억제력을 가진다.

그래도 폭력행위가 당사자 간에 생기면, 우선 스태프가 폭력 피해를 입은 당사자, 폭력을 휘두른 가해 당사자, 폭력을 목격한 당사자 각각에 대해 신속하게 대처한다. 문제점을 일으킨 당사자에게 관여하고, 동시에 영향을 받은 집단에게 문제를 상의하여 개별적인 경험을 공유한다. 폭력적인 문제점을 경험한 것을 말하지 못할 상황이 되지 않도록 목격자의 심리적 동요에도 주의할 필요가 있다. 아무 말도 하지 않고, 피해자와 가해자 모두가 데이케어에 나오지 않게 된다면, 이것은 조용한 공포심을 가지게 만든다. 목격자에게 충격에 대해 충분히 말하도록 하여 '일시적으로 소란스러웠지만 데이케어는 안전한 장으로 되돌아왔다.'는 것을 보증해 줄 필요가 있다.

피해를 받은 당사자도 충격을 받은 것을 충분히 말하게 하고, 가해자 측을 어떻게 하는 것이 좋을지(사과, 데이케어에 나오지 않게 했으면 좋겠다, 근신 등) 물어본다.

가해자 측은 왜 폭력을 휘둘렀는가, 왜 참지 못했는가, 만일 이번과 같은 상황이 또 발생하면 어떻게 통제할 수 있을까에 관하여 대화를 나눈다. 또 피해자의 기분을 전달하고, 어떻게 책임을 질 것인가를 논의한다. 사건을 판단하거나 벌을 생각하는 것이 아니라, 통제하고 해결해야만 하는 하나의 과제로서 다루며 함께 생각하는 자세가 중요하다.

목격자, 피해자, 가해자 당사자에 대해 대처 및 개입하는 스태프는 그곳에 있었던 스태프나 평소 그 당사자와 자주 대화를 나누거나 신뢰관계가 구축되어 있는 스태프가 바람직하다. 또한 피해자 측, 가해자 측이 스태프 동석하에 대화를 나눌 경우, 가해자 측만이 판단을 받는 인상을 주지 않도록 하기 위해 가해자 측도 신뢰관계가 구축되어 있는 스태프의 동석이 바람직하다. 객관적이고 전체적인 의견을 말하는 역할을 담당하는 데이케어 담당 의사가 동석할 때도 많다.

폭력의 대상이 스태프가 되면, 당사자가 되는 경우와 조금 사정이 다르다. 우선, 특정 스태프가 어리광이나 의존의 대상이 되기 쉽고, 그것은 다음 순간 공격으로 바뀌게 된다. 직종으로서는 여성 간호사가 성적 언행, 분노의 대상이 되기 쉽다. 또 남성 스태프, 의사가 육체적인 폭력의 대상이 종종 되기도 하는데 이것은 증상이 불안정한 사람의 진정을 도모하고 개입하는 역할을 할 때가 많기 때문으로 생각된다.

폭력의 대상이 되었던 스태프의 정신적인 케어도 중요하지만, 유감스럽게도 우리 의료기관에서도 충분하지 않다. 큰 소리, 폭력행위에 동요되는 것은 당연하지만, 위로하는 것이 '연약한 사람' 취급을 하는 동료 스태프도 있고, 스스로 자숙하는 뜻도 있으며 이는 특히 의사에게 많다. 폭력으로 상처받은 사람을 '연약한 사람'으로 보는 분위기가 횡횡하면 상처받은 것을 말할 수가 없고, 팀의 신뢰관계에도 영향을 미친다. 또한 같은 직장에서 일하는 동료에게 다정하지 못한 팀이 당사자를 다정한 눈으로 볼 수 없다는 것은 심각한 일이다.

한 명의 스태프가 상처받음으로써 다른 스태프들도 동요될 때가 적지 않다. '내가 그때 ~했다면……' '직전 자신이 관여했던 것이 나빴던 것은……' 등 자신이 폭력에 간접적으로 관여한 것 같은 기분이 되며, 자책하는 스태프가 있다. 그 직전의 관여를 돌아보는 것은 중요하지만 그것이 과하게 되어 '동료를 상처받게 했다.'라는 생각에서 가해자 측인 당사자를 배제하려고 하는 집단의 움직임이 생기기도 한다. 그 당사자가 문제를 자주 일으키는 성가신 사람이라면, 스태프들은 한층 더 거부적인 감정이 강해진다. 이럴 때 그 충동적인 폭력행위가 그 당사자의 과제이며, 치료적 개입이 필요한 것으로 확인하고, 데이케어에서 개입을 계속하는 것이 이상적이다. 그러나 상처받은 스태프의 회복에 시간이 걸리는 경우, 다른 스태프의 의견도 정리되지 못하고, 거부감이 강한 스태프가 많을 경우, 이미 스태프의 치료 의욕이 떨어지고, 데이케어에서 좋은 관계가 곤란해진다. 이때 일단 데이케어 이용을 중지시키는 것도 한 방법이다. 데이케어에 다니지 않더라도 외래 진료를 받을 수 있고, 잠시 동안은 주치의의 관여만 계속 할 수 있다. 심한 폭력이 수차례 발생하면, 그 당사자가 스태프에게 매우 의존하고, 그것이 그 사람의 자립을 방해할 가능성도 있다. 유감스러운 문제점이지만 폭력행위로 데이케어 이용을 정지시키고, 그 후 지역사회 활동에 눈을 돌리는 사례도 있다. 어느 당사자의 수차례의 폭력행위에서 매너리즘을 동반하는 문제, 장기간 같은 사람이 담당하는 문제, 데이케어가 치료의 장이라는 의식이 엷어지는 문제 등이 드러나고 있다.

폭력 예방

위협적인 내용의 언행 및 폭력적인 태도 54건 중 특정 동일 인물이 12건으로 22%를 차지한다. 또한 흉기 소지나 흉기를 소지하고 있다고 위협하는 것도 9건 중 5건이 동일인물이다. 그는 연극성 인격장애로 폭력행위가 일종의 퍼포먼스가 되고 있다. 당사자에게 폭력행위를 보이지 않는 한, 주목이나 관심을 받지 못하는 것을 계속 한 결과, 떠나 버린 에피소드도 있었다(위협적인 자세를 장기간 취하여). 그곳에 눌러앉아 움직이지 않는 그를 판자로 둘러쌌을 때도 있었다.

폭력적인 언행이 문제시될 때, 본인의 해결해야만 하는 과제로 다루고, 스태프와 논의하고 분노를 통제하는 등의 특정 프로그램을 도입하는 것도 유용하다.

폭력적인 공상이 실제 폭력으로 이어지기 쉬우며, 그런 공상을 불러일으키는 대화는 주의하지 않으면 안 된다. 또한 흥분하여 큰 소리를 지르는 경우, 자신도 소리를 질러서 설득하려는 것, 불성실하게 얼버무리는 것, 이치를 따져 납득시키려고 서로 맞붙는 것도 오히려 상대를 자극하여 흥분시키는 행동으로 매우 위험하다.

어디까지나 조용한 소리로 공감하면서, 눈앞에 있는 현실적인 해결을 함께 생각해야 한다. 또한 실제 눈앞에 그 사람이 있을 경우, 가능한 빨리 그곳을 떠나도록 하고, 딴 방에서 냉정하게 논의한다.

폭력적인 언행이 생기는 전조나 그 사람의 패턴에 관하여, 평상심일 때 사전에 논의해 둘 필요도 있다. 화를 내기 쉬운 상황 등 위험성을 회피하는 기술을 논의하거나, 충동이 높아질 때 하는 호흡법, 손톱 문지르기, 태핑(tapping) 등의 대처기술을 가르쳐 주거나, 가능하면 '손이 나가기 전에' 스태프에게 신호를 보내는 등에 대해 평소에 논의해 두는 것이 매우 유용하다.

폭력적인 사람과의 관계

큰 소리나 폭력을 좋아하는 사람은 당연히 없지만, 일부 치료자는 스스로 '위험한 사람' '폭력적인 사람'을 담당하는 경향이 있다. 이들 자신은 어떤 이유로 폭력적인 것에 대해 어떤 친화성을 가지고 있을 때가 많다. 폭력적인 사람, 범죄자, 가해자 치료는 어느 정도 이런 요소가 없으면 공감이나 관계 만들기가 되지 않는다. 폭력적인 사람을 이해하려고 가까이 다가가는 친화성과 함께 말려들지 않는 신중함, 냉정함을 함께 가지는 것이 중요하다. 경험이 적은 스태프의 경우, 때로는 너무 지나치거나 휘말려 들 때도 있어 주위를 괴롭힐 때도 있다. 그러나 처음부터 너무 거리를 두는 것은 관계가 이루어지지 않는 미묘한 어려움이 있다. 폭력을 마주했을 때도, 공감을 하며 다가가고, 화를 내고 위협받더라도 평소의 목소리로 대답하고, 속으로 동요되더라도 담담하게 대처하는 것, 실패하더라도 말려들지 않는 냉정함으로 되돌아가는 것, 그리고 그런 에피소드를 돌아볼 때 상대의 '실수'를 수준 높은 유머로 받아들이고, '어떻게 할 수는 없지만 왠지 밉지는 않다.'라는 뉘앙스로 받아들이는 스태프가 바람직하지 않을까 한다.

남녀 문제, 연애상담

하세가와 나오미(정신건강의학과 의사)

데이케어는 작은 지역사회로서, 어느 데이케어라도 반드시 발생하는 것이 남녀 간의 문제점이다. 여기서 본원 데이케어에서 일어난 남녀 간의 문제점 실태를 돌아보고, 스태프의 자세 등을 중심으로 고찰한다.

성희롱(Sexual Harassment: SH)

이는 압도적으로 여성으로부터 고소가 많고, 2008년 1년 간 20건 이상이었다. Day Room에서 '어깨 등 신체일부를 건드렸다.' '차 마시러 가자고 집요하게 요구했다.' '전화번호, 메일주소를 끈질기게 물었다.' '신체 사이즈를 물었다.' 등의 호소가 많다. '가해자'는 동일 남성이 수차례 반복한 경우가 많다. 여러 명의 불만이 반복될 때, '피해자' 측이 양해하면 '가해자'인 남성에게 사정을 알아보고, 주의를 준다.

Day Room 밖의 피해호소는 사실관계 확인이 어렵다. 과거에 피해자 측이 경찰과 상담한 사례가 몇 건 있는데 그중에는 일시 구류에 처해지기도 했다.

Day Room 내외와 무관하게, 피해자 측에 대해서는 우선 내용을 들어보고 추후 피해를 막기 위해서 어떻게 하는 것이 좋은지, 가해자와 앞으로 어떻게 할 것인지, 어느 정도 거리를 둘 것인지를 논의한다. 데이케어 밖에서의 피해의 경우, 예를 들어 '밤늦게 남성의 집으로 간다.' 등 피해자 측에도 주의해야 할 것이 있을 경우, 사전에 예방 및 대처방법을 논의한다. 스태프가 비난하는 인상을 주지 않도록 주의하지 않으면 안 된다. 이 경우 스태프가 '또 이런 일이'라는 기분을 가지는 것도 자연스러운 일이다. 경미한 성희롱(어깨를 잠시 만지거나, 끈질기게 차 마시러 가자고 하는 등)의 가해자는 동일 남성이 많고, 데이케어 밖에서 피해를 받은 여성의 가해자도 남성이다. 그러나 스태프는 피해자인 여성의 과거 연애사건이나 인격장애와 무관하게 편견을 가지지 말고, 우선 그 사건의 피해자만으로 보고 대처해야만 한다. 예를 들어, 사실 피해자의 호소가 다소 다르더라도, 우선은 피해자로서의 심정을 충분히 경청하는 태도를 취해야만 한다. 피해자 측 여성이 자기 파괴적인 행동을 보이게 된다든지, 피해를 과장한다든지, 가해자인 남성이나 주위 사람에 대하여 사실과 다른 풍문을 흘리기도 한다. 그 후 가능한 한 과거의 피해 후에 어떤 행동을 했는가, 과거의 피해와 비교하여 스스로 대처를 했는가 등에 초점에 맞추어 논의한다.

여성 당사자만이 참가 가능한 '성희롱을 생각한다'라는 특별한 프로그램을 준비하는데, 피해체험에 관하여 논의하면서 대응책에 관하여 역할극을 한다.

가해자 측에 대하여 우선 사실을 들어 보고, 가해의식 여부를 확인한다. 가해의식이 없는 경우는 두 가지이다. 하나는 가해자 측이 성희롱이라는 말이 없던 시대에 신규 여직원을 업무 도중에 놀리며 지내던 남성의 경우이다. 성희롱이라는 말 자체에 저항을 표시하고, '옛날에는 이런 말이 나오지도 않았다.' '오히려 대화하기 힘들다.' '이러한 문화의 시대가 한심하다.' 등 투덜거리는 사람도 있다.

또 다른 경우는 소위 이성유혹에 실패한 것으로 보이는 사례이다. 끈질기게 유혹하여 미움을 받거나, 좋아하는 여성이 있는 곳을 찾아다니는 스토커 형이다. 고백하는 것이 멋쩍어서, 갑자기 끌어안아 강제외설사범으로 경찰에 고발되기도 한다. 이러한 경우 여성에게 말을 거는 방법 등에 관하여 동성 스태프와 논의하는 것이 바람직하다. 즉, 여성에 대한 부적절한 행동에 대하여 우선 사회적으로 허용되지 않는 것을 배우고, 상대의 기분을 생각하며 친해지는 방법에 대하여 논의한다.

소위 남녀 간의 갈등

일견 평온해 보이는 데이케어도, 삼각관계 등의 문제가 수면 밑에 있다가 소용돌이치기도 한다. 감정적이거나 조작적인 태도, 이메일 공격 등에 대해 당사자 당사자가 스태프에게 상담할 때, 주변 당사자의 상담도 꽤 많다. 너무 복잡하여 도식화하지 않으면 무엇이 문제인지를 알기 어려울 때도 많다. 여기에 같은 인물이 몇 차례 등장한다. 즉, 수년전 삼각관계의 한 부분을 담당했던 인물이 그 후 다른 삼각관계에도 재등장한다. 삼각 혹은 사각의 일각을 차지하지는 않지만, 중요한 개입인물(때로는 왜곡된 메시지를 주거나, 때로는 상담을 해 주며 무책임한 말을 퍼트리는 역할, 신뢰가 가지 않는 상담 역할을 하는 경우 등)에도 역시 같은 인물이 수차례 등장한다.

연애감정을 금전과 관련된 갈등과 함께 스태프에게 상담하는 경우도 있다. '그렇게도 사 주었는데' '빌려간 돈을 갚지 않는다.' 등이 많지만, 드물게 '카드로 현금을 찾아갔다.'라는 악질적인 것도 있다. 빌려주거나 돈을 지불한 측이 생활에 지장을 받고 고민할 경우, 스태프는 거절하는 방법에 관하여 함께 생각하고, 때로는 '혼자서 하는 사회기술훈련'으로 연습하는 등으로 대처한다. 또 금전 제공을 하는 당사자의 경우, 원래 생활비 관리에 문제가 있으며, 정신 상태나 사회활동에 미치는 영향이 클 때는 정신건강사회복지사가 생활비 사용을 논의하고 지도해 준다.

❒ 데이케어 안에서의 자연스러운 지지

데이케어는 폭넓은 연령층이 있어, 젊은 여성, 젊은 남성, 중년 이후의 여성의 소그룹, 부모 자식, 나이가 다른 형제자매와 같은 조합이 많다. 현 시대에는 사람들 간의 무관심으로 간섭하지 않는다. 그러나 이런 면에서 데이케어는 마치 10년 전의 작은 마을과 같은 상황이다. 당사자 간의 커플이 생기고 그 조합은 마치 그 당시와 같은 다양한 인간관계가 역동적으로 전개된다(나이차가 많고, 한쪽이 그전에 다른 당사자와 교제했던 경우 등). 연애 경험이 없는 남성에게 연애상담을 해 주는 나이 든 남성, 자신의 어려웠던 과거를 말하며 충고하는 중년 여성, 거짓말로 과장하는 당사자, 공감을 표현하는 동세대 동성 당사자 등이 있다.

이러한 인간관계는 되돌아보거나, 상처받은 일이 생겼을 때 스태프에게 상담하러 와서 문제로서 다루어진다. 그러나 사실은 스태프가 모르는 사이에, 가까운 연애상담이나 자연스러운 지지로서 기능할 때도 많다.

연애상담

전에 데이케어에서 젊은 여성의 옷에 관하여 스태프 간에 논의를 한 적이 있다. 과다한 노출이 문제가 된 적이 있다. 처음에는 일부 스태프가 '피부 노출이 너무 심한 옷을 입었을 때 어떻게 대처하는 것이 좋은가'라는 문제제기를 해 논의가 시작되었다. 그러나 논의가 진행되면서 피부노출에 대하여 ① 증상이나 사회경험이 적어서, 단정하지 못하여 과다노출이 되거나, 움직이다가 내의가 보이는 경우, ② 패션 감각으로 노출시키는 경우로 나누어졌다.

①에 대해서는 바로 지적하였다. ②의 경우는 여러 스태프에게 물어보니 반드시 전원이 부적절하다고 인상을 갖는 것은 아니었다. '데이케어에서 노출이 심하여 다른 당사자가 프로그램에 집중할 수 없게 된다.' '불쾌하게 생각하는 당사자도 있다.' '원래는 노출을 과도하게 하지 않는다.'는 등의 의견이 있는 한편, '밖에 같은 차림의 젊은 여성이 많이 있다. 모두 지하철을 타고 길을 걸어 데이케어에 오는데 뭐가 문제냐' '특별히 과다하다고 느끼지 않는다.'라는 의견이 꽤 있었다. 데이케어는 작은 지역사회로서, 동떨어진 복장 통제는 어울리지 않는다. 논의한 결과, 이러한 ①의 사례는 지도하는 것으로 논의했다. ②의 사례는 패션으로 노출했을 때 데이케어라는 공동체 전체의 규칙, 즉 '데이케어에서 바람직한 복장은 이러이러하다.'라는 식으로는 대하지 않았고, '내 개인적으로는 이 프로그램에 어울리지 않는다고 생각한다.' '예쁘다, 멋지다.' 등 개인적으로 느낀 점을 말해 주었다.

보는 스태프의 연령층은 20대에서 60대까지 다양하며, 각각 사회경험도, 가치관도 다르다. 폭력 등의 규칙 위반과는 달리 스태프의 느낌을 일치시킬 필요는 없다. 청년기 생활방식을 생각할 때 중요한 요소 중 하나는, '세상에는 다양한 가치가 있다.'라는 점이다. 데이케어가 작은 지역사회인 이상 '20대 여성 스텝에게 귀엽다고 들었더라도, 40대 남성 스태프에게 눈길을 둘 곳이 없어 곤란하다.'라는 불일치가 오히려 자연스러운 일이다.

복장에 관한 스태프 간의 느낌의 불일치는 연애문제에도 마찬가지이다. 연애에 관해서도 스태프 각자가 경험도 사고방식도 다르며, 일치시킬 필요도 없다. 연애상담을 하며 의견을 요구받았을 때, 각자의 나이, 성별, 경험으로 대답한다. 연애상담은 자신의 연애관이 반영되며, 연애관은 오로지 주관적인 것이다. 그러나 그것을 상담할 때는 과연 자신의 주관만으로 할 것인가라는 생각을 하게 된다.

상담하는 당사자가 힘을 빼고 진행할 때 좋은 상담이 이루어질 수도 있다. 심각하게 해결해 줘야 하는 문제처럼 미간을 찌푸리고 심각하게 대하는 스태프도 간혹 있다. 이는 상담자로서 '거기까지 생각하지 않았다. 거기까지 하지 않아도 좋다.'라는 사태가 일어날 수도 있지만, 그래도 가볍게 흘려 듣는 것보다 '심각하게 들어 주고 있다.'라는 안도감을 줄 수가 있다. 좌우간 상담 개시 후 너무 노골적으로 자랑한다고 바로 판단되면, 따뜻하게 지켜봐 주는 자세로 너무 힘을 주지 않고 들어 주는 것이 좋다.

실제는 연애가 잘 되지 않거나, 곤혹스러울 때의 상담이 압도적으로 많다. 본원에서 연애에 대한 문제점에 대하여 상담을 받았을 때 어떻게 대했는가에 관한다. 설문조사를 스태프에게 돌린 적이 있다. 본원은 다직종의 연계로 운영을 하며, 금전 문제점이나 증상 악화를 유발하는 문제에 관하여 스스로 결론을 내리지 않고, 주치의, 담당 정신건강사회복지사 등에게도 상담을 권하는 경우가 많다.

어쨌든 스태프는 유연한 자세가 요구되는데, 상담자가 취한 행동이나 권유한 선택이 자신의 연애관과는 다를지라도 일반적으로 부정하거나 자신의 가치관을 강요하지 않고, 자신이 어려워하는 문제를 정리하고, 일어날 사태의 예측을 도와주고, 스스로 생각하여 노력하는 용기를 주는 것이 중요하다.

금전 문제

카사이 리카(정신건강사회복지사)

당사자 간의 금전거래

친한 당사자끼리 할 때가 많지만, 문제점을 불러일으키기 쉬운 경우도 있다. 이에 데이케어의 기본 규칙은 당사자 간의 금전거래를 금하도록 하고 있다. 지금까지 경험한 것 중에는 유발자의 의도가 있었던 경우와 없었던 경우로 나누어 볼 수 있다.

우선, 문제점의 유발자에게 고의가 없었던 경우이다. 예를 들어, 가라오케나 식대 등을 빌렸지만 좀처럼 돌려주지 않은 경우나, 평소 잘 사 주다가 갑자기 사이가 나빠져 그렇지 않게 된 경우 등이다. 또 예를 들어, 조증 당사자와 의존성이 높은 당사자 등 서로 간에 상태가 좋지 않을 때 금전거래가 일어났거나 상태가 나빠져 스태프에게 상담을 할 때가 있다. 이는 이성 간보다 동성 간이 많다.

한편, 문제점의 유발자가 확신범적으로 돈을 빌렸을 경우이다. 예를 들어, “반드시 갚을게.”라는 지키지 못할 약속을 하여 유흥비를 반복적으로 빌린 경우나, 여러 군데 음식점에 외상을 하여 수십만 원 단위의 외상이 있는 경우, 애인에게 많은 돈을 요구하여 가족의 돈에 손을 댄 경우 등이 있다. 이는 피해자와의 상담으로 스태프가 알게 된 경우가 많고, 지적 · 병적으로 약한 당사자가 표적이 되기 쉬우며, 종종 이성 간에도 많은 문제점이다.

전자는 데이케어 밖에서 일어나는 것이 대부분으로, 스태프는 간접적으로 대처방법을 도와주고, 자신의 힘으로 해결하도록 지지하는 경우가 많다. 데이케어는 사회의 축소판으로, 같은 문제점에 휘말리지 않도록 대처기술을 연마하는 좋은 기회로 개입한다.

후자는 스태프의 적극적인 개입이 이루어진다. 문제점을 일으킨 당사자에게는 스스로 책임을 지고 갚게 하고, 같은 짓을 반복하지 않도록 금전관리 등의 치료적 접근을 한다. 또 문제점에 휘말리기 쉬운 당사자에게도 사회기술훈련 등의 치료그룹에 참가를 권유한다.

또 가족이 있는 경우는 피해자, 가해자를 막론하고 가족을 포함한 접근이 이루어질 때도 있다. 악질적인 경우에는 피해자 감정이나 치료 효과를 감안하여, 피해자에게 경찰에 통보하기를 권할 때도 있다.

부채나 구매와 관련된 것

소비자 금융 등에서 빌린 경우나 카드 사용과 관련된 경우, 고액의 구매를 한 경우, 악덕업자에게 당한 사례 등이 있다. 이는 변호사에게 의뢰하여 문제점을 해결할 때가 많다. 쿨링오프(cooling off, 철회권)가 가능한 경우, 정신건강사회복지사가 소비자센터 등에 동행하여 본인과 함께 문제를 해결할 때도 있다. 최근 많은 문제가 휴대전화를 여러 대 구입하거나 인터넷 판매, 통신판매, 전자화폐 등에 관한 것이다. 카드론 등의 가상쇼핑은 금전감각을 마비시켜 문제점로 이어진다.

체납(집세 · 수도세 · 전기-가스비 · 의료비 등)

몰래 체납하여 곤란해하며 스태프에게 상담할 때도 있지만, 가스가 중단되어 목욕을 하지 못하여 몸에 냄새가 나거나 자기 관리가 잘되지 못하여 드러나는 경우도 있다. 집세는 바로 영향이 나타나지 않고, 체납하기 쉽지만, 몇 달이 지나 고액이 되거나 심각한 사태로 발전한다.

특히 홋카이도는 겨울철 문제가 심각하다. 겨울철의 강제퇴거는 생사와 직결된 문제로서, 아파트에 가스 난방이 많은 삿포로에서는 가스비가 고액이 되어 상환이 어려워질 수 있는데 난방이 되지 않는 환경은 건강에 크게 영향을 준다. 또 수도관 동결 등 2차적 피해도 우려된다. 또 자립지원의료가 시작되어 제도갱신, 신청, 수급자증 관리 등이 당사자의 자립성에 모두 맡겨져 있는 요즈음에는 의료비 문제도 종종 문제가 되기 쉽다. '10% 부담, 상한 설정'이 당연한 것으로 생각하고 있는 당사자에게 '30% 부담, 상한 없음'은 매우 큰 부담이다. 보험증 공백 기간이 생긴 사례도 있는데, 그때 데이케어의 100% 부담하는 의료비가 큰 문제로 되어, 본인과 스태프 간을 가로막기도 한다.

자기파산 등

여러 가지 문제를 가진 끝에 만나게 되는 선택의 하나이지만, 파산하여 면책을 받음으로써 문제가 해결되지 않는다는 것을 잊어서는 안 된다. 파산은 위기개입의 기회로 생각해야만 한다. 개입방법을 실수하지 않는다면, 지금까지 감추어 두었던 문제점이 분명하게 드러나 좀처럼 평소에는 드러나지 않았던 생활의 세부적인 사항까지 파악할 수 있는 좋은 기회가 되며, 당사자와 위기를 공유하고, 함께 극복하며, 앞으로 더 나은 지원을 위하여 좋은 관계를 구축할 수 있게 한다. 파산을 전환점으로, 지금까지의 자신과 직면하고 새로운 인생을 살아가는 접근이 반드시 필요하다. 또 자기파산은 안이하게 선택해서는 안 된다. 장애의 유무를 막론하고, 자신의 행위의 책임을 지는 권리와 의무가 필요하다. 본인 능력의 범위 안에서 지불하는 채무정리와, 매월 조금씩 변제하게 하는 것도 정신건강사회복지사의 중요한 역할의 하나이다. 또 채무나 변호사 비용을 지불해야 하는 기간은 같은 문제를 일으키지 않도록 억제력을 갖게 하기도 한다.

금전관리([그림 5-1] 참조)

앞의 문제를 일으킨 당사자에게 도입할 때가 많다. 위기개입으로 도입하여 지원을 하지만, 본인이 의뢰하여 계약하는 형태를 취하고 있다. 계약 시에 교환할 서류는 세 가지이다. 즉, ① 귀중품 보관증, ② 금전 및 귀중품 관리 지원 의뢰 약속서, ③ 사례에 따라 개별 약속을 명문화한 것이다.

금전관리는 '호토 스테이션 가계부'라는 독자적인 가계부를 이용하고 있다. 이것은 월 1회로서 매일 기재할 필요는 없으며 계산도 간단하다. 장애의 유무나 정도를 막론하고, 누구라도 사용 가능한 단순한 것을 중요시하며, 장래의 자립에도 도움이 되도록 하고 있다.

금전관리에서, 반드시 본인에게 긍정적인 목표를 세우게 하여, 이에 기초한 지원을 하고 있다. 과도한 제한을 하지 않고 본인의 가치관이나 라이프 스타일을 존중하며, 자기책임을 바탕으로 '실패할 자유'도 보장하고 있다. '관리'되는 것이 아니라, 스스로 금전 조절을 하도록 관여하고 있다. 새로운 가치관 창조와 안정된 금전생활 리듬 재구축을 목표로 한다. 금전을 둘러싼 문제점이라고 제목을 정했지만 문제점은 기회이다. 스태프도 긍정적으로 문제점에 대처하며, 함께 적극적으로 기회로 만들어 가려고 한다.

금전관리 규칙

① '호토 스테이션 가계부'에서 한 달 금전관리 계획을 세운다. 자기책임을 명시하고, 계획된 범위에서의 생활을 목표로 하라.

② 금전출납은 정신건강사회복지사(PSW)가 실시한다. 다른 스태프는 하지 않는다. 아침 모임 전, 스태프 회의시간, 낮 12시에서 1시 반, 야간 때에는 기본적으로 하지 않는다. 또 토요일에도 기본적으로 출납을 하지 않는다. 정신건강사회복지사 근무 상황에 따라 기다려야 할 때도 있어서, 계획을 세우고 여유를 가지도록 하라. 또 예정 외의 출금은 사전에 담당 정신건강사회복지사와 상담하라.

③ 금전관리는 계획적으로 금전을 사용하기 위한 수단의 하나이다. 계획 외의 출금에 관해서는 담당 정신건강사회복지사와 상담하라. 담당 이외의 정신건강사회복지사는 하지 않는다.

④ 금전관리의 방침에 대하여 담당 정신건강사회복지사 또는 주치의와 상담하여 결정하라. 또 약속내용을 준수할 것을 맹세하라.

⑤ 금전관리를 중지할 때도 담당 정신건강사회복지사나 주치의와 상담하여 결정한다.

담당 정신건강사회복지사 ____________________

상기 내용에 동의하여 서명 날인한다.

년 월 일

(주소)

____

(이름)

(인)

____

[그림 5-1] 금전관리 규칙

금주의 용돈(년 월 일 ~ 월 일)

예산 원 금주의 목표 :

	월 일 (월)	월 일 (화)	월 일 (수)	월 일 (목)
영수증 붙이는 곳				
사용액	원	원	원	원
잔액	원	원	원	원

금주의 용돈(년 월 일 ~ 월 일)

예산잔액 원 금주 후반의 목표 :

	월 일 (금)	월 일 (토)	월 일 (일)	금주를 돌아보며
영수증 붙이는 곳				(감상)
사용액	원	원	원	원
잔액	원	원	원	원

[그림 5-2] 주간 용돈기입장

○○ 씨 금전출납부									
날짜			맡긴 돈		지불한 돈		잔액	서명	
			내역		내역			스태프	서명란

[그림 5-3] 금전출납부

호토 스테이션 가계부의 추천
'돈을 잘 사용하는 것이 의외로 어렵다.'
'저축을 좀처럼 할 수 없다.'
등등 돈에 관한 고민은 누구라도 가지고 있다.
그래도 계획을 세워 보면, 조금씩 잘 사용하는 요령이 생길지도!?
호토 스테이션 가계부를 사용하지 않겠는가?

◆ 가계부 요령 ◆

우선, 긍정적인 목표를 세우자!!
(○○를 가지고 싶다! 이사하고 싶다! 저금하고 싶다 등등)
☆요령 1. 한 달 사용하는 돈이 얼마인지 안다.
☆요령 2. 한 달 반드시 필요한 돈이 얼마인지 안다(집세, 수도세, 전기-가스비 등).
☆요령 3. 자신의 결점을 안다. 그리고 대책을 세운다.

(예)
※ 지갑에 많이 넣어 두어 결국 써 버린다.
대책 → 지갑에 많이 넣어두지 않는다.
(한 주분, 1일분을 정하여 넣는다.)

※ 편의점에 자주 들리게 된다.
대책 → 다니는 길을 바꾸어 본다.

※ 저금하려고 해도 좀처럼 되지 않는다.
대책 → 처음부터 맡겨 두어, 없는 것으로 생활한다. 저축 전용 계좌를 만들어 두어 얼마 저축했는지 알기 쉽도록 한다.

★ 요령 1에서 3에 따라
자유롭게 사용할 돈이 얼마인지 계산할 수 있는가?
(식비를 예산에 넣어 두는 것도 좋고, 자유롭게 사용하는 돈 안에서 먹는 것을 구입해도 좋다.)
그 돈을 어떤 식으로 사용할지 계획을 세우라!
주에 얼마? 하루에 얼마? 어떤 일이 있을 때를 위해 조금 여분을 남겨 두어, 주에 얼마, 하루에 얼마라는 식으로 목표를 세우라.

물론 다른 방법도 좋다. 자신 나름대로 사용법을 찾아라.

[그림 5-4] 호토 스테이션 가계부의 추천

금전 및 귀중품 관리 지원 의뢰 약속서

나, ______________는 데이케어 클리닉 호토 스테이션의
정신건강사회복지사 ______________와 아래의 내용에 동의하고 금전 및 귀중품 관리 지원을 의뢰한다.

① 나는 정신건강사회복지사에게 가지고 있는 금전 및 귀중품 관리의 지원을 의뢰한다.
② 나는 금전 및 귀중품 관리를 의뢰함에 있어 주치의의 지도를 받고 정신건강사회복지사에게 상담하여 금전 및 귀중품 관리를 하며, 스스로 생활을 좀 더 나은 것으로 하기 위하여 노력할 것을 약속한다.
③ 정신건강사회복지사는 본인의 좀 더 나은 생활의 실현, 자립을 위하여 진지하게 충고해 주고, 맡긴 물품에 관하여 엄중하게 보관할 의무를 가진다.
④ 금전출납은 본인 없이는 하지 않는다.
⑤ 금전출납 시에 금전출납부에 기재한다. 또 반드시 본인과 정신건강사회복지사의 서명이 필요하다.
⑥ 이 계약서에 정하지 않은 사항에 대해서는, 본인과 정신건강사회복지사가 진지하게 상의하여 결정한다.
⑦ 이 계약은 본인의 신청에 의해 언제든지 해지할 수 있다. 단, 그때 주치의와 정신건강사회복지사의 충고를 경청하고, 좀 더 나은 형태로 마무리할 수 있도록 노력할 것을 약속한다.

이 계약서는 두 부 작성하여 본인 한 부, 호토 스테이션이 한 부 보관한다.

년 월 일

본인 이름 ______________________

정신건강사회복지사 이름 ______________________

입회자 이름 ______________________

[그림 5-5] 금전 및 귀중품 관리 지원 의뢰 약속서

귀중품 보관증

데이케어 클리닉 호토 스테이션

이름		생년월일	년 월 일

	통장	금융기관명		지점명	통장번호	
		①				
		②				
		③				
		④				

	기타 맡긴 물건	내용	비고
	현금카드	매	
	도장	개	
	연금증서		
	자립지원 의료수급자증		
	자립지원 복지수급자증		
	장애인수첩		
	열쇠		

나, ____________는 데이케어 클리닉 호토 스테이션에 위의 물품관리를 위탁합니다.

년 월 일

본인 ________________________ 명

정신건강사회복지사 ________________________ 명

입회자 ________________________ 명

※ 이 서류는 한 부는 본인, 한 부는 본원이 보관함.

[그림 5-6] 귀중품 보관증

귀중품 반환 영수증

데이케어 클리닉 호토 스테이션

이름		생년월일	년 월 일

	통장	금융기관명		지점명	통장번호	
		①				
		②				
		③				
		④				

기타 맡긴 물건	내용	비고
현금카드	매	
도장	개	
연금증서		
자립지원 의료수급자증		
자립지원 복지수급자증		
장애인수첩		
열쇠		

나, ＿＿＿＿＿는 데이케어 클리닉 호토 스테이션으로부터 위의 물품을 반환받습니다.

년 월 일

본인 ＿＿＿＿＿＿＿＿＿＿＿＿ 명

정신건강사회복지사 ＿＿＿＿＿＿＿＿＿＿＿＿ 명

입회자 ＿＿＿＿＿＿＿＿＿＿＿＿ 명

※ 이 서류는 한 부는 본인, 한 부는 본원이 보관함.

[그림 5-7] 귀중품 반환 영수증

호토 스테이션 가계부

① 이번 달 예산 ______________________원

② 이번 달 지출 ______________________원

◎ 집세 ______________________원

◎ 가스비 ______________________원

◎ 전기세 ______________________원

◎ 수도세 ______________________원

◎ 전화비 (집) ______________________원

(휴대전화) ______________________원

◎ 교통비 ______________________원

◎ 저출 ______________________원

◎

◎

◎

이번달 용돈

(주, 월)에 ______________ 예산!!

[그림 5-8] 호토 스테이션 가계부

20○○년 1월						
월	화	수	목	금	토	
					일	

◇ 장기목표 ◇

◇ 이 달 목표 ◇

이번 달도 파이팅!

[그림 5-9] 호토 스테이션 가계부

범법자의 지역사회 적응

타케우치 세이지(정신건강사회복지사)

시작하며

본원 데이케어 당사자의 80%가 주치의가 외부에 있어서, 다른 의료기관과 연락 및 연계가 필요하다. 또 본원은 병상이 없기에, 입원이 필요할 때는 병원과의 연계가 필요하다. 취로지원이나 생활지원이 원활하게 하기 위해서도 관계기관과의 연계가 필수적이다. 호토 스테이션은 2005년 9월부터 2개월에 한 번씩 '홋카이도 갱생 및 재범 방지를 위한 모임'을 주최하고 의료, 사법, 복지 등 갱생과 관련된 다양한 의견교환이나 교류의 장을 마련하고 있다.

이 활동을 통하여 변호사, 보호관찰소, 교도소, 약물의존 회복 전문 시설, 지적장애시설 등으로부터 다양한 상담을 받고 있다. 외래 진료, 신규 데이케어 이용 등의 의뢰, 교도소 출소자의 처우, 형사재판에 대한 전문적 의견을 구하는 등 상담 내용이 다양하다. 또 의사, 정신건강사회복지사가 정기적으로 매월 교도소에서, 약물 남용 지도를 실시하고, 약물의존자의 처우와 지원을 하고 있다.

여기서 범법자의 지역생활 지역가능성에 관하여 몇 가지 사례를 들고, 과제와 고찰을 한다. 사례는 수정을 하여 사생활을 배려했다.

사례

❒ 사례 1

• A 남성 60대 절도 치매

동북 지방 출신으로 중졸 후 농업에 종사했다. 성인이 되기 전 부모와 사별하고 집을 떠나 일용건설직을 전전하였다. 체력은 있지만, 읽고 쓰기가 되지 않아

단순 작업만 가능하다. 여름에 일하고 겨울에는 노는 것을 반복하다가 마침내 노숙자가 되었다. 가벼운 범죄(자전거나 빵을 훔침)를 반복하였고 5회 복역했다.

교도소 내에서 일했지만 단순한 지시를 이해를 못하고, 지시나 작업순서를 기억하지 못하며, 시간과 장소를 모르는 등 능력이 매우 떨어져, 치매로 진단되었다.

과거 기억을 거의 못하고, 형제들과 연락이 두절되어 돌아갈 곳이 없었다. 성격이 순종적이고 온순하여 쉬지 않고 일하러 나가고, 복역 태도는 매우 양호했다. 출소 후 교도소 분류 스태프가 진료와 주거지를 상담했다.

교도소는, 「정신보건복지법」에 따라 출소 후 조정이 지금까지 원칙적으로 없었다. 그러나 이 사례는 치매가 진행되어 자립이 불가했다. 출소 후 담당 정신건강사회복지사로서 분류 스태프의 요청을 받아 의식주 확보를 알아보았다. 어려웠지만 이해를 해 주는 복지기관에서 받아 주었다. 생활보호를 신청하고, 주민등록은 출소 당일 절차가 마무리 되도록 관계기관이 조정했다. 현재 입소시설 스태프의 지원을 받아 안정된 생활을 보내고 있다.

❐ 사례 2

- **B 여성 30대 사문서 위조, 사기, 병적 도박**

홋카이도 출신으로 형제는 없다. 단대 졸업 후 사무원으로 근무했다. 당시 사귀던 남편의 영향으로, 경마나 파친코를 시작했다. 처음에는 용돈 정도에서 했지만, 점차 빠지게 되어 봉급을 전부 경마에 써 버리기도 했다. 그 후 결혼하고 퇴직하여 아들을 출산했고, 전업주부로 지냈다. 남편은 가사나 육아에 관심이 없고, 주말에 혼자 경마나 파친코를 한다.

B는 자신만 손해 본다며 자신도 스트레스 해소가 필요하다고 생각하여, 아이가 등교하면 파친코로 갔다. 적은 돈으로 즐겼지만, 곧 생활비를 쏟아부었고, 이어서 사채도 빌렸다. 그 뒤에는 남편 명의나 주운 신분증을 사용하여 타인 명의로 대출을 받았다 사채 때문에 남편 직장, 아이 학교에도 청구서가 보내졌다. 가족의 채무 정리 의뢰를 받아 변호사와 상담했다.

분명히 도박 의존증이었지만, 그 자각이 전혀 없었다. 자신의 상태를 인식시키기 위하여 데이케어에서 매주 실시하는 중독 미팅에 참가할 것을 권유했다. 집안일을 제대로 하지 못하여, 집안에는 쓰레기가 넘치고, 생활지원을 겸해 왕진과 방문간호를 수차례 실시하고, B도 함께 청소와 환경 정비를 했다. 자기파산은 인정받지 못하고, 타인 명의의 부채는 사채업자에게 고발당해 체포 기소되었다. 당시 정신건강사회복지사로서 필자는 부채 정리와 출소 후의 생활에 대하여 변호사, 남편과 논의를 거듭했다. 변호사와 필자는 B가 출소 후 가족을 떠나 의존증 회복시설에서 생활하는 것이 낫다고 생각했고, 가족도 B를 받아들이는 것을 거절했다. B는 처음 납득하지 못했지만, 집행유예 판결을 받고, 판결에서 의존증 회복시설에서 치료의 필요성을 제시하자, 마침내 시설 입소를 받아들였다. 그 후 미팅 중심의 생활을 보내며 도박중독을 인정하기 시작했다

❐ 사례 3

• C 남성 70대 상해, 각성제 단속법 위반 , 절도 , 약물의존

간토 출신으로 4형제 중 둘째이다. 조리사 학원을 거쳐 요리 집에서 10년 근무했다. 지인 소개로 홋카이도 지방도시에서 선술집을 개업했고, 결혼하여 부부가 운영했다. 처음에는 경영이 순탄했지만, 도박에 빠져 친형제, 친척으로부터 계속 돈을 빌렸고, 마침내 총 부채가 총 1억 원이 넘어 야반도주를 하여 부채는 형제들이 갚아 나가고 있다. 그 후 지인을 통해 다른 도시의 선술집에서 5년간 일했고, 당시 주인이 다른 곳에 가게를 열어 그 가게를 맡았지만, 손님과 함께 마셔서 만취하여 돈을 받지 못할 때가 종종 있었으며, 주인으로부터 꾸지람을 듣고, 그를 때려 상해사건으로 집행유예를 받았다. 그 후 홋카이도로 돌아와 조리사로 일했지만 음주 후 상해사건으로 복역했다.

출소 후 음식점을 전전 했지만, 주인과 싸워 상대를 칼로 찔러 재복역했다. 출소 후 복역 중에 알게 된 조폭의 권유로 건설 회사에서 일했는데 그때 각성제를 사용했지만 의존까지는 아니었다. 그러나 도박과 술로 봉급을 탕진하고, 만취하여 종종 싸움을 일으켰다. 65세까지 일했지만, 체력이 떨어져 퇴직했다. 부모

는 일찍 사망했고 형제들로부터 버림받아 갈 곳이 없었다. 외로움을 달래기 위해 계속 술을 마셨고 각성제 사용으로 체포되었다. 출소 후 돌아갈 곳이 없어, 보호관찰관이 약물의존 회복실 입소시설을 권했다. 각성제와 술을 끊으려는 의지를 보이며 의존증 진단과 치료를 원하여 회복시설에서 통원을 원했지만 재범을 일으켜 복역 후 다시 통원하고 있다.

사례 고찰

❒ 사례 1

이는 현재 교도소의 큰 문제 중 하나이다. 생활능력을 잃고, 또 의지할 곳이 없는 수용자의 출소 후 생활을 어떻게 확보하는지, 어느 기관이 책임을 지는지에 대하여 정비가 되어 있지 않다. 교도소는 현재 출소 후 생활에 대하여 관여하고 있지 않다. 간혹 분류 담당 스태프가 복지 사무소와 연계하여 돌아갈 곳을 찾고 생활지원을 하고 있다. 고령 수형자는 치매를 앓을 때도 많고, 스스로 복지시설을 찾지도 못한다. 재범 위험성이 낮아도, 밖에서 생명을 유지하기 위해 무전취식과 같은 경미한 범죄로 복역을 반복할 때가 많다. 원래는 복지로 당연히 이어져야 하지만 사법 처리되는 사실은 거의 알려져 있지 않다. 현재 사회복귀를 위해 지원을 하는 사회복지사의 필요성이 점차 인지되어, 교도소 내에 사회복지사나 정신건강사회복지사가 비상근이지만 배치되기 시작했다. 2009년부터 국가 보조 사업으로 출소 후 생활 곤란자의 생활 정착지원 사업이 시작되었다.

❒ 사례 2

B 본인에 대한 지원은 당연하지만, 그 가족에 대한 지원도 필요하다. 남편은 B의 부채로 자기파산을 할 수밖에 없었고, 나아가 직장을 잃게 되었다. 아이학교에도 청구서가 가는 이상한 상황 속에 있다. 다행히 남편의 본가에서 세 명의 생활을 도와주고 있다. B는 의존증을 완강히 부인하고 있으며, 가정으로 돌아와도 같은 일이 반복될 것이 분명했다. 담당 정신건강사회복지사는 B의 체포가

예상될 때부터 의존증 회복시설 입소를 위해 노력했다. 의존증 여성을 받는 시설은 매우 적어, 홋카이도 이외의 장소도 타진했다. B는 판결이 나기 전까지 입소를 거부했다. 소셜워크를 진행하는 가운데, 당사자로부터 납득과 동의를 얻는 것이 기본이다. 그러나 현실은 신뢰관계가 아직 충분히 구축되지 않아, 대처해야 하는 문제가 계속 생기고, 설명을 해도 동의를 얻지 못할 때가 많다.

이 사례 외에도 병식이 없어 당사자의 납득과 동의를 얻지 못할 때가 많다. 병식이 없어서 가족의 의향, 또 치료자 · 지원자 측의 생각을 관철하는 것은 불가능하다. 당사자 중심이 원칙이지만, 치료를 최우선으로 하지 않으면 안 될 경우 대처가 어렵다.

❒ 사례 3

처음부터 의존증 진단과 치료를 받았지만, 통원 개시 후 4개월째 컨디션 난조로 내과에 입원하여, 잠시 외출 시에 음주, 택시 무임승차로 체포되어 벌금형을 받았다. 바로 회복시설에서 퇴소하여 시내를 돌아다니며 마켓에서 캔 맥주를 훔쳐 체포되었다.

각성제를 끊어야 한다는 것은 이해했지만, 약물의존증으로 음주가 각성제 재사용의 계기가 되어 단주해야만 하는 것까지는 이해하지 못했다. 회복시설의 미팅 중심의 생활에 적응하지 못하고, 스태프에게 대들고, 때로는 교도소가 더 편하다고 말하기도 했다. 체포 직후부터, 주치의와 필자는 면회를 갔고, 앞으로의 거처를 논의했다. 실형을 받았지만, 공판 때 마지막으로 고치고 싶다고 말했다. 재범으로 치료는 중단되었지만, 음주의 위험성을 이해하기 시작하여 단주 의지를 명확히 표시하고, 계속 치료를 원했다. 주거 확보 등 생활지원을 계속했다. 재범을 했더라도 스스로 치료나 지원을 원할 때, 그것을 거절할 수는 없다. 지금까지의 생활방식을 바꾸려는 의지를 존중하지 않으면 안 된다. 약물의존으로 범죄를 일으킨 경우 처우와 치료는 더 복잡하다. 약물의존을 부인할 때는 치료 동기부여가 매우 어렵다. 또 약물사범은 피해자가 없을 때가 많고, 이에 범행을 했다는 의식을 갖기 어렵다. 약물의존자는 자신의 의지로 약물을 사용하는 병적 의존증이 되었다 하더라도, 다른 정신장애인과 비교하여 치료로 연계하는 것이 더 어렵다. 그러나 약물사용을 중단하지 않으면 회복은 불가능하고, 약물의 계속 사용으로 발생하는 범죄를 막을 수는 없다. 그러면 어떻게 치료로 연결할 수 있을까? 스스로 치료를 원하여 오는 것을 기다리고 있을 것이 아니라, 때로는 이쪽에서 적극적으로 관여하는 것이 요구된다.

약물의존증 환자 중에는 가까운 사람에게 공감받고, 살아 있는 것을 소중히 여겨지는 경험이 적어서, 평소의 생각을 누구와도 공유하지 못하고 성장했고, 부적절한 양육과 학대 경험을 가진 경우가 많다. 부모도 살아가기 급급하여, 아이를 돌봐 줄 수 없는 상태였다. 그들은 생활에서 곤란을 겪고 있음에도 불구하고, 자신의 생각이나 원하는 것을 말로 표현하는 것이 서툴고, SOS를 보내지 못할 때가 많다. 사람과 관여하는 것 자체가 전부 고통을 동반하며, 여러 가지 괴로움을 감추기 위해 약물사용을 하게 된다. 실제로 자신감이 떨어지고, 무엇이 문제인지 알지만, 이를 인정하지 않고, 허세를 부리거나 강한 척 하거나, 변화에 대한 불안이 심하고, 자신이 이렇게 된 것이 전부 부모와 주위 사회 때문이라며 책임을 돌려 버린다. 그들의 공통점은 외로움, 고독, 공포, 버려질 것에 대한 불안, 자학적 생활 패턴, 절망감 등이다.

그들은 좋아서 그렇게 하는 것이 아니라, 가혹한 생활환경에 그것의 한 원인이 있다. 따라서 그들의 생활방식과 행동을 그대로 두어서는 안 된다. 종기에 손을 대는 듯한 태도는 그들로부터 사회적응 능력을 빼앗고, 갱생하지 못하게 한다. 그들의 피해 체험과 가해성을 이해하면서, 늘 냉정한 태도를 가질 필요가 있다.

각성제 사범만이 아니라 약물사범은 치료나 회복 프로그램 등으로 연계하지 못하면 재범 가능성이 높아진다. 재범의 계기는 가까운 곳에 있어, 생활환경 조정이 중요하다. 그렇다고 하더라도 정신건강사회복지사가 그들의 생활에 어디까지 관여할 것인가? 한 기관만으로 그들을 지지하는 것은 한계가 있어서 의료, 복지, 사법, 행정 등의 많은 분야가 팀으로 대처할 필요가 있다. 그들은 약물을 사용하지 않는 생활에 적응하고, 약물을 계속 중단함으로써 살아가는 힘이 회복

된다는 것, 그리고 한 인간으로서 귀중한 존재라는 것을 반복적으로 전해 줄 필요가 있다. 그럼 약물 남용을 중단한 후에 어떤 생활이 기다리고 있을까? 일시적이라도 약물이 살아가는 데 있어서 지지를 해 주었던 그들로서는 몸과 마음에 나쁘다고 중단하라고 말하는 것만으로 설득력이 없다. 각성제나 약물을 끊게 하는 것은 불가능하다고 생각한다. 한 번이라도 각성제를 남용했다면, 강렬한 쾌감이 뇌에 기억으로 남아 또다시 사용하려는 욕구가 평생 지속된다. 우리에게 가능한 것은 각성제나 약물을 끊고 싶다고 마음으로부터 바라고 회복의 길로 이어지는 계기를 만드는 것으로, 회복과정은 평생 계속된다.

범법자 지원에 있어서 생각할 점

법률을 위반하여 타인의 생명과 재산, 안전을 위협하는 행위를 했다면, 범죄행위, 위법 행위가 되어 법률에 따라 처벌받는다. 범죄 행위가 성립되려면, '구성요건 타당성' '위법성' '유책성'의 세 가지 조건이 갖추어져야 한다. '구성요건 타당성'은 형벌 법규에 해당되며, '위법성'은 그 행위가 정당행위, 정당방어가 아니라 법질서, 규범에 반한 것, '유책성'은 책임능력이다. 정신장애 상태로 형법 위반 행위를 했을 때 유책성이 문제가 된다. 형법의 '정신장애로 인해 사물의 시비선악을 변별하는 능력, 또 그 변별에 따라 행동하는 능력(통제 능력)이 없는 상태가 심신 상실'이며 불기소나 무죄로 된다. '정신 상태가 그 능력이 완전히 상실되었다고는 말할 수 없지만 저명한 장애가 있는 상태는 심신 미약'으로 보고 감형된다.

그들의 재범을 막는 것은 적절한 처우가 반드시 필요하다. 또 그들을 어디에서 처우하는 것이 아니라, 어떻게 처우하는가가 문제가 되며, 그 처우도 개선이나 연구가 필요하다.

우리는 가해자였던 범법 정신장애인 치료와 사회복귀 지원을 실천하면서, 잘못이 없이 불합리한 피해를 받은 사람을 생각하며 참을 수 없는 부분이 있다. 병이 사건을 일으켰기에 어쩔 수가 없다는 등으로 보는 것은 납득할 수 없는 것은 물론이다. 지금까지는 책임 무능력 또 한정 책임능력으로 판단되면 정신병원에 입원시키는 것뿐이며, 병원은 치료 외에는 범법 행위에 대한 평가나 퇴원 후 생활지원까지 책임지지 않는다. 교정시설에 수용되며 충분한 치료와 사회복귀교육, 출소 후 생활지원을 제대로 받지 못하고 출소할 수밖에 없다.

또 사회적 비용 때문에 죄를 범하여 형사수속을 거쳐 교정시설에서 보내는 비용과, 지역에서 생활하는 비용을 비교하며, 어디가 효과적인지 생각할 필요가 있다. 2005년 7월부터 시행된「심신 상실 등의 상태로 중대한 타해 행위를 범한 행한 자의 의료와 관찰에 대한 법률」(이하「의료관찰법」)에서는, 범법 정신장애인의 처우에 관하여 사법 행정의 책임을 명확히 하고, 법원의 판결에서 처우 방침을 정하고, 죄를 묻지 않는 대신 강제적으로 치료를 계속 받게 하여 사회복귀를 목적으로 한 지원이 되는 절차를 만들었다. 다양한 비판과 걱정이 있지만, 이는 현실을 생각했을 때 하나의 작은 방향성을 보여 준다. 또 보호관찰소의 사회복귀 조정관이 조정하고 있는 지역케어회의를 통하여 지역자원 연계가 시도되는 것은 큰 의미가 있다.「의료관찰법」은 적용과 운용에 말이 많지만 범법자와 사회를 이어 준다고 생각한다.

「형법」과「의료관찰법」은 정신장애인이 죄를 범한 후의 처우에 관한 법률이다. 그러면 정신장애인이 죄를 범하지 않도록 하기 위한 시책이나 제도가 있는 것일까? 정신장애인이 범죄를 일으키기 쉽다는 편견이 아직도 있지만,『범죄 백서 2007』을 보면 전 인구에 있어서 정신장애인의 범죄 발생률은 1.99%, 국민 전체의 범죄 발생률은 16.03%로 상당히 차이가 크다. 정신장애인의 범죄를 막기 위해서는 조기에 정신장애를 발견하고, 의료와 복지 등으로 연계하는 것이 가장 좋은 방법이다. 정신장애인을 사회로부터 격리시키지 않고, 치료를 계속 적절히 받게 하는 것이 중요하다. 범법 정신장애인 가운데는 범법 행위 전에 스스로 치료를 중단하거나 의료기관이 받아 주지 않은 경우가 있고, 치료로 계속 이어지지 못한 경우가 있다. 적절하고 지속적인 치료로 지원을 한다면, 재발과 악화의 위험성을 줄이고, 초범이나 재범을 막을 수가 있다. 정신장애 때문에 죄를 범했는가 혹은 장애와 관계없이 죄를 범했는가는 사례에 따라 다르다. 어쨌든 계속 관여를 필요로 한다.

인간은 죄를 범하면 판결을 받아 형을 받을 의무가 있지만, 이는 권리이기도 하다. 이것은 장애나 질병의 유무와 관계가 없다. 약물의존이나 인격장애의 경우 책임능력을 물어야만 한다고 생각하는 사람이 있다. 심한 환각과 망상에 지배되어 죄를 범했더라도, 증상이 안정되면, 후회하고, 재판을 받아 복역하여, 속죄하고 싶다고 생각하는 정신장애가 적지 않다. 「형법」 39조가 적용되어 불기소 및 무죄가 되더라도, 왜 자신은 벌을 받지 않는지, 어떻게 속죄하는 것이 좋은지 갈등하는 사람도 있다. 정신장애를 이유로 죄를 묻지 않는 것은 시민으로서 인정받지 못한다는 것이기도 하여, 그들이 사회복귀를 목적으로 할 때, 제로가 아니라 마이너스로부터 시작하지 않으면 안 된다고 생각한다.

재범 방지를 위해서는 그들의 생활환경을 바꾸는 것이 중요하다. 주거를 결정할 때, 직업을 찾을 때도 다양한 벽이 있고, 지역사회에서 생활공간을 확보하는 것이 어렵다. 본인의 자조 노력 외에, 의료와 복지적 지원과 주거, 소득, 취로와 관련된 정책이 계속 실시되는 것이 필요하다. 교정시설 수용으로 엄벌만 주는 것은 재범 방지에 한계가 있다. 교정시설에서 약물지도, 피해자 감정교육 강화, 지역사회 처우의 지원내용 변경, 갱생보호시설 등에 대한 재정, 인적 지원, 교육기관의 위법 약물지도 등이 강화되어야 한다. 고민하면서도, 몇 차례라도 오랜 기간 관여하는 것이 중요하다고 생각한다. '당황하지 말고' '초조해하지 말고' '포기하지 말고' 이것을 잊지 않고 지원을 계속하려고 한다.

〈칼럼〉
인터뷰

변호사
삿포로 법률 사무소

타케우치 세이지(정신건강사회복지사)

데이케어에 다니는 당사자도, 일상생활에서 여러 가지 문제점이 있고, 이를 스태프가 상담을 하기도 한다. 때로는 스태프 상담만으로는 해결할 수 없는 것도 있다. 예를 들어, 부채 정리나 이혼, 상속, 재산관리를 둘러싼 문제점과 같은 민사사건이나, 날치기, 무단취식 등의 형사사건도 있어, 이럴 때 의뢰하는 곳이 변호사이다. 이번에 호토 스테이션와 연계된 변호사 오가 씨를 인터뷰했다. 그는 평소 민형사 사건에 관하여 상담을 해 주고, 때로는 대리인이나 성년후견인으로 활동하고 있다.

Q. 오가 씨가 호토 스테이션과 연계된 계기는 무엇인입니까?

어느 편의점 연속 강도 사건에 변호를 맡아, 피의자와 첫 접견을 했을 때, 그가 거의 눈을 마주치지 못하고, 기분이 상하면 퉁명스럽게 뒤로 돌아앉는 등 커뮤니케이션이 안 된다고 느꼈습니다. 또 그가 말하는 범행 동기도 이해되지 않았습니다. 이에 가족으로부터 들어 보니 과거 정신건강의학과 진료를 받은 적이 있어서, 차트를 보니 지적장애였습니다. 이에 하세가와 원장의 소개를 받아 상담하여, 법원에 정식 감정을 요구했습니다.

Q. 범법 장애인의 변호에서 특히 신경 쓰는 부분은 무엇입니까?

변호사의 대부분은 지적장애나 정신장애에 관하여 거의 모를 때가 많습니다. 이에 변호활동을 할 때 자신의 지식이나 경험만이 아니라, 의료와 복지와 연계를 하여 범법 장애인의 특성을 알아서 대처할 필요가 있습니다. 나는 호토 스테이션 스태프의 도움을 받으며 늘 신세를 지고 있습니다.

Q. 앞으로 과제는 무엇입니까?

특히 형사 사건의 경우 변호사로서의 관여는 판결까지이지만, 판결 후에도 갱생할 수 있도록 그리고 가족에게 돌아갈 수 있도록 지켜 줄 필요가 있습니다. 특히 「의료관찰법」 사건에서 이를 통감하고 있습니다. 그러나 좀처럼 이를 실천하지 못하고 있습니다.

오가 씨 말처럼 범법 장애인의 갱생과 재범 방지를 위해서는 변호사만이 아니라, 의료와 복지 등의 관계자 네트워크 구축과 세심한 대처가 필요하다. 개원 10주년을 맞이한 호토 스테이션도 이를 위해 계속 노력하고자 한다.

제6장

스태프간의 연계 · 팀워크 (각 직종의 역할)

의사의 역할

간호사의 역할

정신건강사회복지사의 역할

임상심리사의 역할

음악치료사의 역할

사무직원의 역할(좌담회)

Peer 스태프의 활약

팀워크와, 각자의 힘을 어떻게 높일 것인가

의사의 역할

윤토쿠시(정신건강의학과 의사)

근무 시작한 지 몇 년 되지 않는 내가 데이케어의 의사 역할에 관하여 언급하는 것이 망설여졌지만, 지금까지 근무했던 삿포로시 외곽에 있는 정신건강의학과 단과 병원에서 2년 정도 데이케어를 맡은 경험을 돌아보며 논한다.

당사자가 다니는 병원 주치의와의 연계의 중요성

본원 데이케어의 특징은 무엇보다도 도시에 위치한 대규모 데이케어라는 점이다. 이용 당사자 중에는 본원에 주치의가 있는 경우도 있지만, 대부분은 본원 이외의 병원이나 의원을 다니고 있다. 이에 이용 당사자의 작은 증상 변화나, 투약내용 변경 등의 치료 경과를 좀처럼 실시간으로 파악하기 어려운 문제가 있다. 상태가 불안정해졌을 때 치료기관과 정보교환이나, 앞으로 데이케어에서의 개입방법을 검토하기 위해서라도, 연계가 반드시 필요하다. 의사가 중심이 되어, 이용 의료기관과 밀접한 정보교환 연계가 본원 데이케어로서는 반드시 필요하다.

스태프 지원 및 콘퍼런스 등에 있어서 슈퍼바이저 역할

본원 데이케어에는 의사는 물론, 간호사, 정신건강사회복지사, 임상심리사, 작업치료사, 음악치료사, 당사자 스태프, 사무직원 등 다양한 직종이 직간접적으로 당사자와 간여하고 있으며, 그중에서도 의사에게는 리더 역할이 요구된다. 의사의 의견이나 충고는 미팅이나 콘퍼런스에서 중요하다. 집단이나 팀에서 계층 질서나 부성적인 역할을 완전히 부정하는 것은 아니지만, 역시 스태프 개개인의 생각이나 발언에 대하여 의사는 충분히 배려하고 관심을 가져야 한다. 의사가 스태프 개개인의 의견이나 주체성을 존중하면서, 때로는 불안이나 고민을 적극적으로 들어 주고, 일이 있을 때 상담하기 쉬운 분위기를 만들어 줌으로써 스태프와의 신뢰관계를 좀 더 강화시킬 수 있다. 이렇게 하면 스태프의 활동성이 높아져서 결과적으로 당사자의 상태 안정이나 역량 강화에도 도움이 되기를 바라고 있다.

간호사의 역할

히로다 마사미(간호사)

본원은 진료접수 카운터에 두 명의 간호사를 배치하여, 외래진료 지원이나 처치를 하고 있다. 외래진료와 함께 데이케어 당사자도 이 카운터를 이용한다. 열린 공간으로 누구라도 자유롭게 이용할 수 있는 장소에 위치하여, 처치보다도 상담업무가 많다. 대인관계나 생활의 고민, 신체 증상에 관한 상담내용이 다양하다. 또 안심하고 말을 들어 주는 곳이어서, 취로, 취학 전후의 긴장이나 불안을 해소하는 역할을 한다. 간호 업무는 물론 상담내용에 따라 모성적·가정적 관여를 요할 때도 있다. 질병과 배경이 다양하여 같은 상담이라도 대처는 천차만별이다. 상황에 따라 당사자에게 휘말리기도 하여 간호사 간에 정보를 공유하는 것이 중요하다. 또 가까이 있어서 연애 감정의 대상이나 공격의 대상이 될 때도 종종 있다.

우선, 특히 데이케어 이용을 막 시작할 때 불안, 긴장이 심한 당사자에 대해서는 수용과 경청을 기본으로 한다. 타 직종에게는 보이지 않는 일면을 볼 수 있어, 팀 의료에 있어서 연결 역할로서도 중요하다. 예를 들어, 외부 취로를 하는 당사자가 취로에 있어서의 대응이나 팔로우 업은 정신건강사회복지사와 상의하지만, 내면의 불안은 간호사에게 말할 때가 많다. 정신건강사회복지사는 사회로 보내기 위해 등을 밀고, 간호사는 이로써 생기는 불안을 받아 주는 역할 분담이 자연스럽게 이루어진다. 어느 힘도 강해서도 약해서도 되지 않기 때문에 정보교환을 하고, 관여 방법을 생각하면서 같은 목표를 지향한다. 그 외에 독거를 희망하는 경우, 주거와 사회자원에 관해서는 정신건강사회복지사, 건강관리와 복약에 관해서는 간호사가 지원한다.

또 데이케어 프로그램의 일부를 담당하는데 건강에 관한 프로그램이 주가 된다. 건강하게 감량하는 '다 함께 다이어트', 일상생활에 필요한 지식을 몸에 익히는 '생활 건강 클럽' 등이 있다.

병동에서는 급성기 증상을 안정시키고 유지하는 것이 중심이 되지만, 데이케어에서는 안정유지가 된 상태에서 어떻게든 충실한 사회생활을 보내는 것으로 목표로 정한다. 간호사는 약의 내용, 검사 자료, 신체 합병증 등 당사자의 능력보다 증상에 눈이 가게 된다.

'누구도 환자로 되어 간다. 우연히 어떤 은혜로 지금은 병이 없다.'라는 겸허함이, 환자와 함께 살아가는 사회의 상식이다. 이것이 간호든 의료든 시작점이다. 함께 병을 앓는 사람, 함께 늙어 가는 사람으로서 상담을 하고 치료를 한다. 데이케어의 관여는 치료자와 환자가 아니라, 인간과 인간의 관여가 중요시된다.

정신건강사회복지사의 역할

사사키 와타루(정신건강사회복지사)

1997년 정신건강사회복지사(Psychiatric Social Worker: PSW)가 국가 자격으로 되어 십수 년이 경과되었다. 본원도 개원 당시와 비교하여 정신건강사회복지사 층이 두꺼워졌다. 일반 업무로는 진료상담이나 생활지원, 취로지원, 제도 상담 등이 많다. 본원의 정신건강사회복지사 직무를 소개하고, 다직종 팀 안에서의 역할을 고찰한다.

본원 데이케어는 개원 당시 한 명이었지만, 취로지원 등 정신건강사회복지사의 역할이 증가하기 시작한 2002년부터 매년 몇 명씩 들어와, 2009년 현재 11명이다. 본원에는 외래와 데이케어를 포함하여 하루 120~140명의 조현병, 기분장애, 신경증 외에 발달장애, 약물, 알코올 의존 등 다양하다. 그 반수 이상이 다른 의료기관에 주치의가 있다. 도심에 위치하는 편리성이나 취로지원 및 생활지원 등 당사자의 요구에 부응하는 요소를 제공하기에, 타 기관의 주치의가 권유하는 경우도 적지 않다. 이에 정신건강사회복지사는 필연적으로 외부 기관과의 연락 조정이나 폭넓은 질환에 대처하는 기량 외에도 이를 지지하기 위한 폭넓은 사회자원 활용이 요구된다.

본원에는 정신건강사회복지사의 사무실, 소위 의료상담실과 같은 고정된 공간은 없다. 사복에 앞치마를 걸치고, 외래 접수, Day Room 내, 때로는 복도에서 딩사자와 서서 대화하는 모습이 일상적이다. 업무는 크게 6개로 나뉜다. 제도에 관한 '상담 업무', 개별 사례에 대처하는 외근을 담당하는 '창구', 원내외 취로지원을 담당하는 '취로 담당', 그 외에 데이케어, 나이트케어, 방문간호로 나누어 각각 정신건강사회복지사가 그날그날 유동적으로 배치된다.

이 외에 다음과 같은 전문적인 지원을 한다.

외근 업무

업무 등으로 당사자와 동반하거나, 사례회의, 공부모임, 협의 등 폭이 넓다(〈표 6-1〉).

표 6-1 본원 정신건강사회복지사가 행하는 외근처 일람(2008년)

시청, 구청	• 자립지원의료, 복지서비스, 각 수첩 신청 • 갱신, 장애연금 대리 신청 • 모자 관계 수속(아동수당, 아동부양 수당 등) • 생활보호 신청(사례회의의 연계 포함) • 그 외 수속(주민등록등본 대리 신청, 세금관계 등)
사법관계	• 교도소 약물의존 갱생프로그램 참가 • 경찰, 구치소, 소년원, 교도소 면회(출소자 수용회의 포함) • 변호사 사무소와 연계(자기파산, 이혼조정, 가정폭력피해, 사건관계 등) • 재판 방청(관련된 사례에 관한 것) • 보호관찰소와 연계
교육기관	• 학교와의 연락 조정 • 아동상담소와 연계(일시보호, 단기보호 포함)
의료기관 복지기관	• 입원 시 반송(임의, 의료보호 포함) 및 정보제공 업무 • 사업소에 동행(A형, B형, 이행사업소, 그룹홈 등) • 소규모 작업소 견학 동행
기타	• 부동산에 동행, 정보제공(집 주인과 대화 포함) • 일반기업 면접 동행, 기업의 Job 코치, 공공 직업 안정소 동행 • 장애인 직업센터 동행 • 케어 회의, 지역 연락협의회 출석, 연수회 참가 • 농가의 밭

그중에서도 본원이 특히 주력하는 것이 당사자와 각종 기관에 가는 외근 업무이다. 이 외근 업무에는 세 가지의 의미가 있다. 첫째는 당사자와 함께, 정신건강사회복지사가 모델이 되어 대변해 주거나 업무 등을 하며, 지역이나 사회에서 생활하기 위한 지혜를 습득하는 것이다. 둘째는 당사자에게 안도감을 주는 것이다. 셋째는 동행기관의 스태프와 명함 교환을 하여 앞으로의 네트워크를

구축하는 것으로, 이는 정신건강사회복지사에게도 의미가 있다. 그곳의 자료를 가지고 오거나, 현장 스태프의 모델이 되는 설명을 듣는 등, 특히 신규 정신건강사회복지사로서는 경험을 쌓는 좋은 기회가 된다. 실제 장애연금이나 장애인 수첩 등의 업무에 관해서, 정신건강사회복지사 혼자 경험할 수는 없고, 당사자로부터 상담이 있을 때 처음 체험할 수 있게 되어, 사례를 통하여 경험을 축적해 간다. 외근 업무는 당사자와 동행하는 외에 정신건강사회복지사 단독으로도 한다. 문제 중에는 각종 관련기관에 직접 가서 연계하는 사례도 있다. 수속만이 아니라, 입원할 병원에 동행하거나 기업 면접에 같이 가는 등 동행을 희망할 때는 필요에 따라 같이 간다.

타 기관과의 연계와 네트워크 활용

병상이 없기에 타 기관과의 연계나 네트워크는 반드시 필요하다. 데이케어는 치료의 장과 지역생활을 이어 주는 가교의 역할을 하거나, 동시에 당사자를 자신의 기관에서만 품고 있지 않고, 상호 왕래할 수 있는 거점이 되어야 한다. 정신건강사회복지사는 당사자의 사례회의 등에 당연히 참가하고, 평소 지역회의나 연수 등에 적극적으로 참가하여 연계를 유지하는 것도 역할의 하나이다. 한편, 개별적으로 개입하는 것, 많은 문제를 가진 오래된 사례도 많다. 문제는 사람이 생활하는 장에서 생기는 것으로, 해결되지 않은 채로 그 문제에만 신경을 쓰면 2차적 문제를 야기한다. 특히 본원은 정신질환을 가진 출소자, 부채가 많은 당사자 등, 어려운 사례가 많다. 이는 보건의료 복지기관 만의 네트워크로는 해결되지 않고, 모든 사회자원을 활용하지 않으면 안 된다.

이에 '타직종'과의 연계가 효과적이다. 예를 들어, '돈도 없고 집도 없다.'라는 사례에 대하여, 통상 이사 자금을 모으는 과정에 관심을 가지지만, 위기개입이 긴급하게 필요한 경우와, 그렇지 않은 경우가 있다. 이럴 때 돈이 없더라도 바로 입주가 가능한 시스템이 필요하다. 이에 평소 연계한 부동산이나 빌딩관리회사와 연계를 함으로써 지원을 가능케 한다. 네트워크는 정신건강의학과 영역만이 아니라 '타직종'이야말로 긴급성이 높은 사례에 힘을 발휘한다.

타 직종과의 연계

정신건강사회복지사는 유동적으로 업무를 보기에, 타 직종으로부터 다양한 불만의 소리가 나온다. 이는 정신건강사회복지사가 가진 사례가 원내외와 다직종이 관여할 때가 많고, 주도권을 정신건강사회복지사가 가진 경우가 많기 때문이다. 이에 외근이나 개별 면담을 거듭함으로써, 정신건강사회복지사와 당사자와의 사이에 강한 관계성이 생기게 된다. 또 이는 소진의 요인도 된다. '담당'이라는 틀이 너무 강하여, 타 직종이 관여한다는 것을 잊어버리는 것은 물론, 함께 하는 상황을 만들지 못할 때도 있다. 특히 간호사 등 데이케어, 원내 의료현장에 머물러 있는 스태프가 보면, 외근이 많은 정신건강사회복지사는 현장에 없는 것으로 보일 때가 있다. 그렇게 보이지 않도록 평소에 다른 스태프와 커뮤니케이션을 하면서 연계할 필요가 있다. 곤란할 때는 원내 미팅이나 콘퍼런스에서 다른 스태프의 의견을 요구하거나, 지역회의나 공부모임을 활용하는 것이 바람직하다.

정신건강의학과 의원에 있어서 케어 매니지먼트

2003년 개호보험이 시행된 이후, 고령자 자신이 서비스를 선택할 수 있는 '계약'으로 이행되었다. 그중 서비스 도입이나 조정, 평가, 종결까지 일관된 흐름을 목표로 하는 케어 매니지먼트 이론이 확립되어, 2006년「장애인 자립지원법」이 시행되어, 장애인에 관한 케어 매니지먼트가 제도화되었다. 복지 서비스를 받을 때, 행정 담당자와 방문조사나 수급자증 발행 등 어느 정도 틀이 결정되어 케어 매니지먼트가 실시된다. 한편, 의원, 즉 의료의 케어 매니지먼트는 아직 확립되어 있지 않다.

본원은 후생노동성(보건복지부+고용노동부) 장애인 보건 복지 추진사업 중 '정신건강의학과 의원에 있어서 상담지원에 관한 연구'라는 연구회 내에서, 협력 기관으로 관여하며, 진료의 의원의 케어 매니지먼트를 연구했다. 그때 정신건강사회복지사는 창구, 즉 케어 매니저가 될 때가 많고, 본원에서도 몇 사례 실천하여 검토를 거듭함으로써 정신건강의학과 의료에서의 케어 매니지먼트 확립에 노력하고 있다. 앞으로 이것이 확립되면 의료현장에서 도입부터 종결까지 일관된 관여가 가능해지고, 정신건강사회복지사의 역할이 좀 더 명확하게 될 것이다.

정신건강사회복지사 간의 연계

11명이 재직 중이고 하루 중 거의 전원이 출근하지만, 각자가 다른 곳에 배속되어 있어, 스쳐 지나가는 경우도 있고 하루 종일 만나지 못하는 경우도 종종 있다. 또 취로지원이나 외래 상담 등의 부서에는 스태프가 고정되어 있지 않다. 이는 이유가 있다. 첫째, 고정됨으로써 그 분야 업무에는 경험이 쌓이지만, 그 외의 분야를 경험할 수가 없어 위기개입 등 문제가 생겼을 때 대처할 수 없게 된다. 둘째, 정신건강사회복지사 간의 커뮤니케이션이 나빠진다. 정신건강사회복지사로서는 경험이 중요하다. 11명이 같은 일을 함으로써 정신건강사회복지사 간의 경쟁의식이 생기기도 한다. 그러나 업무를 고정시키지 않아서 연계를 하는 것이 문제가 된다. 과거 연계를 강화하기 위하여 인계 등을 적은 정신건강사회복지사 일기로 연락을 한 적이 있다. 그러나 노트로 인계하는 것은 적는 방법이나 개인의 판단에 따라 달리 이해되어, 유동적으로 업무를 보는 본원의 특징과 맞지 않기 때문에 결국 며칠 만에 폐지되었다. 물론 필요한 지원기록은 차트에 기재되지만, 인계를 노트에 적는 것보다 구두로 전하는 것이 좋다는 판단으로, 매월 마지막 주 수요일 저녁에 각 분야 책임자가 업무 진척 상황이나 검토해야 할 것을 모두가 모인 곳에서 논의한다. 회의는([그림 6-1] 참조) 얼굴을 보면서 대화하기 위하여 노트보다 아이디어가 생기기 쉽고, 검토 과제나 문제가 생긴 경우에도 공유하기 쉽고, 신속하게 대처할 수 있다. 그리고 모든 회의에 정신건강사회복지사가 참가한다. 정신건강사회복지사만의 회의가 아니라 타 직종과 협동하는 팀워크를 강화하는 것이 중요하다.

취로지원회의
정신건강사회복지사(PSW) 회의
법인회의
그룹홈 회의
도토리 회의(노인주간서비스)
방문간호회의
신규도입회의
프로그램 편성회의
의료관찰법 치료 평가회의
의료관찰법케어회의

[그림 6-1] 정신건강사회복지사가 참가하는 원내 회의

생활지원

취로를 희망하는 당사자가 많은 가운데, '취로지원'을 실시하는 것만으로는 부족하다. 이는 취로를 하는 데 있어서 기반이 '생활'이 되기 때문이다. 취로가 되었더라도, 생활이 불안정해지면 갑자기 무너질 때도 있다. 정신건강사회복지사는 취로지원 외에, 생활지원을 담당한다.

본원은 그룹홈 1동이 있으며, 삿포로에서도 드문 조식을 제공하는 그룹홈이다. '일찍 일어나는 새가 모이를 먹는다.'는 말이 있듯이, 조식을 제공함으로써 하루의 컨디션을 안정시키고, 무엇보다도 일찍 일어남으로써 다소 시간이 걸리더라도 생활 리듬을 안정시킬 수 있다. 통상적으로 도우미가 조식이나 석식을 만들지만, 정신건강사회복지사도 한 주에 이틀, 아침 7시에 그룹홈에서 조식을 만들어 생활 지원을 한다.

방문간호도 생활지원을 필요로 하는 사례가 많아, 간호사와 협력하여 실시한다. 정신건강사회복지사로서 사는 곳에서 당사자의 문제를 알기 쉽고, 또 안심하고 대화가 가능한 곳도 되어, 매우 효과적인 생활지원이다.

고찰

의사나 간호사에게 전문 과목이 있듯이, 정신건강사회복지사도 '취로지원을 잘한다.' '데이케어라는 집단이 편하다.' '개별적으로 관여하는 것이 좋다.' 등 전문분야가 있어도 좋다. 이는 원내 회의나 사례 검토회의에서 직종 간의 연계 때도 효과적이다. 정신건강사회복지사는 종종 '무엇이든 하는 직종'으로 이해된다. 획일적인 업무만이 아니라, 스태프 룸이나 우편물 정리, 서류나 메시지와 같은 것을 정리할 때도 있다. 또 문제가 생겼을 때 '할 수 없다.' '모른다.'가 아니라 '해 보겠다.' '함께 하자.' 라고 하는 용기가 중요하다.

의료기관만이 아니라 「장애인 자립지원법」 정비로 인해 복지기관에도 정신건강사회복지사가 많이 배치되어 있다. 이는 장기입원이나 시설입소가 아니라, 어떻게 하면 지역에서 살아갈 수 있을까 하는 목소리가 높아지기 때문이다. 지역에서 잘 살아가기 위해서는 많은 서비스가 필요하다. 앞으로도 한층 더 서비스를 담당하는 인력이 늘어, 정신건강사회복지사가 서비스 매니저로서 기대받는 존재가 되었으면 한다.

임상심리사의 역할

카미다 마미(임상심리사)
이케 쇼미(임상심리사)

호토 스테이션의 임상심리사는 데이케어담당, 외래면담 담당 등의 담당제가 아니라, 각자 데이케어에도 들어가고, 상담도 하는 형태를 취하고 있다. 임상심리사업무는 크게 세 가지이다.

프로그램 운영

사회기술훈련이나 콜라주 등의 프로그램에 들어가 그룹 기획이나 운영을 맡는다.

심리검사

의사의 의뢰로 실시하며, 지적 능력이나 성격 특징, 상태 파악 등 진단의 보조로서 이용되며, 각종 의견서 작성 시, 성년후견제도 신청 시, 그 외 제휴하고 있는 광역 통신제 고교 입학 시의 자료로서도 다양하게 이용된다.

개별 상담

대상은 외래환자, 데이케어 당사자 등이다. 대부분은 비교적 상태가 심하고, 생활 전반적인 도움을 필요로 할 때가 많다. 장기적인 관여가 필요한 당사자도 적지 않다. 그중에는 통찰을 목적으로 하는 치료보다도 지지적인 접근이 중심이 되며, 타 직종과의 정보교환이나 연계가 반드시 필요하다.

데이케어에서의 상담

일반적으로 임상심리사가 데이케어에서 상담을 하는 것은 어렵다고 생각한다. 그러나 실제로는 이점이 많다. 예를 들어, 데이케어에서 일어나는 일에 대하여 같은 관점에서 함께 생각할 수가 있다. 또 당사자와 평소 생활을 함께하면서, 당사자가 가진 대처능력을 파악하기 쉽고, 취로 등을 목표로 할 때 정보수집이 쉽다.

도움을 요청하는 힘을 가지고 있는 당사자라면, 고민하고 있는 것에 대하여 임상심리사만이 아니라 다른 스태프와 상담하기도 하며, 그것은 중요한 자료가 되어 상담할 때 다루기도 한다(어떤 대처법이 상의되었는지, 그중 어떤 시도를 했는지, 자신에게 어떤 것이 효과적이었는지 등).

한편, 여러 스태프에게 말함으로써 혼란스러워 하는 당사자도 있다. 이 경우 상담을 요청받은 스태프가 "그것은 상담 때 말해 보는 것이 어떨까요?" 등으로 권유할 때가 많다. 데이케어에서 확산되어 혼란스러워 하기 쉬운 부분에 집중하는 역할을 한다.

정신건강사회복지사의 권유로 취로를 시작하는 등 환경 변화가 있을 때 불안이 심해지기 쉽지만, 지켜 주는 공간(시간과 장소 등) 속에서 논의함으로써 안도감을 가지게 된다. 한 걸음 앞으로 나아가기 위한 소위 '흔들리는 상황'에 있어서, 당사자를 심리적으로 붙들어 주는 역할을 한다.

지지적 관여하에서 자신의 대처능력을 키우고, 각자에 맞는 식으로 사회복귀를 도와주는 것이 상담의 목적이다.

팀지원

데이케어는 다직종에 의한 팀으로 지원을 하고 있지만, 각 직종에 따라 당사자를 이해하는 관점에 차이가 있다. 이때 심리학적 관점에서 평가나 지원방법을 알려 주는 것도 임상심리사의 역할 중 하나이다. 심리검사에서 얻은 정보를 효과적으로 알려 주는 것을 포함하여, 당사자가 가진 자질을 찾아서 이를 알려주는 것이 다른 직종의 이해를 도와주는 것이 된다. 그것은 질병만이 아니라 건강한 측면을 아는 것이 매우 중요할 뿐만 아니라, 계속 이용하는 가운데 변화를 민감하게 알아차리는 것도 필요하다. 집단 역동을 보면서 집단을 치료적으로 활용하는 것도 임상심리사로서 반드시 필요한 점이다.

다직종이기에 스태프 간의 정보교환이 매우 중요하며, 특히 상담에서 얻은 정보는 누구에게 어떻게, 또 어느 타이밍에 전달하는 것이 좋은지는 종종 애매할 때가 있다. 위기 상황에서 개입이 필요로 할 때 비밀엄수 여부가 문제가 된다. 앞으로도 정보전달에 있어서 감각(센스)를 향상시키지 않으면 안 된다.

마치며

다른 직종에 비해 임상심리사의 업무는 결코 구체적으로 쉽게 눈에 보이지 않는다. 경제적인 면이나 실제 생활 면에서 지지하는 명확한 부분이 아니기에, 당사자의 내적 세계를 이해해 주는 것이 임상심리사의 역할이며, 그것이 핵심이다.

당사자가 매일매일 조금씩 변화해 가는 것을 보거나, 이를 지지하는 팀의 일원으로서 역할의 일부를 담당한다는 실감을 종종 한다. 이런 기쁨을 느끼며, 매일매일 착실히 지원을 하려고 한다.

음악치료사의 역할

카와무라 유코(음악치료사)

음악은 고대 그리스 때부터 치료법의 하나로 이용되어, 음악을 약처럼 이용해 왔다. 일본음악요법학회는 음악치료를 '음악이 가진 생리적 · 심리적 · 사회적 힘을 심신의 장애 회복, 기능유지 개선, 생활의 질 향상을 위하여 의도적 · 계획적으로 활용하는 치료기법'으로 정의하고 있다. 대상자는 치매 등을 가진 고령자라는 이미지가 강하지만, 장애인, 아동, 다양한 질환자, 그리고 현재는 건강한 사람들도 이용하는 등 폭이 넓다.

최근 정신건강의학과 영역에서 의사, 간호사 등 전문직과 함께, 음악이 가진 힘을 이용하여 대상자가 자신만의 사회생활을 보낼 수 있도록 지원하는 음악치료사가 팀의 일원으로서 인정받고 있다. 본원에서도 개원 시부터 음악치료사가 당사자 각자의 배경을 알고, 음악의 어떤 측면을 어떤 식으로 접근하는가를 모색해 가며 재활의 일익을 담당하고 있다.

막 다니기 시작한 당사자는 데이케어라는 새로운 곳에서 '과연 적응할 수 있을까?'라는 불안을 가질 때가 많다. 또 다른 당사자와 언어적 교류가 없는 경우에도 음악을 통하여 시간과 공간을 공유함으로써 평온한 기분이 될 때도 많다. 음악을 제공하는 것은 악기를 다룰 수 있는 스태프라면 누구든 가능하다. 그러나 음악이 데이케어라는 공간에서 중요한 역할을 하기 위해서는 제공하는 것만이 아니라, 일종의 '치료 효과'로서의 자리매김이 필요하며, 현재 민간 자격이지만 전문지식을 가진 음악치료사의 의의는 크다.

본원은 Day Room 내에서 당사자가 자유롭게 악기를 다루며, 음악치료사는 그때 막 다니기 시작한 당사자에게는 특히 주의를 기울인다.

악기는 일종의 자기 표현의 매체로서, 악기를 계기로 대화가 활기를 띄며, 관계가 좋아진다. 음악치료사는 이런 당사자에게 말을 걸고, 음악프로그램으로 안내하며, 반주 역할을 맡길 때도 있다. 그렇게 함으로써 긴장하여 대화가 되지 않던 당사자가 악기 외에도 자발적으로 표현할 수 있게 되며, 주위와 교류를 하는 계기가 된다. 교류를 넓히는 자체는 어떤 직종 스태프도 가능하지만, 정신질환을 다루는 치료의 장에서 음악을 이용한 공감으로 비언어적 연계를 하는 것은 음악치료사만이 가능하다.

또 1년에 수차례 개호시설이나 병원 등에서는 음악프로그램에서 연습한 합창이나 악기연주를 하면서 '사회참가'를 목적으로 한 자원봉사 활동도 한다. 이런 장을 제공하여, 역할분담 등 집단 속의 1인으로서 '책임감과 협동심', 나아가 데이케어 내의 연계만이 아니라 연주를 함으로써 많은 사람을 기쁘게 해 주는 '자신의 존재 가치' '의욕 향상' 등을 당사자로부터 끄집어내는 것도 음악치료사의 중요한 역할이다.

본원에서는 집단 혹은 개인치료에 있어서 음악치료가 유용하다는 것을 평소에 경험하고 있다. 그러나 음악치료사는 아직 정신건강의학과 영역에서 발전도상에 있는 전문직이다. 앞으로 정신건강의학과 재활에서 치료를 담당하기 위해서는 각 기관의 효과적인 치료연구, 과학적 연구 등 많은 실제 증거를 많이 보여주는 것이 중요하며, 현장의 실천과 이론연구를 함께하여 늘 문제를 찾고 새로운 것을 시도하는 것이 앞으로 음악치료사의 과제이다.

사무직원의 역할(좌담회)

오가와 치아키(사무)

▶ 참가자
아사이(사무장)
니이오카 · 오카타 · 미나미
마쓰자키 · 아키요시 · 사토
▶ 사회 - 오가와

▶ 오가와: 우리가 생각하는 호토 스테이션의 사무에 관하여, 지금까지의 경험이나 업무에서 느낀 점을 들어 보고 싶습니다. 우선, 다른 직종 사무경험과의 차이나 유사점은 어떻습니까?

▶ 오카타: 큰 차이는 없어 위화감은 없습니다. 서비스업 측면에서 일반 회사와 같고, 사람을 대하는 것이라 기본은 마찬가지여서 과거의 경험을 살리고 있습니다. 단, 여기는 시설기준에서 문서절단기 사용까지 폭넓은 업무가 요구되어 싫증나지 않습니다. (일동 웃음)

▶ 마쓰자키: 과거 직장에서 상품재고 정리 경험이 영수증이나 약품재고 관리에 활용되고, 다양한 고객 경험이 여기 당사자들 대응에 도움이 됩니다.

▶ 사토: 경리 업무는 차이가 없지만, 전화 대처는 완전히 다릅니다. 다른 곳에서는 통상 교환 역할만 했지만, 여기서는 의사나 자리에 없는 스태프 역할을 하거나 다양한 대처를 해야 해서 곤혹스러울 때가 있습니다.

▶ 오가와: 전화대처는 어떻습니까? 특별한 경험은 없었습니까?

▶ 오카타: 다른 곳보다 전화가 많습니다. 의료기관만이 아니라, 관청, 학교, 작업소, 변호사, 경찰 등 명칭도 난해합니다.

▶ 마쓰자키: 자신의 이름을 밝히지 않고, 데이케어에 다니고 싶은지 외래에 다니고 싶은지도 말하지 않고, 무엇을 하고 싶은지 알 수 없을 때 곤란합니다.

▶ 오카타: 이름을 말하지 않고 용건을 말하거나, 무엇을 말하고 싶은지 이해하기 어려울 때도 많습니다. 또 알아볼 시간을 주지 않는 경우도 있습니다. 콜센터도 아닌데…….

▶ 니이오카: 휴대전화 보급의 영향인지, 쉽게 수차례 전화하는 경우도 있습니다. 진료 시간 후의 전화로, 긴급한지 아닌지 알 수 없을 때도 있습니다.

▶ 미나미: 용건이 해결되었음에도 다른 내용을 이야기하여 좀처럼 전화를 끊지 못할 때도 있습니다.

▶ 사토: 사무직인데도 죽고 싶다는 전화를 하여 곤혹스러웠습니다.

▶ 니이오카: 같은 말을 계속 되풀이하거나, "죽고 싶다."고 하며 눈물을 흘리는 경우도 곤혹스럽습니다. 술에 취해 전화할 때도 마찬가지입니다. (일동 웃음) 특히 퇴근 후에는 더욱 그렇습니다. 어떤 전화에도 모두 열심히 대처합니다. 여기에서는 어떤 전화가 와도 스태프가 끈기 있게 대처하는 것을 보고 서로 공부가 되는, 앞으로의 시대에 맞는 자세가 필요합니다.

▶ 오가와: 빈번한 전화에 대하여 분명한 대처와 판단으로, 사무적인 인상을 주지 않도록 하는 배려도 필요합니다. 현재 모든 전화창구가 사무파트여서 매일의 창구 대처는 어떻습니까? 예를 들어, 학교에서 배운 것과의 차이나, 여기 경험에서 얻은 것 등 사무직으로서의 역할이나 특색은 있습니까?

▶ 아키요시: 여기는 환자와의 거리가 가깝고, 깊이 관여한다는 인상을 받습니다.

▶ 미나미: 곤혹스러웠던 점은 당사자의 성이 아니라 이름이나 별명으로 부르며, 사무적인 대화가 아니라 친근한 대처였습니다. 학교에서 배운 것과 달랐습니다.

▶ 니이오카: 예를 들어, 병 증상이나 가족관계가 희박하거나, 입원이나 시설에서 지낸 기간이 긴 당사자도 있습니다. 이에 각자의 경우에 맞는 대처를 할 수 있도록, 사무직이라도 가정적인 분위기에서 대처하려고 합니다.

▶ 오카타: 데이케어를 마치고 돌아가는 당사자에게 "수고했습니다."라고 인사를 합니다. (일동 고개를 끄덕인다.)

▶ 아키요시: 점수 가산도 일률적으로 하는 것이 아니라 당사자와 관여한 스태프의 행위 모두를 파악하여 산정하기에 사무직은 당사자, 의사, 스태프 모두를 가장 잘 살피는 입장이 됩니다.

▶ 니이오카: 의료 사무는 병원의 입구이며 출구여서, 우리의 대응이나 인상이 중요합니다. 병원을 떠날 때 실망하지 않도록, 여기서 치료를 계속했으면 좋겠다고 생각하면 기쁜 일입니다.

▶ 아사이: 당사자 이외에도, 호토 스테이션의 얼굴로서 대외적으로 인상을 담당하는 부서임을 잊어서는 안 됩니다. 당사자의 사회복귀에 직접 관여하고 있는 스태프를 비롯하여 모든 스태프가 일하기 쉬운 환경을 만들어 주는 부서로 생각합니다.

▶ 오가와: 사무직은 의사나 스태프가 밀접하게 연계를 하여 면밀한 산정 업무를 하고 개개인 당사자의 개성이나 상태를 파악하여 가정적인 분위기의 대처를 해야 합니다. 직원들을 내조하는 역할을 해야 합니다.

Peer 스태프의 활약

카가와 타마에(정신건강사회복지사)

시작하며

정신질환을 가지고 있는 당사자에게는 Peer로서 공통성과 상호성이 있다. 장애를 가진 당사자가 스태프로서 활동하는 것은 중요한 의미와 효과가 있다. 동료이기에 공감성이 높고, 이용자로서 친해지기 쉽다는 장점이 있다. 최근 수년간, 각지에서 정신장애인 Peer Helper(도우미), Peer Counsellor(상담전문가) 양성강좌가 열리고 있다.

본원도 세탁 · 건조 스태프, 취로지원 스태프, 그룹홈 도우미, 고령자 데이서비스 도우미로써 Peer 스태프가 배치되어 있다. 또 당사자가 프로그램 강사로서도 활약하며 호평을 받고 있다. 이들의 활약과 존재 의의를 소개한다.

Peer 스태프의 소리

본원 데이케어에서 활약하는 대표적인 3명을 소개한다. 이들은 나이도 성별도 장애도 다양하지만, 진지하게 업무를 보는 자세는 공통적이며, 주위에 좋은 모델이 되고 있다.

Voice

❐ 세탁 · 건조 업무와 호토 스테이션에 관하여

세탁 · 건조 업무 (스즈키 츠야코)

Q. 업무에서 중요하다고 생각하는 것은 무엇입니까?

컨디션이 좋지 않거나 쉴 때도 전화가 와서, 세탁물이 있다면 해 주어야 합니다. 약속이기에, 또 나의 일이며, 기한을 지켜 주어야 곤란하지 않을 것입니다.

Q. 책임감이 강하십니다. 담요나 시트 교환 독촉메모도 반드시 인계장에 끼워 둡니까?

네, 다른 모든 데이케어 스태프가 잊어버리지 않게 하기 위해서 입니다.

Q. 업무 중 컨디션이 나빠지면 어떻게 합니까?

불안해지면 간호사에게 전화를 합니다. 일찍 귀가하여 자는 것이 가장 좋습니다!! (단언)

Q. 당사자의 컨디션이나 조그만 변화도 놓치지 않는 것 같습니다. 종종 당사자와 상담을 하는 것 같습니다. 스즈키 씨와 상담하면 모두 활기차지는데 비결은 무엇입니까?

컨디션이 좋지 않은 경우는 보면 알 수 있습니다. 우는 당사자가 있으면 옆에 앉아 위로해 줍니다. 말을 들어 주고 편안하게 해 줍니다. 화내는 당사자도 마찬가지입니다. '우선, 들어 주고' 함께 같은 기분이 되어 들어 줄 뿐입니다.

Voice

❒ Peer 스태프가 되어 생각하는 것

요리교실 강사 · 그룹홈 도우미 (타카바시 요시마사)

2007년 12월부터 그룹홈 도우미가 되었다. 그전에는 데이케어에 다니며 헬퍼 2급 자격을 받고, 조리사 자격을 살려 도시락 가게(조리 중심의 B형 사업소)에서 일했다.

이 경험을 살려 그룹홈 도우미가 되었다. 업무는 조리, 청소, 상담이 주된 것이며, 때로는 입주자와 커뮤니케이션을 하기 위해 온천이나 낚시를 가기도 한다. 이것이 업무에 매우 중요하다.

데이케어가 없는 일요일이나 1월에는 그룹홈에서 식사제공을 한다. 식사를 함으로써 대화를 하고, 컨디션 확인도 한다. 인사를 나누고, '식사 준비의 소리나 향'을 느낌으로써 누군가가 함께한다는 안도감을 제공한다. 그룹홈 도우미는 공부가 필요하다. 조리나 제도 공부는 혼자서도 가능하지만, 마음의 눈길을 한결같이 하는 것의 중요성은 입주자 여러분에게서 배웠다. 식사 후 맛있었다고 웃는 얼굴로 말해 주는 것이 힘이 된다. 일을 계속하는 것이 공부하는 것과 마찬가지로 중요하다. 그것은 컨디션 관리이다. 매일 약을 먹지만, 역시 컨디션의 변화는 있게 마련이다. 좋지 않을 때는 우선 긴장을 푼다. 나의 경우 혼자 낚시를 가서 휴식을 취한다. 그 뒤 스태프와 상담을 하거나, 당사자 치료그룹에 참가하여 동료의 말을 듣는다. 내가 컨디션이 좋지 않을 때는 입주자들도 지켜 주고 말을 걸어 준다. 솔직히 좌절할 때도 있지만, 입주자들의 친절함에 수차례 도움을 받았다. 식재료의 가격도 비싸져서 저렴하고 맛있는 식사를 제공하는 것에 어려운 점도 있지만, 앞으로 가정의 맛을 제공하고, 입주자의 주거상담이나 마음상담을 해 주려고 한다. 그리고 훗날 입주자들과 식당을 열었으면 한다. 앞으로 입주자들이 지역에서 지낼 수 있도록 노력하려고 한다.

Voice

❐ 취로지원 Peer 스태프로서

'도예' 강사 취로지원 담당 (고비야마 노리히코)

2008년 봄부터 데이케어 프로그램 강사로 도예를 담당했다. 현재는 프로그램 강사와 원내 취로지원(건물 사무실 청소, 주방식기 설거지 등)의 Peer 스태프의 업무를 주로 하고 있다.

나는 신체장애인(인후암으로 적출수술을 받아 음성기능 상실)로 그전부터 장애인나 고령자 및 취로곤란자의 취로지원을 해 왔기에, Peer 스태프 제안을 기꺼이 받아들였다.

취로지원 당사자를 소중히 여기고 있다. 이는 '자신의 일(사회적 책임)을 가지는 어려움과 재미를 느꼈으면 좋겠다.'라고 생각하기 때문이다. 예를 들어, 데이케어의 재활은 어디까지나 자신의 페이스로 진행해 간다. 쉬고 싶으면 쉴 수 있다. 그러나 취로는 그 시간에 자신이 없으면 사회가 잘 돌아가지 않는다. 따라서 압박감을 느낄 때도 있는 반면, '사회가 나를 필요로 한다.'라는 것도 된다. 취로지원은 멋지게 직업을 가지고 사회에서 사는 귀중한 기회이다. 당사자는 여기서 자신감을 가지게 된다. 그리고 다음 단계로 나아가는 것을 내가 도와주게 된다.

나의 좌우명은 '조그한 인정'이 '조그만'이라는 말은 겉으로는 보기 어렵지만 미묘한 사정이나 눈에 보이지 않는 인간의 미묘한 마음의 움직임을 피부로 느끼는 것이다. 이것은 상대를 아는 것으로부터 시작된다. 그리하여 따뜻하게 지켜봐 주어서 안심하게 한다. 취로 당사자에게 상냥하게 말을 걸고 웃는 얼굴로 적극적으로 대하는 것도 그중 하나이다. 그렇게 함으로써 당사자로부터 상담을 요청받고, 작업내용에 관하여 여러 가지 대화를 나눈다. 스태프에게는 말하기 어려운 것도 내게는 말한다. 이는 같은 장애를 가진 동료의 입장이기 때문이다.

또 스스로 말을 하지 못하는 당사자에게는 표정이나 업무 진행 상황으로 상태를 파악하고 대처한다. 당사자가 컨디션이 좋지 않아 결석을 많이 할 때는 다가가기 어려울 때도 있다. 그러나 그들이 평소처럼 출근하여 당연하게 업무를 보고 퇴근하는 모습을 볼 때는 이 업무의 보람을 느끼고 만족감을 느끼는 순간이 된다. 취로지원은 실패를 성공의 밑받침으로 만드는 최고의 연습이다. 컨디션 조절은 당사자 모두의 문제이지만, 또 돌아올 수 있고 다시 도전할 수 있는 장을 제공하여 다소 시간이 걸리더라도 조금씩 성장해 가는 것이 좋다.

나 자신도 지금까지의 인생에서 장애와 함께 지내 왔으며 많은 일이 있었다. 때로는 포기하고 싶을 때도 있었다. 그러나 지금은 심신의 건강을 유지하기 위하여 운동(테니스, 마라톤, 사이클링)에 빠지거나 자조그룹 활동을 열심히 한다.

스스로 적극적으로 함으로써 장애인인 나도 여러 가지 가능성이 있으며 활동을 할 수 있다는 것을 장애인들과 함께 많은 분야의 사람들에게 행동으로 보여주고 싶다. 당면 목표는 '마라톤을 100회 완주하는 것'으로 매일 연습하고 있다.

앞으로 한 명이라도 더 일하고자 하는 당사자가 취로지원을 받을 수 있도록, 취로지원의 능력을 확대하였으면 한다. 또 사업소나 관계기관과의 네트워크 만들기도 중요하므로 활발하게 해 나갔으면 한다. 이런 나 자신이 관여함으로써 조금이라도 당사자가 자신의 가능성을 깨닫고 각자의 목표에 다가갔으면 한다.

마치며

Peer 스태프와 함께 일함으로써 우리 자신은 많은 것을 배울 수 있다. 그들이 일을 하는 것은 그들만이 아니라, 우리 스태프와 데이케어 당사자에게 많은 영향을 끼치고 있다.

그들의 가장 큰 장점은 동료로서 말을 걸어 주는 것이다. "피곤하겠네" "알겠어요." "쉬는 게 좋아요." "이건 안 돼요." "이렇게 하는 게 좋아요." 상냥한 말은 물론이고 엄한 충고도 당사자의 마음에 쉽게 다가갈 수 있다. 진정한 의미로서 당사자와 같은 입장에 있는 Peer이기에 가능하다. 그들은 '3S', 즉 당사자와 같은 '시선(scale)' '자세(stance)' '과정(story)'를 가지고 있다. 우리 스태프로서는 할 수 없는, 같은 입장으로 관여함으로써 지원의 폭을 넓히게 된다.

그들이 컨디션이 좋지 않을 때는 스태프가 관여할 때도 있지만, 그들 나름대로 대처방법으로 회복하고, 현장으로 돌아온다. 그렇게 함으로써 조금씩 성장해 가는 것을 느끼고 놀랄 때가 종종 있다. 그들의 업무에 대한 책임감과 진지한 자세에는 우리 스태프를 초심으로 돌아가게 하는, 배워야만 하는 멋진 점이 있다.

그들의 근무 자세는 당사자들의 좋은 모델이 되며, 장애를 가지고 있더라도 활기차게 활동할 수 있다는 용기와 희망을 준다. 그들의 자세는 우리 스태프의 말을 훨씬 뛰어넘어 확실한 설득력을 가진다. 깊은 공감과 이해, 강점과 약점을 수용해 주고 함께 회복해 가는 자세는 강한 힘을 느끼게 한다. Peer 스태프 존재 자체가 지원이라고 느낀다.

2011년부터 Peer 서포터 양성강좌를 개최하고 있다. 이미 자조그룹이나 의존증 회복시설에서 활동하고 있는 당사자나, 자신에게 도움이 되었으면 하는 경우가 대상이 된다.

교육과정으로는 Peer 스태프 역사나 지침을 교육하고, 조현병, 기분장애, 중독 관련 질환교육, 사회자원 교육, 실제 상황을 가상한 역할극을 실시한다. 전체 11회로 정원은 10명이며, 주 1회로 시간대는 오전이고, 정신건강의학과 의사를 비롯하여 정신건강사회복지사, 임상심리사가 담당한다.

팀워크와, 각자의 힘을 어떻게 높일 것인가

야부야 이와오(임상심리사)

데이케어에 있어서 직종의 전문성

팀의료라면 전문가가 각자의 입장에서 치료에 도움이 되는 전문적인 관점이나 기술을 구사하여 한 사람의 환자의 대하여, 각각의 전문가가 하나의 목표를 향하여 별개의 일을 한다고 생각할 때가 많다. 그러나 재활의료에서는 이러한 '분업'보다도 '중복 영역에서의 협업'으로 불리는 '모두가 함께 결정하고, 다 함께 분담하여 다 함께 실행하는' 형태로 진행되는 것이 주류이다.

특히 데이케어는 간호사, 정신건강사회복지사, 작업치료사, 임상심리사, 음악치료사 등 복수의 전문가가 관여하지만, 통상 데이케어 스태프로 불리며, Day Room에서는 직종은 그렇게 중요시하지 않을 때가 많다. 직종에 따른 전문성은 처치나 취로지원, 면담이라는 개별적인 관여나, 사례회의나 스태프 회의 등 스태프 간의 관계 속에서 명확해지기 쉽고, 특히 진단과 그 후의 대처를 생각하는 가운데 명확해질 때가 많다.

그러나 그 경우에도 '그 전문직이 있어서'가 아니라 어디까지나 당사자의 목표가 중심이 되어, 그 때문에 '누가 무엇을 할 수 있는가'라는 것을 중요시하고, 매일매일의 당사자와의 관계를 통해 많은 정보를 얻는 가운데, 스태프 각자가 필요한 역할을 찾는 과정으로 생각한다. 데이케어의 현장실천에서 우선은 '목표'에 있는 것이지, '전문직'에 있는 것이 아니다.

또 데이케어를 포함한 재활에서는 단일한 문제와 목표를 가지기 어렵고, 몇 가지를 함께 해결하지 않으면 안 되는 과제가 쌓여 있어서, 관여하는 스태프도 다양한 관점에서 파악하고, 동시에 해결 노력을 하지 않으면 안 된다. 이런 의미에서, 어떤 직종이라도 '데이케어 스태프'이며, 의식하지 않는 가운데 직종에 따른 전문적인 관점에서 환자나 문제를 파악하고 있다. 이는 특히 사례회의나 스태프 회의에서 드러난다.

이 다양한 관점을 서로 공유함으로써 환자나 일어난 문제를 입체적으로 이해하게 된다. 알게 모르게 간호사는 간호사로서의 관점을 가지고, 간호사답게 관여하게 된다. 이는 다른 직종도 마찬가지이며, 자신이 받은 교육을 바탕으로 자신이 잘하는 분야로서 파악하고 관여하며, 팀의료는 서로 다른 관점에서 정보를 파악하는 것이 중요하며, 이를 의식하지 않으면 안 된다.

전문성보다 개성?

당사자가 스태프에게 상담을 할 때 스태프의 직종 전문성을 생각하여 선택할 때도 있지만, '이 사람에게 말하면 이렇게 해 줄 거야' 혹은 '이 사람에게 말하면 꾸지람을 들을지도 몰라'라고 판단하거나, 개성이나 인간성이 자신과 잘 맞는다고 선택하게 된다. 매일매일 Day Room에서 관여하는 것은 직종에 따른 전문성보다도, 그 스태프의 성격이나 나이, 경험, 성별이나 결혼 혹은 자녀의 유무라는 개인적인 면이나 개성이 두드러질 때가 많다. 이는 원래 데이케어가 생활과 밀착된 공간이기 때문이다.

많은 데이케어 스태프 간에는 '당사자는 스태프의 뒷면을 잘 본다.'라고들 한다. 아무리 훌륭한 직책을 맡고 멋진 말을 하더라도, 평소의 행동에서 그 스태프가 어떤 사람인지 당사자들은 잘 알고 있다. 어떤 사람도 전면에는 신경을 쓸 수가 있지만, 뒷모습까지는 의식할 수 없다. 스태프는 당사자를 평가하지만, 스태프도 또 다른 관점에서 당사자에게 평가받고 있다. 예를 들어, 그 평가에 당사자의 주관적인 관점이 들어 있더라도, 대개 그 스태프의 특징이 잘 반영되어 있다.

스태프는 자신을 주관적으로 파악할 뿐만 아니라, '자신은(당사자를 포함한) 다른 사람들 눈에 어떻게 보일까'를 자각하는 것이 매우 중요하다. 전문직이나 스태프로서의 역할을 하는 자신만이 아니라, 개성이나 인간성과 같이 많은 것을 포함한 존재로서의 자신을 의식하는 것이 매우 중요하다. 그런 자신이 생활의 공간이기도 한 데이케어에서 어떤 도움이 될 것인가를 생각하는 것은 다른 사람이 흉내 낼 수 없는 진정한 존재로서 무엇이 가능할까를 생각하여야만 한다.

집단으로서의 데이케어

집단정신치료의 사고방식 가운데 집단정신치료 체험이 '환자가 자란 가정환경의 치료적 재체험이 된다.'라는 것이 있다. 환자의 유소년 시기의 가정환경은 환자의 욕구를 만족시키지 못하고, 갈등이 많았던 경우가 많다. 그렇게 자신이 받아들이고 타인에 대하여 왜곡된 대인관을 가지게 되어, 그것을 집단 속에서 재체험하고 가족에 대하여 갈등을 건설적으로 해결하는 것은 왜곡된 대인관계를 개선하는 데 효과적이다. 이렇게 생각하면 스태프는 부모로 겹쳐 보이게 되거나, 삼촌이나 이모가 되거나, 형제자매 혹은 조부모가 될 수도 있다. 같은 입장에서 부모로부터 사랑을 받고 또 싸우고 하는 의미에서 데이케어 당사자는 형제로서 느껴질 때가 많다. 스태프 집단이 다양하게 구성되면, 많은 당사자에 대처할 수 있는 가능성이 있다. 연령, 성별, 성격의 차이 등을 보완하는 배치가 되면 이상적이다.

그러나 이것도 개개인의 스태프가 자신이 어떤 역할로서 받아들여지기 쉬운 특징을 가지고 있는지, 스태프 속에서 어떤 위치를 차지하고 있는지 의식하는 것이 중요하다.

어떤 스태프가 데이케어 내에서 고립되기 쉽고 다른 많은 스태프나 당사자로부터 관여하는 것이 곤란하다고 느껴지는 당사자로부터 매우 신뢰받아 '○○ 씨가 아니면 안 돼!'라고까지 생각하게 하는 관계를 가진 경우라도 그 스태프가 스태프 집단 가운데 소외된다면, 치료적 관여는 성립되기 어렵다. 그것은 스태프 집단의 문제가 크면, 그 스태프의 특징이 집단에 크게 영향을 줄 때도 있다. 어쨌든 그 스태프는 스태프 집단 속에서 자신이 어떤 입장인지, 다른 스태프로부터 어떻게 받아들여지는지를 파악하는 것이 중요하다.

간혹 집단으로부터 소외되어 환자와 고립된 치료자가 그것을 보완하기 위하여 면담이라는 양자관계로 도망치고, 공의존적인 비치료적 관계에 빠질 때가 있다. 부모의 자기애의 도구로서 살아올 수밖에 없었던 환자 가운데는, 이처럼 치료자를 자기애의 도구로 삼아 또다시 같은 상황에 빠지기도 한다. 이런 불행이 일어나지 않도록 하기 위하여 스태프 간에는 서로를 피드백해 주는 관계를 가지는 것이 매우 중요하다.

이 외에 치료적 집단으로서 데이케어가 기능하기 위하여 스태프 집단이 어느 정도 건강한 상호교류를 하고 있는가가 중요하다. 데이케어 내에서 당사자 집단의 포용성이 좁다면, 그것은 어떤 면에서 스태프 집단의 특징이다.

팀 안에서의 개인

❒ 전문성 · 개성

팀워크는, 집단의 소속된 당사자가 같은 목표를 달성하기 위하여 행하는 작업, 협력, 의식, 행동을 말한다. 좋은 팀워크가 형성되고 목표가 달성되는 것은 상당히 어렵고 만만찮은 일이다. 집단에 소속된 당사자가 같은 목표를 가지고 나아가는 것이 당연하지만, 목표를 향하여 가는 것과 다른 움직임이 나타날 때가 있다. 예를 들어, 집단을 지지하고 있는 개인이 '목표를 달성하기 위해서는 전체에 맞추어 기지 않으면 안 된나.'라며 자신의 생각이나 주장을 억누르는 경우가 종종 일어난다. 그런 상황이 계속되면, 개인의 욕구 불만이 높아져 자신의 힘이 충분히 발휘되지 못한다고 느끼게 된다. 목표를 달성하기 위해서는 전체에 맞추지 않으면 안 되어 자신이 참는 것과 같이, 전체주의적으로 되고 개성이 무시되어 버린다. 개성을 강조하면 전체가 잘 움직여지지 않고, 반대로 개성이 무시되면 원래의 능력이 충분히 발휘될 수 없다. 이처럼 '개인을 우선할 것인가, 집단의 목표를 위해 참을 것인가'라는 양자택일의 문제로 파악하기 쉽다. 이를 극복하기 위해서는 무엇이 필요한가?

팀으로서 목표를 달성하기 위해서는 공통 목표나 방향성, 가치관이 있다는 것을 늘 확인할 수 있는 안정성이 필요하다. 개인의 힘을 충분히 발휘하는 데는 다른 사람과 다른 독자성이 그 집단에 받아들여지는 안전성이 필요하다. 이 양자는 대립적인 것으로 생각하기 쉽지만 전혀 그렇지 않다. 이를 위하여 '같은 것과 다른 것이 모두 가치가 있다.'라는 것을, 그 집단이 어느 정도 이해하는가가 중요하다.

전문직으로서의 자신이 충분히 기능하고 있다고 느낄 때, 타 직종은 따라 할 수 없는 역할을 스태프 · 당사자 양자가 기대하고 부응한다. 이처럼 직종의 경우 '차이'에 대하여 어느 정도 이해하기 쉽고 대응하기 쉽지만, 좀 더 개인적인 부분의 '차이'는 알기 어렵고 받아들이기 어려우며 충돌이 생기기 쉽다. 집단으로부터 소외되지 않도록 신경을 써서 주장을 억누를 때는 없는가?

개인이 활발하게 그 힘을 충분히 발휘하는 것은, 타인과 차이점이 있더라도 그 점을 인정받고 그 차이점에 가치가 있다고 느끼는 상황이다. 단, 그것은 어디까지나 그 집단의 가치관이나 목표가 공통된다는 전제가 있어야 한다. 팀의료로 생각하면 '환자의 이익을 우선시하는 치료'를 가장 가치가 있는 것으로 생각하는 것이 공통적이어야만 하고, 이를 바탕으로 스태프가 어느 정도 개개인으로서도 활발하게 활동할 수 있는가라는 관점이 중요하다.

스태프의 성장

❐ 각자의 힘을 어떻게 높일 것인가

'각자의 힘을 높인다.'라는 말은 어딘가 '새로운 것을 받아들이고, 지금까지 자신에게 없던 것을 보탠다.'라는 느낌이 든다. 실제 여러 가지를 흡수하여 많은 변화를 주는 시기가 있다.

성장모델을 식물로 보면, 씨에서 싹이 돋고 잎이 생기고 꽃이 피는 것과 같다. 새로운 것을 받아들이더라도 식물의 영양이 되는 것만으로 접목을 하지 않는 한 다른 것이 되지 않는다. 또 거꾸로 씨에는 성장하는 힘이 숨겨져 있다. 이렇게 생각하면 '각자의 힘을 높인다.'라는 것은 '각자의 힘을 끄집어낸다.'도 된다. 씨가 힘을 발휘하기 위해서는 자신에게 맞는 토양과 기후 등 환경이 필요하다. 인간의 경우 자신에게 맞는 환경만으로는 되지 않지만, 적어도 씨와 같이 숨겨져 있는 힘이 충분히 발휘할 수 있도록 하는 것이 이상적이다.

데이케어에서는 스태프 집단이 당사자 집단이나 당사자 개개인의 치료나 성장에 크게 영향을 주고 있지만, 스태프의 성장에도 크게 영향을 주고 있다. 소위 집단 자체가 식물에서의 토양과 같은 환경이 된다. 이 토양은 구성원이나 목적이나 문화에 따라 규정되어 있으며, 또한 다양한 변화를 하게 되며 구성원 개개인(씨)이 그것을 의식한다는 특징이 있다. 또 인간은 자신이 어떤 특징을 가졌는지(씨)에 대해, 타인을 통해 확인하며, 집단은 그 구성원이 각자의 독자성을 펼칠 수 있도록 하는 변화를 가지고 있다. 변화를, 집단 스스로 해 나가고 있다. 이것은 식물과 큰 차이다. 어느 노래 가사에 '그 꽃을 피우기 위하여 열심히 노력하는 것이 좋다.'라는 말은 씨에 대해서만이 아니라 토양도 마찬가지이다.

각자의 힘을 끄집어내는 것은 그 독자성을 이해하는 환경이 있고, 그것을 각자가 느끼는 상황이 있기 때문이다. 그것이 어느 정도가 될 것인지 안 될 것인지를 함께 계속 생각하는 것이 집단을 성장시키고, 개인을 성장시키는 것으로 이어진다.

자신이 어떤 인간인지를 알게 해 주는 사람들에게 둘러싸여 있을 때, 그 사람의 힘은 발휘될 수 있다. 잘하는 분야도 못하는 분야도 알게 되고, 그러한 상황에서 목표를 향하여 노력하고, 잘 될 때도 잘 못될 때도 함께 노력할 수가 있다. 뽐내거나 뽐내지 않더라도 알아주는 속에서, 일어난 것을 공유하면 '좀 더 잘하기 위해서는?'이라는 자발적인 움직임이 싹트게 된다. 엉덩이를 두드려 주며 독려하여 성장을 촉진시키는 것은 미숙하다는 전제가 있기 때문이다. 개인의 힘을 믿는 것으로부터 시작하는 것은 용기가 필요하며, 개개인의 독자성을 살리는 환경을 만든다는 의식이 타인을 도우는 직업에서는 중요하다.

〈칼럼〉
인터뷰

가족회

세 종류의 가족회

야마모토 야스오(정신건강사회복지사)

입원 중에는 물론, 퇴원 후 데이케어에 다니는 당사자의 가족지원도 당사자가 지역에서 생활을 시작하고 계속하기 위하여 중요하다. 지역에서 생활하기 위하여 필요한 자원 가운데, 의료기관이나 제도 외에도 가족의 중요성은 매우 크다.

특히 본원은 주치의가 다른 병원에 있는 당사자가 반을 넘는다. 가족으로서는 진료소와 데이케어가 서로 다르기에 연계가 중요하다. 정신건강의학과에 오는 것에 저항을 느끼는 가족이라도, 삿포로 중심가에 있으며 일반 기업이나 입주자가 세 들어 있는 오피스 빌딩 내에 있는 호토 스테이션은 비교적 접근성이 용이하다. 또 본원에서 가족회에 처음 참석해 보는 경우도 많다.

이런 가족지원의 일환으로서 가족회가 있다. 호토 스테이션 가족회는 세 종류가 있으며, 첫째는 스태프가 연 3회 주최하는 것이다. 다른 하나는 2006년 가족 중심으로 만들어진 '평화로운 웃음이 있는 곳(왓쇼이)'라는 가족회이다. 또 2009년에는 가족 사회기술훈련도 시작했다(〈표 6-2〉 참조).

표 6-2 본원 가족회

	정례 가족회	왓쇼이	가족 사회기술훈련
주최	본원	가족	본원

개최	연 3회(3, 7, 11월)	매월	월 2회(전 5회, 3개월간)
참가 스태프	20명	2명	2명
참가 가족	40~60명	15명	5~11명(각 쿠르)

우선, 가족 중심의 가족회인 왓쇼이는 스태프가 주최하는 연 3회의 가족회 이외에도 가족이 모여 대화를 나누고 싶다는 요청에서 몇몇 가족이 중심이 되어 탄생했다([그림 6-2] 참조).

본인(자녀)의 예후와 생활의 질(QOL)개선
본인(자녀)과 관여하는 가족의 스트레스 경감

'아이를 변화시키기 위해서는 어떻게 하는 것이 좋은가?'가 아니라 '아이를 변화시키기 위하여, 우리(가족)가 어떻게 관여할 것인가?'에 초점을 맞춘다.

[그림 6-2] 가족지원의 목표

매월 1회 근황 보고회나 공부모임, 레크리에이션을 개최하고 있다(〈표 6-3〉 참조).

표 6-3 정례 가족회 순서

사전: 담당 스태프가 실시하는 공부모임 가족 정신건강교육 그룹치료 진행법	
당일	
9:00	스태프 회의
10:00	가족회 개시 정보제공, 그룹치료 사회기술훈련(각 그룹에 따라 내용은 상이함)
12:00	각 그룹 내용 발표
12:30	점심식사
13:30~15:30	왓쇼이 주최 교류회(근황 보고회)

이는 가족에 의한 가족을 위한 가족회로서, 스태프는 기획회의에 조언자로서 참가하며, 공부모임의 강사를 맡는다. 왓쇼이가 끝난 뒤에는 아쉬운 가족끼리 찻집으로 가는 등 본원의 틀을 넘은 가족교류도 보인다. 왓쇼이는 과거 전국정신장애인 가족연합회(전가련)가 개최한 '가족에 의한 가족 세미나'를 목적으로 하고 있는, ① 가족이 알고 싶은 정보를 제공한다. ② 고독에서 탈피한다. ③ 가족 자신의 힘을 높인다. 가운데 ②를 중심으로 시작했다. 이 가족회도 3년째가 되어 의사나 정신건강사회복지사를 초청한 공부모임, 가족 사회기술훈련도 몇 차례 가져, 참가가족도 다음 단계인 미래지향적 노력을 하고 있다.

또 연 3회 개최되는 스태프 주관의 가족회는 6~8명의 그룹으로 나누어 근황 보고회나 스태프와의 개별 상담을 하고 있다. 이렇게 안심하고 대화를 나누는 장을 제공함으로써 정보를 얻고 고독에서 벗어나는 효과를 거두었지만, 가족회의 매너리즘과 함께 스태프의 의식 저하, 준비 부족도 보이고 있다.

이에 2008년 7월부터 가족 심리교육연수를 받은 가족회 담당 스태프를 중심으로 '코노다이 모델'을 참고하여 실시하고 있다. 가족회 수 주 전에, 가족회 참가가족의 그룹을 나누고 담당 스태프가 맡은 분야를 발표하고, 그 후 가족 정신건강교육이나 그룹치료의 진행방법에 대한 공부모임을 실시한다. 호토 스테이션은 데이케어 스태프가 30명 이상이지만, 담당 스태프 이외는 연 3회만 가족과 얼굴을 볼 기회를 가진다. 자칫하면 업무를 대충 보기 쉽고, 어떻게 하면 참가 스태프가 적극적으로 가족회를 준비하며 강한 동기를 가질 수 있는가가 과제이다. 이에 사전 공부모임에서 실제 가족회를 가상한 각본 읽기를 하거나, 그룹치료에서 사용하는 판서(〈표 6-4〉 참조)를 실제로 하고 있다.

표 6-4 그룹치료의 판서 방법

주제	모두에게 듣고 싶은 것
현재 상황	모두의 아이디어
현재의 노력	앞으로의 노력

스태프의 자세는 [그림 6-3]처럼, '아이에서 가족으로' '문제에서 해결로'라는 관점을 가진 관여가 필요하다. 이에 그룹치료를 시작하기 전 워밍업으로 '옆에 앉은 사람 소개'를 실시하고 있다. 이는 2인 1조가 되어, 2분간 옆의 사람으로부터 네 가지를 듣게 된다. 네 가지는 ① 이름, ② 지금 또 과거의 취미, ③ 이번 한 주간 있었던 좋았던 점, ④ 옆 사람과 대화 중 멋지다고 느낀 것 한 가지(대화방법, 자세, 표정, 복장 등)이다. 이 순서로 앞에 나가 발표한다. "제 옆 분은 A로서 취미는 수예이며……"라는 식이다. 그전에는 자기소개를 했지만, 자기소개를 하고 아이의 병을 소개하면서 시간이 많이 걸렸다. 옆 사람을 소개하면 이런 문제는 생기지 않는다. 또 참가가족의 자세가 좋은 점을 찾는 방식으로 바뀔 것이 기대된다. 그 후 30분 정도 정보제공을 하고, 그 후 〈표 6-4〉, [그림 6-3], 〈표 6-5〉를 이용하여 그룹치료를 한 시간 반 실시한다.

놓치지 마라! 가족의 '곤혹스러웠다.' '싫다.'라는 발언
① 이렇게 생각하는 것은 '뭔가 노력하고 있기 때문이다.'
② 그때 '곤혹스러움에 대하여, 어떻게 대처하고 있는가?'의 한마디를
③ 초점을 '곤혹스러운 아이' → '의외로 잘 대처하고 있는 자신'
④ 같은 경험을 한 다른 가족의 대처를 듣는다.
⑤ 곤혹스러워하고 있는 가족에게 ④처럼 돌려주고, 자신이 깨닫지 못하고 있는, 자신이 할 수 있는 대처를 깨닫게 해 준다.
⑥ 좋은 대처방법을 다른 가족에게 제안해 준다.
⑦ 순서에 따라 사회기술훈련 등으로 이행한다.

[그림 6-3] 그룹치료의 포인트

표 6-5 호토 스테이션식 가족 시회기술훈련

스태프 2명
1. 리더: 가족회 담당 스태프 2. 공동리더: 매회 다른 스태프가 담당
일정
1. 매월 2회 토요일(격주) 10:00~12:00 2. 3개월간(전 5회)

가족	
1. 사전에 신청한 5~11명 2. 아이의 성별이나 질환에 따라 그룹을 나누지 않음	
일정(처음에 워밍업이 필요한 경우 옆 사람 소개 실시)	
10:00	공부모임: 교재('능숙한 대처, 오늘부터 앞으로' 등)를 함께 읽음
10:40	그룹치료: 사회기술훈련
12:00	종료

이 두 시간이 부족한 가족은 그 후 점심식사나 가족교류회에 참가한다. 이 가족회는 200명 정도의 가족에게 안내문을 보낸다. 그중 50~60명 정도가 참가하며, 답장용지에 근황 보고를 기재하게 한다. 그렇게 하여 가족의 최근 근황을 알고, 가족회의 당일 평가도 되고, 또 결석가족도 이 칸에 근황을 적음으로써 근황을 알 수 있다.

이처럼 가족회의 형식은, 담당 스태프가 시행착오를 해 가며 진행하고 있다. 그러나 그전과 비교하여, 참가가족도 '말하고, 듣고, 전하고'라는 기회가 늘어 스태프의 동기도 높아지고 있다. 2009년부터, 월 2회 전 6회의 폐쇄그룹으로 가족 사회기술훈련도 실시하고 있다. 사전에 가족에게 실시한 개최방법에 관한 설문조사 결과에 따라, 월 2회 격주 토요일 10~12시에 개최되며, 3개월간 5회 실시한다. 스태프의 리더는 매회 참가하며, 다른 1명은 매회 다른 스태프가 공동리더로서 참가하여, 평소에 가족과 관계가 거의 없는 스태프도 가족과 얼굴을 익히는 기회도 되고 가족의 호평을 받고 있다.

첫 번째 쿠르는 시범적으로 실시하여, 희망가족 5명으로 실시했다. 첫 30분의 정보제공(공부모임)과 1시간 30분의 그룹치료를 하여, 스태프가 준비한 '최근의 장애인 고용에 관하여' '이용할 수 있는 사회제도' 등의 생활 면이나 '약에 관하여' 등 의료 면의 정보제공을 한다. 그룹치료는 기존 방법을 이용하여 3개월간 5회를 한 쿠르로 한다. 두 번째 쿠르에서는 11명의 가족이 함께했다. 진행은 첫 번째 쿠르와 같았지만, 첫 30분 공부모임은, 전가련이 작성하여 비영리단체(Non Profit Organization: NPO) 법인 지역정신보건복지기구(Comhbo)가 발행한 가족용 교재 '능숙한 대처 · 오늘부터 앞으로'를 매회 가족과 스태프가 한 페이지씩 순서대로 읽고 있다. 한 페이지를 읽은 뒤 스태프가 보충을 하거나, 가족에게 체험을 묻는 등으로 진행한다. 이는 콤보가 2007년부터 시범사업으로 사이타마와 치바 가족회에서 시작한 '가족에 의한 가족학습회'를 참고한 것이다. 내용에 대해서 참가가족도 호평을 하고 있다. 이 가족 사회기술훈련 참가율은 80%로 열심히 임하고 있으며, 스태프의 동기부여도 되고 있다. 앞으로 가족만이 아니라, 스태프의 원내 연수도 충실할 필요가 있어, 연수 내용 개선을 생각하고 있다. 또 '가족에 의한 가족학습회'를 본원에 있는 가족 중심의 가족회 왓쇼이에서 실시할 것을 가족과 검토 중이다.

가족회 담당 스태프가 연수를 받고, 조금씩 가족회의 형식을 바꾸려는 시도를 하는 중 시행착오를 겪으면서 1년이 지났다. 계속 모색 중이지만, 다른 스태프나 가족의 협력도 있고, 어쨌든 호토 스테이션식 가족회의 형태로 만들어지고 있다고 느낀다. 앞으로 조금씩 개선하여 더 좋은 형태로 만들려고 한다.

마치며

이 책의 기획에서 교정까지 2년이 지났다. 그동안에도 호토 스테이션은 변화를 계속했다. 우선, 새로운 프로그램으로서, 발달장애를 위한 프로그램이 시작되었다. 이 프로그램은 전반은 프리토킹, 후반은 훈련(메모 연습, 들은 정보를 그리는 연습, 표정을 읽는 게임 등)으로 구성되어 있다. 그 외, 'Peer Supporter 양성강좌' '금연프로그램'을 시작했다.

당시의 데이케어 내외의 상황이나 당사자의 요청 등으로 매월 임시 프로그램이 이루어진다. 예를 들어, '성폭력을 생각한다.' '선거하러 가자'(입후보자나 정당에 관하여 참가자가 조사하고, 발표하고, 마지막에 모의투표를 실시) '올해의 10대 뉴스' '온천으로 가요' 등이다.

데이케어 내외에도 계속 변화가 있다. 데이케어 내에서는 졸업한 당사자, 신규 당사자가 있고, 과제도 목표도 바뀌고 있다. 연령 구성도, 대인관계의 방향도 늘 변화하고 있다. 데이케어 밖에서는 새로운 작업소 등의 사회자원, 상업시설 등의 시내의 변화, 연계하고 있는 의료기관이나 행정 담당자의 이동, 정책, 의료제도 개정도 많다.

데이케어 내의 요구나 밖의 움직임에 맞게, 데이케어 시스템도 유동적이지 않으면 안 된다. 변화에 대한 당혹스러움을 호기심으로 바꾸고, 지혜와 연구로 극복하는 자세를 가지고 싶다.

데이케어 기능 가운데 '마음 편한 만남의 공간'이라는 기능은 지역 생활지원 사업에 있어서 취로지원, 사회적 기술을 몸에 익히기 위하여 훈련의 장으로서의 기능은 자립훈련(기능훈련, 생활훈련)을 실시하는 사업소에게 맡겨야 한다는 의견도 있다. 의료의 틀이 아닌 사업소가 늘어, 당사자의 선택 폭이 넓어진 것은 기쁜 일이다. 그러나 데이케어의 다직종 팀에 의한 그룹치료, 인지행동치료, 취로지원이 치료 패키지로서 제공되는 것도 계속되어야만 한다. 그렇게 함으로서 데이케어 스태프 각자는 고도의 전문성과 기술이 좀 더 요구된다.

정신건강사회복지사(PSW), 간호사, 임상심리사, 작업치료사, 음악치료사, 생활지도원, Peer 서포터, 의사 등의 다직종 팀이 프로의 집단으로서 활동하는 것이 기대된다. 그러나 관여하는 의미를 어디에 둘 것인가 하는 것은 도움을 주는 사람에 따라 다르다. 우리는 이 일의 현실과 진정한 의미의 어려움을 모르고 이 일을 지원하고 교육을 받았다. 이 일을 선택하게 된 이유와 계속하는 이유가 다를 때도 많다. 어떻게 관여해야만 하는가, 자신은 어떻게 해야만 하는가를 매일 매일 모색하는 것이 계속되어야만 한다. 한때 입원을 검토할 정도의 환각, 망상 상태의 당사자가 다행히 약물치료의 효과로 입원을 하지 않고 데이케어에 다니며 조현병 집단행동치료 프로그램이나 사회기술훈련에 참가하였고, 여기서 담당 정신건강사회복지사와 함께 면담을 거듭하고 원내에 취로지원 프로그램을 거쳐 외부 취로로 이어지고 있다. 다직종이 관여하면서 데이케어를 이용하여 눈에 띄게 순조로운 과정을 거쳐 목표를 달성했다. 가족이나 당사자인 본인도 매우 감사해했다. 이런 사례는 관여한 스태프로서도 성과가 알기 쉽고 성취감을 느낀다. 학회 발표 등 지원이 잘 된 모델 사례이다.

그러나 이런 사례 외에 본인이 하고자 하는 의욕이 계속되지 못하고 히키코모리로 돌아간 사례, 데이케어 내의 다른 당사자나 스태프에게 적개심을 보인 사례, 자기 마음대로 스태프를 멋대로 다룬 사례, 행동의 변화를 위해 다양한 노력을 했음에도 갑자기 연락이 중단되거나 경찰에 체포되었다는 연락이 들어온 사례 등 애쓴 보람도 없이 스태프를 소진시키는 사례도 엄청나게 많은 것이 현실이다.

그래도 우리는 이 직업을 선택했기 때문에, 그 당사자와, 주위에 영향을 주는 사람들이나 지역사회를 위하여, 좀 더 나은 지원을 계속하지 않으면 안 된다.

환경에 적응한 종이 존속한다는 다윈(Darwin)의 수동적 진화설을 넘어, 아들러(Adler)는 우리가 외계에 적극적으로 적응하고, 공동체 감각을 발전시키는 방향으로 진화한다고 했다. 그렇다면 우리는 동기에 대하여 망설임 없이 업무에 전력을 기울여야 한다.

키스(Keith)의 유명한 역설 10조 가운데 다음과 같은 한 구절이 있다.

"인간은 불합리하며, 고집 세고, 제멋대로인 존재이다. 그렇더라도 더욱 인간을 사랑하라."

"인간이 정말 도움을 필요로 하더라도, 실제로 도움의 손길을 내밀면 공격을 당할지도 모른다. 그렇더라도 더욱 인간을 도와주어라."

당시의 결정타가 되지 않더라도, 도움이 되지 않더라도, 인정받지 못하더라도, 부정하더라도, 좌우간 손을 내밀고, 관여하고, 기다려 주는 것이 중요하다고 믿는다.

자신의 지금까지의 인생을 돌아보면, 뒷날 의미를 알게 되거나, 의미 부여가 바뀌거나, 현재의 판단 자료가 되어 주거나, 뒷날 큰 의미가 부여되는 만남이 있다. 그때 관여 자체가 그 사람의 인생에서 어떤 의미를 가질 것을 바라며, 매일 매일 관여하려고 한다.

정신건강의학과 의사

하세가와 나오미

참고문헌

の視点からみた慢性うつ病への認知行動療法(ＣＢＴ). とその実践」,『臨床薬理』, 11巻, 2231-2238頁.

榎本稔(2007).「外来クリニックにおけるデイ(ナイト) ケア治療」,『精神療法』, 22巻6号, 47-53頁.

岡田幸之ほか(2003).「暴力に関する欧米の司法精神医学的研究(1). 暴力のリスクファクター」,『犯罪学雑誌』, 69巻5号.

犬塚石夫編(2004).『矯正心理学-犯罪・非行から回復を目指す心理学』, 東京法令出版, 145頁.

高齢者・障害者の権利に関する委員会(2006).『高齢者・障害者施設での金銭管理Ｑ＆Ａ』, あけび書房. 日本弁護士連合会.

高木サユリ監(2006).『体脂肪燃焼ダイエット』, 成美堂出版.

宮永耕(2005).「薬物依存からの回復」,『こころの科学』, 111号, 79-84頁.

近藤智恵子, 長谷川憲一ほか(2004).「危機とは何か-生物, 心理, 社会モデルからみた危機の諸相」,『精神科臨床サービス』, 4巻4号, 426-431頁.

納戸昌子ほか(2007).「デイケアにおけるＳＳＴ」,『精神科臨床サービス』, 7巻, 429-432頁.

大野裕ほか(2009).『うつ病の認知療法・認知行動療法治療者用マニュアル(厚生労働科学研究費補助金こころの健康科学研究事業「精神療法の実施方法と有効性に関する研究)』

島悟, 佐藤恵美(2007).『ストレスマネジメント入門』, 日経文庫.

皿田洋子(2008).「デイケア・作業所でのＳＳＴ」, 前田ケイ, 安西信雄編『本人・家族のためのＳＳＴ実践ガイド(こころの科学増刊)』, 日本評論社.
武井満編(2007).「精神医学と法」,『こころの科学』, 132号.
法務省総合研究所(2007).『犯罪白書(2007年版)』.
社会安全研究財団(1999).『社会安全研究財団助成研究報告書』, 犯罪問題研究会.
山本佳子, 箭内哲男(1995).「医療の領域における臨床心理士-デイケア」, 大塚義孝, 小川捷之編『臨床心理士職域ガイド』, 日本評論社.
山田勝(2008).「病院心理臨床における集団心理療法を学ぶ-ＳＳＴについて」(日本心理臨床学会第27回心理臨床ワークショップ).
山下清次(1998).「医療側の就労準備訓練」, 野中猛, 松為信雄編『精神障害者のための就労支援ガイドブック』, 金剛出版.
相川章子(2008).「恋愛に関する相談の場合」,『精神科臨床サービス』, 8巻, 19-24頁.
生野里花(1998).『音楽療法士のしごと』, 春秋社.
小柳武, 長谷川直実, 平井慎二ほか(1999).『薬物乱用者に対する処遇と非行臨床援助の方法-犯罪からの社会の安全の確保についての総合的研究-覚せい剤乱用者の処遇(社会安全研究財団助成研究報告書). 』, 犯罪問題研究会.
松本俊彦(2005).『薬物依存の理解と援助-「故意に自分の健康を害する」症候群』, 金剛出版.
松澤佑次監(2006).『やさしいメタボリックシンドロームの自己管理』, 医薬ジャーナル社.
野中猛, 松為信雄(1998).『精神障害者のための就労支援ガイドブック』, 金剛出版.
野村敏明, 奥村雄介編(2007).『非行と犯罪の精神科臨床-矯正施設の実践から』, 星和書店.
窪田彰(2004).『精神科デイケアの始め方・進め方』, 金剛出版.
外口玉子(2005).「地域で生きる支え-小規模・多ニーズ対応の「場づくり」の中で確かめあえていること」,『外来精神医療』, 5巻1号.
羽山由美子(2004).「当事者支援と看護師の役割-精神科医療における矛盾の中で」,『精神科臨床サービス』, 4巻1号, 100-105頁.
原敬造(2004).「地域生活を支えるための危機管理と危機介入-精神科診療所デイケア」,『精神科臨床サービス』, 4巻4号.
原敬造(2007).「精神科デイケアの経験から学ぶ」,『精神科臨床サービス』, 7巻2号.
原敬造(2008).「精神科デイケアの新しい試み」,『デイケア実践研究』, 12巻1号, 80-88頁.
原村Ｃ子(1992).「患者さんとともに歩んだ音楽療法の40年」,『音楽療法 ＪＭＴ』, 2巻.
日本精神保健福祉士協会(2004).『倫理綱領』
日本精神保健福祉士協会企画部権利擁護委員会編(2006).『日常的な金銭・貴重品管理に関するガイドライン』, 日本精神保健福祉士協会.

長谷川直実(2005).「デイケア開始時の説明」,『精神科臨床サービス』, 5巻.

長谷川直実ほか(1997).「矯正施設での集団精神療法の活用–医療刑務所精神科病棟の経験から」,『日本矯正医学会雑誌』, 46巻1号.

前田ケイ(1999).『ＳＳＴウォーミングアップ活動集』, 金剛出版.

田中美恵子編(2004).『精神障害者の地域支援ネットワークと看護援助』, 医歯薬出版.

中井久夫, 山口直彦(2001).『看護のための精神医学』, 医学書院.

仲本晴男(2008).「Resilience」

増田一世(2002).「青年期の生きにくさ–もうひとつの生き方を見出すまで」,『精神障害とリハビリテーション』, 6巻1号.

池淵恵美(2002).「個人精神療法と心理社会的治療の関わり」,『精神科臨床サービス』, 2巻3号.

倉知延章(1998).「仕事探し支援の実際」, 野中猛, 松為信雄編『精神障害者のための就労支援ガイドブック』, 金剛出版.

川野雅資(2001).『精神科看護技術の展開』, 中央法規出版.

川野雅資(2005).『改訂版精神科Ｉ精神看護の特徴・精神症状・治療の場』, 中央法規出版.

天野恵子編(2007).『きょうの健康–内臓脂肪を減らせ！失敗しないダイエット(4)』, 日本放送出版協会.

浅野弘毅(1996).『精神科デイケアの実践的研究』, 岩崎学術出版社.

村田信男, 浅井邦彦(1996).『精神科デイケア』, 医学書院.

秋山剛, 大野裕監(2008).『うつ病の集団認知行動療法』, 医学映像教育センター.

湯川進太郎(2008).『怒りの心理学–怒りとうまくつきあうための理論と方法』, 有斐閣.

澤温, 宮岡等ほか(2008).『精神科救急医療における医療機関, および地域ケア連携に関する研究–民間病院とそれと連携する診療所へのアンケート調査より(厚生労働科学研究費補助金障害保健福祉総合研究事業)』.

棚澤直美(2004).「デイケアの場合」,『精神科臨床サービス』, 4巻1号, 65–70頁.

for WELLNESS®–食事&運動ガイド』, 日本イーライリリー. 大野裕, 中川敦夫監(2004).『SOLUTIONS

찾아보기

〈인명〉

〈내용〉

편저자 소개

하세가와 나오미

홋카이도 굿찬초 출생으로 삿포로에서 성장했다. 1989년 히로사키 대학 의학부를 졸업했고 재학 중 교정 의무관 수련학생을 맡았다. 1989년 하치오지의료형무소 및 동경도립마츠자와병원에서 근무하였다. 1997년 퇴직 후 민간병원 근무를 거쳐, 1999년 데이케어 클리닉 호토 스테이션을 개설하였고 현재까지 운영 중이다. 주요 저서(공저 포함)로는『단가를 읊는 82세의 남성과 면담』『교정시설에서 집단정신요법 활용-의료형무소 정신건강의학과병동의 경험에서』『여성범죄』『교정시설 내에서 Brief Psychotherapy-자해행위와 폭력이 문제가 되었던 약물의존 여성 사례』『장면별 집단정신요법 사용법-교정시설』『데이케어 시작 시의 설명』『정신지체』『정신장애인의 초범 방지를 위하여-정신의학 임상 현장에서』등이 있고, 주요 역서(공역 포함)로는『정신장애 성범죄자-미국 사법 정신의학의 이론과 실제』『폭력과 살인의 국제 비교』등이 있다.

카사이 리카

미야기현 출신으로 동북복지대학을 졸업한 후, 후쿠시마현의 정신건강의학과 병원 및 노인보건시설을 거쳐 2004년부터 호토 스테이션에서 근무하고 있다. 현재 정신건강 사회복지사로서의 역할을 수행하고 있다.

야마모토 야스오

무로란 출신으로 공업계대학을 졸업한 후, 기업에 취직하였다. 그 후 볼리비아에 청년해외 협력대로 파견을 다녀왔으며, 요시다학원 졸업 후 2005년부터 호토 스테이션에 근무하고 있다. 현재 정신건강사회복지사로서의 역할을 수행하고 있다.

하타야마 야요이

노보리베츠 출신으로 일반기업에서 5년간 경리, 총무, 영업사무를 했다. 2009년부터 호토 스테이션에 근무하고 있으며, 현재 의사나 스태프의 비서 · 총무 · 접수 업무 등 여러 가지 업무에 종사하며 올라운드 플레이어로서의 역할을 수행하고 있다.

오가와 치아키

삿포로시 출신으로 건축회사, 의원 근무를 거쳐, 2001년부터 호토 스테이션에서 원무과 사무원으로 근무하고 있다. 원장의 중학교 후배이며, 부친은 원장의 은사로 현재 데이케어 프로그램 강사로 활약하고 있다.

역자 소개

박상운(Park Sangwoon)

경북대학교 의학대학을 졸업하고 경북대학교 대학원에서 의학박사 학위를 받았다. 이어서 경북대학교병원 정신건강의학과에서 전공의를 수료하였으며, 현재 다직종(의사, 정신보건간호사, 정신보건사회복지사, 정신보건임상심리사, 약사, 의료기사, 영양사 등) 치료공동체에 기초한 역동적 팀의료를 실시하고 있는 대동병원 원장, 그리고 더불어 사는 사회, 장애인과 비장인이 똑같이 행복한 사회를 만들고자 하는 사회복지법인 베네스트의 이사장을 맡고 있다.

정신건강의학과 데이케어 매뉴얼
An Indispensable Manual for Psychiatric Day Care

2019년 9월 10일 1판 1쇄 인쇄
2019년 9월 20일 1판 1쇄 발행

엮은이 • 하세가와 나오미 · 카사이 리카 · 야마모토 야스오
하타야마 야요이 · 오가와 치아키
옮긴이 • 박상운
펴낸이 • 김진환
펴낸곳 • (주) 학지사
04031 서울특별시 마포구 양화로 15길 20 마인드월드빌딩
대표전화 • 02)330-5114 팩스 • 02)324-2345
등록번호 • 제313-2006-000265호

홈페이지 • http://www.hakjisa.co.kr
페이스북 • https://www.facebook.com/hakjisabook

ISBN 978-89-997-1934-9 93510

정가 18,000원

이 도서의 국립중앙도서관 출판시도서목록(CIP)은 서지정보유통지원시스템 홈페이지(http://seoji.nl.go.kr)와 국가자료공동목록시스템(http://www.nl.go.kr/kolisnet)에서 이용하실 수 있습니다.
(CIP 제어번호: CIP2019033535)